Rudy Bilous
Richard Donnelly
Iskandar Idris

HANDBOOK OF DIABETES

5th Edition

糖尿病手册

第 5 版

编　著　　　　鲁迪·比卢斯
　　　　〔英〕理查德·唐纳利
　　　　　伊斯干达·伊德里斯

主　译　　陈莉明　　赵振宇

副主译　　周　瑾　董林毅　柳　钢

天津出版传媒集团
天津科技翻译出版有限公司

著作权合同登记号：图字：02-2022-073

图书在版编目(CIP)数据

糖尿病手册 / (英)鲁迪·比卢斯(Rudy Bilous)，
(英)理查德·唐纳利(Richard Donnelly)，(英)伊斯
干达·伊德里斯(Iskandar Idris)编著；陈莉明，赵
振宇主译. —天津：天津科技翻译出版有限公司，
2024.2
　书名原文：Handbook of Diabetes
　ISBN 978-7-5433-4373-3

Ⅰ. 糖… Ⅱ. ①鲁… ②理… ③伊… ④陈… ⑤赵
… Ⅲ. ①糖尿病-防治-手册 Ⅳ. ①R587.1-62

中国国家版本馆 CIP 数据核字(2023)第 118735 号

授权单位：John Wiley & Sons Limited
出　　版：天津科技翻译出版有限公司
出 版 人：刘子媛
地　　址：天津市南开区白堤路 244 号
邮政编码：300192
电　　话：(022)87894896
传　　真：(022)87893237
网　　址：www.tsttpc.com
印　　刷：天津新华印务有限公司
发　　行：全国新华书店
版本记录：889mm×1194mm　16 开本　17.25 印张　520 千字
　　　　　2024 年 2 月第 1 版　2024 年 2 月第 1 次印刷
　　　　　定价：150.00 元

(如发现印装问题，可与出版社调换)

译者名单

主　译

陈莉明　天津医科大学朱宪彝纪念医院

赵振宇　天津医科大学朱宪彝纪念医院

副主译

周　瑾　天津医科大学朱宪彝纪念医院

董林毅　天津医科大学药学院

柳　钢　天津市泰达医院

译　　者　（按姓氏汉语拼音排序）

柴　莹　天津医科大学朱宪彝纪念医院

陈梦影　天津医科大学朱宪彝纪念医院

陈莉明　天津医科大学朱宪彝纪念医院

董林毅　天津医科大学药学院

杜春辉　天津医科大学朱宪彝纪念医院

姜漫漫　天津市天津医院

刘　唱　天津市肿瘤医院空港医院

柳　钢　天津市泰达医院

马博乐　天津医科大学朱宪彝纪念医院

孟玉静　天津凯诺医药科技发展有限公司

曲敬茹　天津医科大学朱宪彝纪念医院

孙　露　天津医科大学朱宪彝纪念医院

王　丹　天津医科大学朱宪彝纪念医院

杨金狄　天津医科大学朱宪彝纪念医院

杨元硕　天津医科大学朱宪彝纪念医院

于世松　天津医科大学朱宪彝纪念医院

赵振宇　天津医科大学朱宪彝纪念医院

周　瑾　天津医科大学朱宪彝纪念医院

中文版序言

　　糖尿病防治知识的书籍现在市面上发行较多,其写作风格大致类似。但是,由英国学者鲁迪·比卢斯等编著、陈莉明教授和赵振宇教授主译的中文版《糖尿病手册》却与众不同,其图文并茂、文字清新、表达流畅,涉及糖尿病的内容广泛、翔实,令我顿觉眼前一亮,废寝忘食地一气读完,获益匪浅。

　　现如今,糖尿病早已被人们所熟悉,它既是常见病,也是多发病,还是致损严重的疾病。以前,人们认为它是在发达国家才会发生的富贵病,但如今,其在发展中国家的发病率也呈逐年升高的趋势。本书作者的数据统计了2000—2017年患病人数的增长情况,如果再加上2020年和2021年9月国际糖尿病联盟(IDF)的最新数据——2021年,全球成年人糖耐量减低(IGT)的患病率为9.1%,人数高达4.64亿——以2000—2021年平均每年患病人数增长率为5.58%计算,预计到2045年,将波及6.4亿成年人。"糖尿病后备军"数字惊人!这对于世界"人类命运共同体"和"健康中国"是一个巨大的挑战,其防治任务异常艰巨。

　　本书作者以翔实的数据和病例,讲述了糖尿病的病因,人们对它的认识和研究,以及现在的防治对策;从宏观和微观角度讲述了糖尿病的流行病学原因和分子遗传学机制;从头到足、由里及外讲述了糖尿病发病后对各个器官组织的致损情况,以及对机体的致死病因;从控制和预防方面讲述了糖尿病的各种控制手段、方法和各种药物,以及预防措施;从治疗和护理范围方面讲述了常规治疗和生物治疗,以及心理精神的干预。这对于糖尿病的防治将起到积极的推动作用。书中列举了大量的病例,配以彩色图表和丰富的照片,加之简洁明快的语句和精练的描述,给人以清新明确的感觉。

　　陈莉明教授长期从事糖尿病的医疗和研究工作,除了日常临床诊疗以外,还培养了多名博士和硕士研究生,以及担任天津医科大学代谢病医院院长的行政管理工作,对本书的翻译付出了艰辛的努力。作为主译,其高超的医学专业水平和娴熟的英文翻译技巧,使中译本专业术语准确,语言流畅,使人读来丝毫不觉得是在阅读医学专著。我相信不论专业的学者,还是久病成医的患者,阅读此书都会有增智获益的效果。

娄建石

中文版前言

　　糖尿病已成为 21 世纪全球最严重的公共卫生问题之一。国际糖尿病联盟（IDF）发布的第 10 版"全球糖尿病地图"显示我国 2021 年糖尿病患者人数已达到 1.4 亿，居全球首位。糖尿病的危害主要在于其严重的并发症，常累及血管、眼、肾和足等多个器官，致残、致死率高，严重影响了患者的生活质量，同时，也为国家和家庭带来了沉重的负担。糖尿病的防治工作已受到世界各国的高度重视。

　　本书涵盖了糖尿病及糖尿病眼病、糖尿病肾病、糖尿病足、糖尿病神经病变等一系列并发症的诊断、流行病学、发病机制和管理要点。较先前的版本还增添了糖尿病对癌症和肝病的影响相关章节，此外，还包括妊娠女性、儿童和青少年、老年人等特殊人群的糖尿病管理要点。作为一本值得信赖的参考书籍，其中提供了大量的临床病例分析和关键的临床试验简介，用来帮助读者理解每个知识点，还包括英国国家卫生与临床优化研究所（NICE）、苏格兰校际指南网（SIGN）和美国糖尿病协会（ADA）等专业机构的关键指导，以及精选推荐的高质量参考文献。

　　本书实用性强，内容极具专业性，因此，我们积极与出版社联系合作，通过激烈的竞争拿到本书的翻译版权，以期为所有从事糖尿病患者管理的工作人员提供有用的参考。参加本书翻译的有柴莹、陈梦影、杜春辉、姜漫漫、刘唱、马博乐、孟玉静、曲敬茹、孙露、王丹、杨金狄、杨元硕和于世松。译稿力求忠实于原著，但译者水平所限，加之时间仓促，译文中难免有疏漏之处，敬请读者批评指正。最后，再次感谢出版社各位编辑老师的精心编校，没有大家精益求精的团队合作，这本书的译本难以完整而圆满地完成。

　　我们希望本书能对读者开展糖尿病治疗的工作提供指导和帮助，以提高糖尿病的临床治疗效果，从而提高患者的生活质量。

前　言

自上一版《糖尿病手册》出版以来，已有 10 余年的时间，人们对糖尿病发病机制的理解和糖尿病的治疗方法均发生了翻天覆地的变化。随着糖尿病相关新技术（如连续血糖监测）的发展和进步，闭环胰岛素输注系统在许多国家得到了广泛的应用。2 型糖尿病的新疗法催生了基于患者的年龄、体重、并发症或合并症等个体情况对患者进行个体化管理的概念。大型随机试验结果显示，新的治疗方法在降低心血管和肾脏风险方面有益。糖尿病视网膜病变不再是英国工作年龄人口失明的主要原因。减肥手术和极低热量饮食能够逆转 2 型糖尿病。

然而，令人遗憾的是，正如患病率不可避免地上升，2019 年全球糖尿病患病率已经超过了本书上一版对 2025 年患病率的预测值。其他一些方法没有达到最初的预期，如胰岛细胞移植，虽然对糖尿病病因的遗传学研究增加了我们的理解，但尚未转化为新的治疗方法。

该手册的最新版本已经过修订和更新，纳入了所有后续发展及更多内容，并增添了与癌症和肝病相关的新章节。我们尽可能保持了先前版本的标准和精神。参考文献也是有选择性的，重点尽可能放在免费提供的综述上，还包括英国国家卫生与临床优化研究所（NICE）、苏格兰校际指南网（SIGN）、美国糖尿病协会（ADA）和其他专业机构的关键指导。

Iskandar Idris 是编辑团队的新成员，我们要感谢 Alistair Lumb 对 1 型糖尿病治疗和心理问题章节的贡献。

Wiley 的团队以耐心著称。我们要感谢 Priyanka Gibbons、Anupama Srikanth 和 Jennifer Seward。他们在这个版本的漫长酝酿过程中的耐心非常值得赞赏。任何错误或遗漏，将由编辑负责。

最新版本的目标是继续为所有参为糖尿病患者护理的人员提供有用的参考。

鲁迪·比卢斯

理查德·唐纳利

伊斯干达·伊德里斯

目　录

第 **1** 部分

糖尿病导论

第 **1** 章
糖尿病简介

要点

• 糖尿病是一种常见病，其发病率呈逐年上升趋势。

• 迄今为止，在糖尿病人群中，2 型糖尿病最为常见，占糖尿病患者的 85%~95%。

• 微血管系统（眼、肾脏和神经）和大血管系统并发症的发病率较高，是糖尿病患者死亡率高的主要原因。

• 有些并发症的死亡率正在下降，但从绝对值来看，死亡率仍在上升。

糖尿病是一种以长期高血糖为特征的疾病，其主要症状为排出大量有甜味的尿液（"diabetes"一词来自希腊语，意思是"虹吸管"，如同身体充当多余液体的管道，而希腊语和拉丁语中的"mellitus"则表示"蜜样的"）。根本病因是胰岛素的净（相对或绝对）缺乏。胰岛素是唯一能够降低血糖的激素。

糖尿病的分型主要有两种：1 型糖尿病由自身免疫性反应引起，该反应会破坏胰腺中产生胰岛素的朗格汉斯岛中的 β 细胞（绝对缺乏）；2 型糖尿病由胰岛素分泌受损或胰岛素抵抗引起——通常继发于肥胖症（相对缺乏）。

糖尿病的定义标准已经过多次修订，并在第 3 章中进行了更详细的介绍。糖尿病是一种常见疾病，并且越来越普遍。就绝对数字而言，2019 年，全球 20~79 岁的人群中约有 4.63 亿人患有糖尿病，预计到 2045 年将增加到 7 亿。令人担忧的是，还有几乎同样多的糖尿病患者未被确诊。到 2045 年，全球范围内年龄调整后的患病率将从 9.3% 上升到 10.9%。糖耐量减低的人数同样惊人，2019 年的患病率为 7.5%，预计 2045 年将上升至 8.6%（图 1.1）。1 型糖尿病和 2 型糖尿病的相对比例从西方人群的 15%：85% 到发展中国家的 5%：95% 不等。

糖尿病的短期和长期并发症使其成为一个重大的公共卫生问题。即使在英国和其他西方国家，胰岛素的缺乏也会导致酮症酸中毒和昏迷，死亡率很高。高血糖性高渗状态不太常见，但对 2 型糖尿病患者来说，仍然是一个同样严重的问题（见第 12 章）。

长期高血糖会影响眼睛、肾脏和神经，以及大动脉的微血管，导致动脉粥样硬化加速发展。糖尿病是工作年龄人群中最常见的致盲原因，也是全球最常见的终末期肾衰竭的原因之一，神经病变和周围血管疾病的后果使其成为非创伤性下肢截肢的最常见原因。据估计，2019 年，糖尿病及其并发症占 20~79 岁成年人全因死亡率的 11.3%，其中近 50% 的人处于工作年龄（<60 岁）。缺血性心脏病和脑卒中的死亡率比年龄和性别匹配的非糖尿病患者群高出 2~4 倍（图 1.2）。自上一版以来，这些相对率并未发生实质性的变化，但令人鼓舞的是，至少在美国和瑞典，急性心肌梗死和高血糖危象的死亡率有所降低。然而，由于糖尿病患者数目的增加，脑卒中、截肢和终末期肾病患者的绝对数量也在增加，并伴随着巨大的相关财务成本。2019 年，据 IDF 统计，糖尿病医疗保健总支出将达到 7600 亿美元，并预测将在 2030 年增加到 8250 亿美元，到 2045 年将增加到 8450 亿美元。

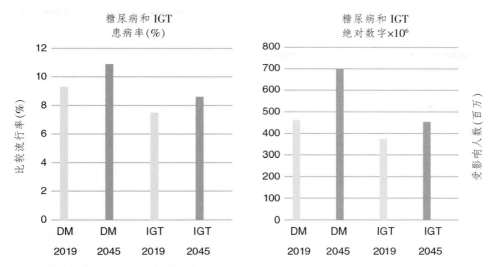

图 1.1 2019 年和 2045 年全球 20~79 岁人群中糖尿病和糖耐量减低(IGT)的估计比较原始流行率及受影响人数。Data from Diabetes Atlas, 9th edn, International Diabetes Federation.

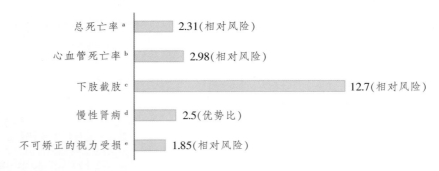

图 1.2 根据 NHANES 或医疗保险数据得出的美国人群糖尿病主要并发症的发生率。[a]NHANES 数据 1988—2000;[b]明尼苏达州医疗保险人口 1993-5;[c]NHANES 数据,1999—2006[慢性肾病定义为肾小球滤过率(GFR)<60mL/(min·1.73m²)];[d]NHANES 数据,1999—2002。

本书涵盖了糖尿病及其"令人痛苦的许多并发症"的诊断、流行病学和管理要点。通过使用病例和关键性试验的摘要,以及网站链接和拓展阅读的建议,希望为所有提供糖尿病护理的医疗保健专业人员提供有用的桌面参考。

拓展阅读

International Diabetes Federation. *Diabetes Atlas*, 9th edn. Brussels: International Diabetes Federation, 2019.

关键网站

● 糖尿病图谱:www.diabetesatlas.org

（王丹 译　周瑾 审校）

第2章

糖尿病史

要点

- 糖尿病自古以来就为人所知。
- 糖尿病与胰腺的联系建立于 1889 年,最终于 1921 年分离出胰岛素。
- 研究糖尿病和碳水化合物代谢的科学家已经获得了 5 项诺贝尔奖。
- 胰岛素的结构最终在 20 世纪 60 年代被阐明。
- 胰岛素是第一种使用基因工程技术制造的疗法。
- 目前有几种生物工程设计的胰岛素分子被批准用于人体。
- 2 型糖尿病的一系列口服和其他疗法催生了个性化医疗的概念。

自古以来,人们就已经认识到糖尿病是一种具有临床特征的疾病。公元前 1550 年,古埃及莎草纸书中(图 2.1)描述了一种类似于糖尿病的多尿状态的疾病。

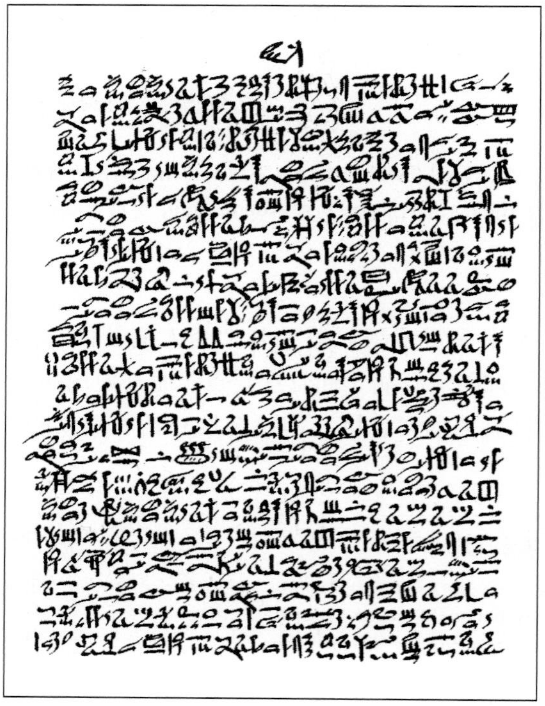

公元 2 世纪,卡帕多西亚医生 Aretaeus 首次提出"diabetes"一词。Aretaeus 描述了这种疾病的临床特征(框 2.1),包括多尿、烦渴和体重减轻,这些如今仍然是糖尿病的典型症状。

公元 5 世纪至 6 世纪,印度教医生 Sushrut(Susruta)发现多尿患者的尿液具有蜂蜜样甜味,可以吸引蚂蚁和其他昆虫。这些描述甚至提到了两种形式的糖尿病,一种更常见于年龄较大、超重和懒惰的人,另一种常见于存活时间不长的瘦人。这种经验细分预测了现代糖尿病的分类:1 型糖尿病和 2 型糖尿病。

直到 17 世纪,在英国医生 Thomas Willis(1621—1675)(图 2.2)再次发现糖尿病尿液的甜味之前,欧洲在很大程度上忽视了糖尿病。国王查理二世的医生 Willis 认为这种疾病在古代很少见,但在他这个时代,这种疾病的发病率正在增加。近一个世纪后,利物浦医生 Matthew Dobson(1735—1784)发现,尿液和血清的甜味是由糖引起的。John Rollo(? —1809)首次将拉丁文形容词"mellitus"应用于这种疾病。

19 世纪,法国生理学家 Claude Bernard(1813—

图 2.1 埃伯斯纸莎草纸。英国伦敦威康学院图书馆。

1878)(图 2.3)得到了许多与糖尿病有关的发现。其中一项发现是,尿液中出现的糖以糖原的形式储存在肝脏中。Bernard 观察到,有意识兔子的髓质被针刺穿时

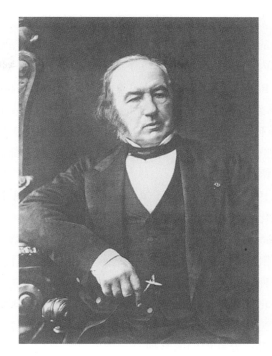

图 2.3　Claude Bernard。英国伦敦威康学院图书馆。

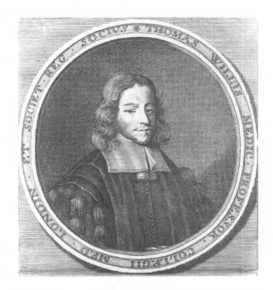

图 2.2　Thomas Willis。英国伦敦威康学院图书馆。

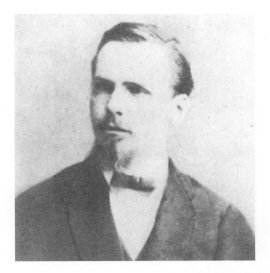

图 2.4　Paul Langerhans。英国伦敦威康学院图书馆。

会出现暂时性高血糖症(piqûre 糖尿病),证明了中枢神经系统与糖尿病之间的联系。

　　1889 年,两位斯特拉斯堡科学家 Oskar Minkowski(1858—1931)和 Joseph von Mering(1849—1908)切除了一只犬的胰腺来观察胰腺对于生命的重要性。切除胰腺后的试验犬表现出烦渴、多尿和消瘦等典型的糖尿病症状,这些都与糖尿和高血糖有关。这项试验表明胰腺疾病会导致糖尿病,但他们没有跟进观察结果。

　　1869 年,柏林医学院的学生 Paul Langerhans(1848—1888)(图 2.4)在博士论文里首次描述了胰脏周围组织不同的小细胞簇。他没有推测这些细胞的功能,后来(1893),法国的 Edouard Lagueesse 将这些细胞命名为“朗格汉斯岛”,并认为它们是胰腺的内分泌组织,会产生一种降糖激素。

　　20 世纪初,几位工作者从胰腺中分离出不纯的降血糖提取物,其中包括柏林医生 Georg Zuelzer(1840—1949)、罗马尼亚人 Nicolas Paulesco(1869—1931)、美国人 Ernest Scott (1877—1966) 和以色列人 Kleiner(1885—1966)。

　　胰岛素是在 1921 年由加拿大医生 Frederick G Banting(1891—1941)和他的学生助理 Charles H Best(1899—1978)与生物化学家 James B Collip(1892—1965)、生理学家 JJR Macleod(1876—1935)在加拿大

多伦多大学合作时发现的。Banting 和 Best 制备了狗胰腺的冷冻提取物,将它们注射到胰腺切除的糖尿病犬体内,结果显示血糖浓度下降(图 2.5)。

Banting 和 Best 对狗试验的记录指的是"isletin"(腺岛素)的给药,后来在 Macleod 的建议下称为 insulin。他们不知道比利时人 Jean de Meyer 早在 1909 年已经创造了"insuline"一词。(所有这些名称最终都源自拉丁语"island"。)

1922 年 1 月 11 日,Collip 改进了从胰腺中提取和纯化胰岛素的方法,在一例患有糖尿病的 14 岁男孩 Leonard Thompson 身上实现了人类历史上第一次胰岛素治疗。随后与美国礼来公司的化学家合作开发了一种商业上可行的提取程序,胰岛素从 1923 年开始在北美和欧洲广泛使用。1923 年的诺贝尔生理学或医学奖授予了 Banting 和 Macleod,他们决定与 Best 和 Collip 分享他们的奖项。

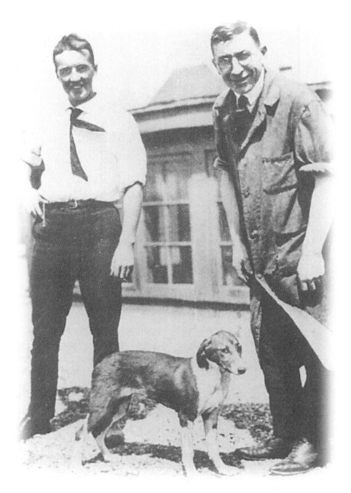

图 2.5 Charles Best 和 Frederick Banting 于 1922 年在多伦多(人们认为这只狗叫作 Marjorie)。英国伦敦威康学院图书馆。

美国医生 Elliot P Joslin(1869—1962)是最早获得胰岛素治疗经验的医生之一。1922 年 8 月之后,他在波士顿工作的第一年治疗了 293 例患者。Joslin 还将他的糖尿病患者引入了系统教育。

在英国,胰岛素的发现挽救了患有 1 型糖尿病的伦敦医生 Robin D Lawrence(1892—1968)的生命。随后,他在英国糖尿病协会(现为英国糖尿病协会)的成立中发挥了主导作用。

1955 年,英国剑桥科学家 Frederick Sanger(1918—)阐明了胰岛素的一级结构(氨基酸序列)(图 2.6),1958 年他因这项工作获得了诺贝尔奖。

另一位诺贝尔奖获得者 Dorothy Hodgkin(1910—1994)和她的同事使用 X 线晶体学(1969)描述了胰岛素的三维结构。总共有 5 项诺贝尔奖授予与糖尿病和碳水化合物代谢相关的科学发现。

到了 20 世纪 50 年代,人们普遍认为,尽管进行了胰岛素治疗,但长期糖尿病仍会继发组织并发症,如引起眼睛和肾脏的并发症。血糖正常化可以预防或延缓糖尿病并发症发展的确凿证据在 1993 年对 1 型糖尿病的北美糖尿病控制和并发症试验,以及 1998 年对 2 型糖尿病的英国前瞻性糖尿病研究(UKPDS)中确定。

直到 20 世纪 80 年代,胰岛素从动物胰腺中提取,制成越来越精细的制剂。使用鱼精蛋白或锌等添加剂可以延迟皮下吸收,从而通过每天注射 2~4 次不同制剂提供 24 小时可用性。

随着基因工程的发展,生产人胰岛素成为可能,随后,对该分子的进一步操作产生了具有不同吸收特性的各种制剂(图 2.6)(第 10 章)。对口服有效形式的胰岛素进行了广泛研究,但未来可能会继续依赖皮下注射作为主要给药途径。

在 20 世纪 80 年代,毛细血管血糖检测是一项重大突破,让患者能够准确评估血糖水平并检查是否有低血糖。现代血糖仪允许下载结果,从而更好地修改胰岛素方案。

在过去 10 年中,胰岛素输送装置和连续皮下葡萄糖传感的快速发展有效地充当了人工胰腺。这些系统正在彻底改变 1 型糖尿病的管理,但由于其成本对医疗保健资助者构成了重大挑战,因此其使用也不可避免地受到了限制。

2 型糖尿病口服药物自 20 世纪 50 年代以来一直

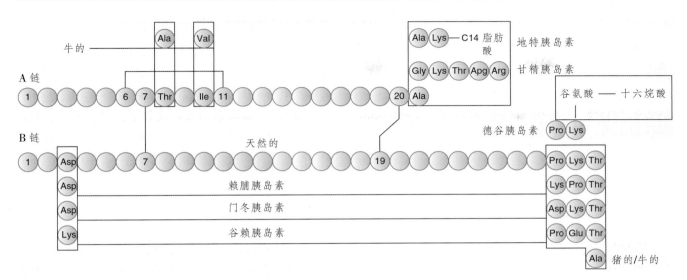

图 2.6　人胰岛素氨基酸序列示意图；猪和牛胰岛素；短效胰岛素类似物门冬胰岛素、赖脯胰岛素和谷赖胰岛素；以及长效类似物甘精胰岛素、地特胰岛素和德谷胰岛素。

可用，但在过去的几十年中，出现了许多不同类别的化合物，这些化合物影响胰岛素分泌、功效和敏感性，以及全身葡萄糖的扩散和排泄。这导致了基于个体患者可能存在的缺陷的个性化糖尿病治疗的发展。个性化医疗这一概念构成了近期 2 型糖尿病指南的基础（第 11 章）。

拓展阅读

Bliss, M. *The Discovery of Insulin*. Toronto: McLelland and Stewart, 1982.

（王丹 译　周瑾 审校）

第 3 章

糖尿病的诊断和分类

糖尿病是通过鉴别慢性高血糖来诊断的。世界卫生组织(WHO)和美国糖尿病协会(ADA)定义糖尿病的标准为空腹血糖(FPG)值达到或超过 7mmol/L(表3.1)。这源于 20 世纪 90 年代的流行病学研究,该研究表明,FPG 达到 7mmol/L 时,微血管并发症(如视网膜病变)的风险急剧增加(图 3.1)。最近,区分糖尿病微血管并发症的高风险和低风险人群的明确血糖阈值概念受到了质疑。血糖与微血管病变之间可能具有持续的关联,因此,FPG 为 7mmol/L 是定义糖尿病的一个任意临界值,将来可能会降低。

目前,美国有 3420 万人患有糖尿病(占人口的10.5%)。其中约有 700 万人尚未意识到自己患有糖尿病。全球糖尿病患者总数预计从 2000 年的 1.71 亿增加到 2030 年的 3.66 亿。全球糖尿病患病率上升的一个关键原因在于 65 岁以上人口比例的增加。

糖尿病可根据血浆葡萄糖的标准进行诊断,即

FPG、75g OGTT 后的 2 小时 PG 和 A1C 标准(表3.2)。值得注意的是,这些测试在同一个人身上不一定都能检测出糖尿病。FPG 和 2 小时 PG 测试之间的一致性还不完善。重合度取决于种族和地理人种,以及年龄和体重指数等其他特征。有些患者无典型症状,葡萄糖负荷后血糖较高,而有些患者空腹血糖较高,葡萄糖负荷后血糖反应正常。空腹标准值更易检出年轻和肥胖受试者的糖尿病。

大量研究证实,与 FPG 和 A1C 切点相比,2 小时PG 值能够诊断出更多的糖尿病患者。当使用 A1C 诊断糖尿病时,需注意 A1C 是对平均血糖水平的间接测量,还需考虑到可能影响血红蛋白糖化的独立于血糖的其他因素,包括年龄,种族、民族,以及贫血、血红蛋白病。

表 3.1 2 型糖尿病的诊断标准

糖尿病可根据血浆葡萄糖的标准进行诊断,即 FPG 或口服葡萄糖耐量试验(OGTT)或 75g 葡萄糖负荷后 2 小时血糖(2h PG)或 A1C 标准

诊断糖尿病的标准:

- FPG≥126mg/dL(7.0mmol/L)。禁食定义为至少 8 小时不摄入热量*
- OGTT 期间 2 小时 PG≥200mg/dL(11.1mmol/L)。该测试按照 WHO 标准进行,葡萄糖负荷量相当于溶解在水中的 75g 无水葡萄糖*
- A1C≥6.5%(48mmol/mol)。该测试应在实验室中使用经 NGSP 认证,并符合 DCCT 检测标准的方法进行*

具有典型高血糖或高血糖危象的患者,随机血糖≥200mg/dL(11.1mmol/L)

*在没有明确高血糖的情况下,应通过重复测试来确认结果。

表 3.2 使用 HbA1c>6.5%(48mmol/mol)作为诊断糖尿病的临界值有一些优点,但也有缺点

优点	缺点
• 无须空腹,分析前血糖浓度保持相对稳定	• HbA1c 测量结果可能受到以下情况的干扰:
• HbA1c 能够反映数周内的血糖水平	○ 贫血(缺铁)
• 与 FPG 或 2 小时血糖相比,HbA1c 的生物变异性较低	○ 血红蛋白病
	○ 肾衰竭
• HbA1c<6.5% 的患者,几乎没有明显的视网膜病变	○ 不同种族
	• HbA1c 诊断出与 FPG 诊断不同的人群
	• HbA1c 值的分布具有种族差异
	• HbA1c 水平随着年龄的增长而升高
	• 某些患者可能根据某些标准被诊断为糖尿病,但其他标准则不然

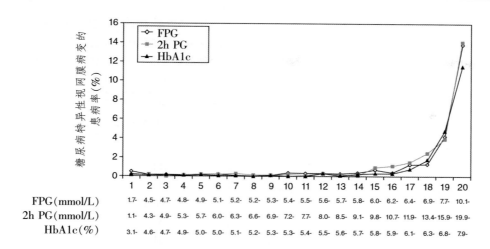

图 3.1　通过 FPG、2h PG 和 A1C 分布的观察显示糖尿病特异性视网膜病变（轻度或重度视网膜病变）的患病率。Adapted from Colaguiri et al. Diabetes Care, 2011; 34: 145-150.

糖尿病发展的中间阶段：糖尿病前期

在所有形式糖尿病的自然病程中，该疾病都会经历 IGT 阶段，定义为 OGTT 后 2 小时血糖为 7.8~11.0mmol/L（140~200mg/dL）（图 3.2）。空腹血糖受损（IFG）是基于空腹血糖水平定义的，FPG 为 6.1~6.9mmol/L（110~126mg/dL）。

IGT 和 IFG 是正常葡萄糖稳态和糖尿病之间的中间代谢阶段，是糖尿病和心血管疾病的危险因素，但餐后 2 小时血糖是心血管风险和死亡率有力的预测因素。

与血糖监测一样，使用 A1C 预测 A1C 标准定义的糖尿病进展的几项前瞻性研究表明，A1C 与随后的糖尿病之间存在着密切、持续的关联。大量研究和Meta 分析表明，患者 A1C 在 5.7%~6.4%（39~47mmol/mol）范围内则可鉴定为糖尿病前期或糖调节受损（IGR）。

部分 IFG、IGT 和（或）IGR 患者（每年 5%~10%）将由正常糖代谢转化为糖尿病。改变生活方式（饮食、锻炼和减肥）是这些患者预防糖尿病的最佳方法。

OGTT 试验是指受试者在前一日晚上禁食，早上以坐姿进行测试。患者首先口服 75g 葡萄糖，儿童按每千克体重 1.75g 计算，葡萄糖通常以饮料的形式给予，如葡萄适（Lucozade）（843mL，8.9g/100mL），随后抽取空腹血样。2 小时后再次采集血样，空腹和 2 小时血糖值如图 3.3 所示。

糖尿（尿液中存在葡萄糖）是糖尿病的典型症状，先前被认为是该病的诊断标志。但目前的研究表明，糖尿病的诊断有必要检测血糖，血糖和尿糖之间既有关系，又存在较大的区别，因此，尿糖不用于诊断糖尿病（图 3.6）。原因如下：肾脏对葡萄糖的重吸收阈值在个体和个体之间具有很大差异，尿糖浓度受受试者水合状态的影响，其结果反映了尿液在膀胱中积聚期间

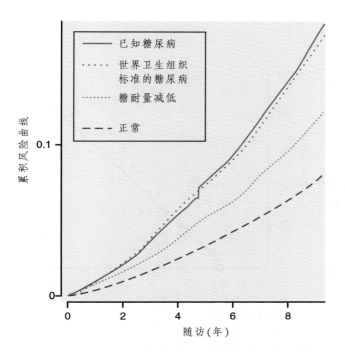

图 3.2　DECODE 研究（结合 13 个欧洲队列研究的数据），糖耐量正常患者、IGT 患者、通过 OGTT 新诊断的糖尿病患者和已知糖尿病患者的 2 小时血糖与生存率之间的关系。From Glucose tolerance and mortality: comparison of WHO and American Diabetic Association diagnostic criteria. The Lancet 354(9179), 617-621.

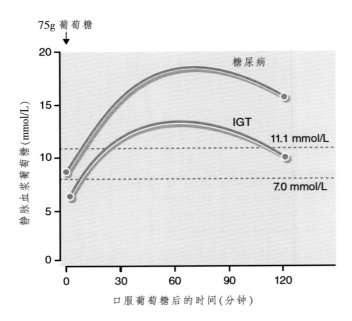

75g 葡萄糖

图 3.3　口服葡萄糖耐量试验诊断糖尿病和 IGT。

表 3.3　历史上,HbA1c 以糖化血红蛋白的百分比表示。该试验与糖尿病控制和并发症(DCCT)试验一致。IFCC 现已建立新的参考系统,并将以单位 mmol/mol(不含葡萄糖)表示。HbA1c 的转换如下所示

DCCT (%)	IFCC (mmol/mol)	DCCT (%)	IFCC (mmol/mol)
6.0	42	9.0	75
6.2	44	9.2	77
6.4	46	9.4	79
6.5	48	9.5	80
6.6	49	9.6	81
6.8	51	9.8	84
7.0	53	10.0	86
7.2	55	10.2	88
7.4	57	10.4	90
7.5	58	10.5	91
7.6	60	10.6	92
7.8	62	10.8	95
8.0	64	11.0	97
8.2	66	11.2	99
8.4	68	11.4	101
8.5	69	11.5	102
8.6	70	11.6	103
8.8	73	11.8	105

的平均血糖。平均肾糖阈值为 10mmol/L(即高于此水平的血糖浓度将"溢出"到尿液中),当血糖水平很高但没有超过肾糖阈时,尿糖检测可能为阴性。

HbA1c 是反应长期血糖水平的指标,可有效地反映过去几周血糖的控制情况。HbA1c 主要用于评估接受治疗的糖尿病患者的血糖控制情况。目前,HbA1c 分析正在根据国际临床化学与检验医学联合会(IFCC)分析进行校准。因此,许多国家的 HbA1c 单位已从百分比变为 mmol/mol(表 3.3)。

糖尿病筛查的潜在价值在于尽早发现未诊断的糖尿病患者,尽早治疗。新诊断的 2 型糖尿病患者中,大约 20%的患者已经有血管病变并发症,如视网膜病变。研究证实,血管病变并发症的患病率随着糖尿病病程的延长而增加。这表明并发症在确诊前 5~6 年就开始出现,而(2 型)糖尿病的实际发病时间可能比临床诊断早几年(图 3.4)。

大多数国家没有系统的糖尿病筛查政策,据统计,将近 50%的糖尿病患者未被确诊。糖尿病高危人群筛查越来越普遍。空腹血糖检测简单、快速,患者可接受且成本低,但测空腹血糖前须禁食,可能会漏检餐后血糖升高而空腹血糖正常的患者。OGTT 操作烦琐且价格昂贵,不利于临床推广,却是检测餐后高血糖的唯一方法,主要适用于高危人群筛查。HbA1c 广泛应用于筛查糖尿病高危人群(图 3.5)。

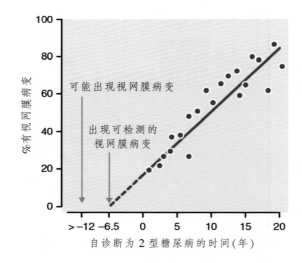

图 3.4　2 型糖尿病患者视网膜病变的患病率与临床诊断的时间有关。注意诊断时存在视网膜病变,在诊断前几年可能就开始出现视网膜病变和糖尿病。Form Paisey. Diabetologia 1980; 19:31–34.

每年应进行 2 型糖尿病筛查的高危患者

- 代谢综合征。
- 45 岁以上的患者，尤其是肥胖患者。
- 父母或兄弟姐妹患有 2 型糖尿病的患者。
- 少数民族，如南印度人，即使不伴有肥胖。
- 有心血管危险因素的患者，如高血压或血脂异常，以及已患有动脉粥样硬化疾病的患者。
- 先前患有妊娠糖尿病的女性。
- 患有多囊卵巢综合征的女性。
- IFG 或 IGT 患者。

图 3.5　应每年筛查 2 型糖尿病的高危患者。

糖尿病的分类

目前，对糖尿病的分类是基于该疾病的病因。包括以下 4 类（图 3.6）：

- 1 型糖尿病（由胰岛细胞被破坏引起）。
- 2 型糖尿病（由胰岛素抵抗和 β 细胞胰岛素分泌功能障碍共同引起）。
- 其他特定类型的糖尿病（由内分泌疾病、胰腺外分泌疾病、遗传综合征、类固醇诱发等疾病引起，见下文）。
- 妊娠糖尿病（定义为妊娠期首次发生的糖尿病）。

1 型糖尿病细分为两种主要类型：1a 型或自身免疫性（欧洲和北美洲约 90% 1 型糖尿病患者的 β 细胞受到自身免疫标志物，如循环胰岛细胞抗体破坏）；1b 或特发性（没有自身免疫的证据）。

据报道，全球 1 型糖尿病的发病率稳步上升（每年 2.5%~3%），尤其是在 4 岁以下的幼儿中。各国之间 1 型糖尿病的发病率存在很大差异，例如，欧洲国家之间的差异高达 10 倍。

该分类现已取代早期的临床分类方法，即“胰岛素依赖型糖尿病”（IDDM）和“非胰岛素依赖型糖尿病”（NIDDM），后者基于治疗时是否需要胰岛素。IDDM 为 1 型糖尿病，NIDDM 为 2 型糖尿病。根据治疗分类的原分类方法的缺点之一是受试者的糖尿病类型可能发生改变——例如，某些 40 岁以上的 1a 型糖尿病患者最初被诊断为 NIDDM 型，最终发展为胰岛素依赖性（现被归类为成年人隐匿性自身免疫性糖尿病，LADA）。C-肽测定可以确定 β 细胞的残余功能，鉴别诊断糖尿病是否为 1 型糖尿病，预防胰岛素依赖性酮症酸中毒。

糖尿病的分类

- 1 型糖尿病（胰岛 β 细胞被破坏导致胰岛素绝对缺乏）。
  - 自身免疫。
  - 特发性。
- 2 型糖尿病。
  - 从显著胰岛素抵抗，伴有相对的胰岛素缺乏，到显著胰岛素分泌缺陷，伴有或不伴有胰岛素抵抗。
- 其他特定类型。
  - β 细胞功能的遗传缺陷。
  - 胰岛素作用的遗传缺陷。
  - 外分泌胰腺疾病。
  - 内分泌疾病。
  - 药物诱导或化学诱导，如类固醇。
  - 感染。
  - 罕见的免疫介导糖尿病。
  - 与糖尿病相关的其他遗传综合征。
- 妊娠糖尿病。

图 3.6　糖尿病分类。

多种临床和生化特征可区分 1 型糖尿病和 2 型糖尿病。但在个别情况下两种类型难以区分（图 3.7 和图 3.8）。

最近的一项研究根据患者的特征（谷氨酸脱羧酶抗体、诊断时年龄、体重指数（BMI）、HbA1c、稳态模型评估 2 估计 β 细胞功能和稳态模型评估 2 胰岛素抵抗估计）和糖尿病并发症的风险提出了成年人糖尿病的新分类。

1. 重度自身免疫性糖尿病（SAID）。
2. 重度胰岛素缺乏型糖尿病（SIDD）。
3. 重度胰岛素抵抗型糖尿病（SIRD）。
4. 中度肥胖相关性糖尿病（MOD）。
5. 中度年龄相关性糖尿病（MARD）。

1 重度自身免疫性糖尿病（SAID）
2 重度胰岛素缺乏型糖尿病（SIDD）
3 重度胰岛素抵抗型糖尿病（SIRD）
4 中度肥胖相关性糖尿病（MOD）
5 中度年龄相关性糖尿病（MARD）

图 3.7　5 个糖尿病患者集群。Adapted from Ahlqvist et al. Lancet Diabetes & Endocrinology，1 March 2018.

---

1 型糖尿病和 2 型糖尿病的临床特征

1 型糖尿病

- 突然发作,伴有严重的口渴和酮症酸中毒症状(呕吐、呼吸深快、脱水)。
- 近期体重明显减轻。消瘦。
- 自发性酮症。
- 危及生命;急需胰岛素替代品。
- C-肽缺乏。
- 存在自身免疫标志物(如胰岛细胞抗体)。

2 型糖尿病

- 病情隐匿,伴有疲倦、烦渴、多尿、夜尿。
- 无酮症酸中毒。
- 通常超重或肥胖;近期体重没有下降。
- 频繁感染,如尿、皮肤、胸部。
- 症状可能很小和(或)被患者忽略。
- 通常伴有"代谢综合征"的其他特征,如高血压。
- C-肽可检测。

图 3.8　1 型糖尿病和 2 型糖尿病的临床特征。

这项研究表明,集群 3(对胰岛素最有抵抗力)中的个体患糖尿病肾病的风险明显高于集群 4 和 5 中的个体。集群 2(胰岛素缺乏)患糖尿病眼病的风险最高。最大的集群是集群 5。

"其他特定类型的糖尿病"是一大类疾病,包括胰岛素分泌的遗传缺陷[早发性青少年糖尿病(MODY)和胰岛素病]、胰岛素作用的遗传缺陷(如重度胰岛素抵抗综合征)、胰腺炎、类固醇诱导和其他外分泌疾病、激素分泌肿瘤,如肢端肥大症(生长激素)和库欣综合征(皮质醇)。一些糖尿病由糖皮质激素等药物引起。某些遗传综合征有时与糖尿病有关(如唐氏综合征、克氏综合征等)(图 3.9)。

其他特定类型的糖尿病

β 细胞功能的遗传缺陷

- 12 号染色体,HNF-1a(先前称为 MODY-3)
- 7 号染色体,葡萄糖激酶(先前称为 MODY-2)
- 20 号染色体,HNF-4a(先前称为 MODY-1)
- 线粒体 DNA
- 胰岛素病

胰岛素作用遗传缺陷

- A 型胰岛素抵抗
- Leprechaunism 综合征
- Rabson-Mendenhall 综合征
- 脂肪萎缩性糖尿病

胰腺外分泌疾病

- 胰腺炎
- 创伤或胰腺切除术
- 肿瘤
- 囊性纤维化
- 血色病
- 胰腺纤维化结石

内分泌疾病

- 肢端肥大症
- 库欣综合征
- 胰高血糖素瘤
- 嗜铬细胞瘤
- 甲状腺功能亢进
- 生长抑素瘤
- 醛固酮瘤

药物诱导或化学诱导

- 糖皮质激素
- 噻嗪类
- 喷他脒
- 烟酸
- 甲状腺激素
- β-肾上腺素能激动剂
- 干扰素-α

感染

- 先天性风疹
- 巨细胞病毒
- 其他
- 罕见的免疫介导糖尿病
- 僵人综合征
- 胰岛素受体抗体

糖尿病相关的遗传综合征

- 唐氏综合征
- 克氏综合征
- 特纳综合征
- Wolfram 综合征
- 弗里德赖希型共济失调
- 亨廷顿舞蹈症
- Lawrence-Moon-Biedl 综合征
- 强直性营养不良
- 卟啉症
- 普拉德-威利综合征

图 3.9　其他特定类型的糖尿病。

病例记录

一例 66 岁的退休警察,到他的家庭医生那里做常规血压检查。该患者高血压病史 4 年。患者描述自己一直感到疲倦和昏昏欲睡。在进一步问诊的过程中,他表示自己患有夜尿症×3,最近几个月他经常醒来后感到口渴,所以一直在睡觉前喝一杯水。全科医生注意到,在 6 周前他皮肤上有一个疖子被切开。除高血压外,没有其他严重病史,但他的体重逐渐增加(95kg,BMI 32)。目前服用血管紧张素转换酶(ACE)抑制剂赖诺普利 10mg,以治疗高血压。其母亲患有 2 型糖尿病,患者不吸烟,每周饮酒 15 个单位(约 2.37 两)。唯一的运动是打高尔夫球,每周两次。医生随机抽取静脉血,显示血浆葡萄糖水平为 13mmol/L。进一步的血液检查显示血液学特征正常,电解质和肾功能正常,HbA1c 8.3%,空腹血脂显示总胆固醇 6.6mmol/L、低密度脂蛋白胆固醇 4.3mmol/L、甘油三酯 3.9mmol/L 和高密度脂蛋白胆固醇 0.6mmol/L。肝功能有轻微异常(AST & ALT 2~3×上限)。

点评:此患者具有典型的 2 型糖尿病和若干危险因素(年龄、肥胖、高血压、家族史)。根据症状,随机血浆葡萄糖水平和 HbA1c 可以确诊糖尿病。患者有代谢综合征的特征,包括高血压、血脂异常和向心性肥胖,脂肪肝在这种情况下很常见。同时伴有典型的易感染性。

关键性研究

DECODE Study Group. Glucose tolerance and mortality: comparison of WHO and American Diabetes Association diagnostic criteria. *Lancet* 1999; 354: 617–621.

Wong TY, et al. Relation between fasting glucose and retinopathy for diagnosis of diabetes: three population-based cross-sectional studies. *Lancet* 2008; 371: 736–743.

Wild S, et al. Global Prevalence of Diabetes: Estimates for the year 2000 and projections for 2030. *Diabetes Care* 2004; 27: 1047–1053.

Diabetes Prevention Program Research Group. The prevalence of retinopathy in impaired glucose tolerance and recent-onset diabetes in the Diabetes Prevention Program. *Diabet. Med.* 2007; 24: 137–144.

Li G, et al. The long-term effect of lifestyle interventions to prevent diabetes in the China Da Qing Diabetes Prevention Study: a 20-year follow-up study. *Lancet* 2008; 371: 1783–1789.

Tabak AG, et al. Trajectories of glycaemia, insulin sensitivity, and insulin secretion before diagnosis of type 2 diabetes: an analysis from the Whitehall II study. *Lancet* 2009; 373: 2215–2221.

Dabelea D et al SEARCH for Diabetes in Youth Study Group. Trends in the prevalence of ketoacidosis at diabetes diagnosis: the Search for Diabetes in Youth Study. *Pediatrics* 2014;133:e938–e945

Herman WH, et al. Early detection and treatment of type 2 diabetes reduce cardiovascular morbidity and mortality: a simulation of the results of the Anglo-Danish-Dutch study of intensive treatment in people with screen-detected diabetes in primary care (ADDITION-Europe). *Diabetes Care* 2015;38:1449–1455

关键网站

- http://www.who.int/diabetes/publications/en/
- http://www.diabetes.org/about–diabetes.jsp
- http://www.idf.org/home/index.cfm?node=4

拓展阅读

International Expert Committee International Expert Committee report on the role of the A1C assay in the diagnosis of diabetes. *Diabetes Care* 2009;32:1327–1334

Florez JC, et al. TCF7L2 Polymorphisms and progression to diabetes in the Diabetes Prevention Program. *N. Engl. J. Med.* 2006; 355: 241–250.

Gillies CL, et al. Different strategies for screening and prevention of type 2 diabetes in adults: cost effectiveness analysis. *Br. Med. J.* 2008; 336: 1180–1184.

Classification and diagnosis of diabetes American Diabetes Association Diabetes Care 2017 *Jan*; 40(Supplement 1): S11–S24. https://doi.org/10.2337/dc17-S005

Harris MI, et al. Onset of NIDDM occurs at least 4-7 years before clinical diagnosis. *Diabetes Care* 1992; 15: 815–819.

Ahlqvist et al. Novel subgroups of adult-onset diabetes and their association with outcomes: a data-driven cluster analysis of six variables. *Lancet Diabetes & Endocrinology*, 2018; 6:361–369

(王丹 译 周瑾 审校)

第 **4** 章

糖尿病的公共卫生问题

要点

- 2016 年，美国糖尿病的年度经济负担约为 4500 亿美元。
- 糖尿病干预成本效益是一个重要的话题。
- 目前全球约有 4.25 亿糖尿病患者(2017)。

- 为所有糖尿病患者提供结构化教育，有针对性地进行糖尿病的预防和筛查是公共卫生的重点。

糖尿病已成为 21 世纪全球最严重的公共卫生问题之一。目前，美国有超过 2600 万人（占总人口的 8%）患有糖尿病，然而，700 万人甚至不知道自己患有糖尿病。近年来，糖尿病的患病率增加了 5~7 倍，糖尿病不仅使患者的预期寿命大幅下降，还会引起一系列并发症（如失明、肾衰竭、下肢截肢和早期心血管疾病），造成终身残疾。

超重和肥胖是推动这一趋势的主要因素。英国公共卫生局最新报告表明，2 型糖尿病患者中有 90% 超重或肥胖，在从未吸烟的 2 型糖尿病患者中，体重指数(BMI)与死亡率之间存在直接的线性关系。由于吸烟会抵消低 BMI 的益处，因此，有吸烟史的 2 型糖尿病患者，其 BMI 与死亡率之间呈 J 形关系。HbA1c 与任何糖尿病相关终点之间的关系也是线性的。

除了糖尿病治疗所需的人力成本外，糖尿病并发症管理的医疗保健支出也给经济带来了沉重的负担。在糖尿病总医疗费用中，将近 75% 的费用用于长期管理糖尿病的血管并发症，只有相对较小的一部分用于糖尿病治疗和监测。此外，90% 的支出用于 2 型糖尿病患者。2012 年，美国医疗卫生体系在糖尿病病例上的支出约为 1760 亿美元。每例糖尿病患者的终身医疗保健费用约为 85 200 美元。在英国，糖尿病支出占英国国家医疗服务体系(NHS)总预算的 9%（每年约 8.8 英镑），预计到 2035 年将达到 NHS 支出的 17%。

机体长期处于高血糖环境容易引起其他病变，在诊断后的早期最大限度地控制血糖和减轻体重具有良好的临床和经济意义。英国国家糖尿病审计一项针对 190 万例糖尿病患者的数据研究显示，2009—2015 年，90%~95% 的 2 型糖尿病患者每 6 个月进行一次 HbA1c 监测，其中 2/3 的患者实现了 HbA1c<7.5%(58mmol/mol) 的 NICE 治疗目标(当时适用)。然而，在实现 HbA1c 目标方面存在显著的区域差异，并且年轻群体的达标率最低(<40 岁和 40~64 岁年龄段的人)。

随着糖尿病患者死亡率的下降，以及人口老龄化趋势和糖尿病危险因素的增加，糖尿病的患病率呈现持续上升趋势（图 4.1）。临床管理越来越复杂和密集，成本也随之越来越高。特别是治疗方式已经转向使用更昂贵的胰岛素类似物。

公共卫生战略主要集中在几个关键领域。

2 型糖尿病的一级预防

糖尿病的一级预防是公共卫生的重点，原因有很多：①糖尿病的总体负担证明在人口层面采取的策略是合理的；②目前治疗费用昂贵，有发生严重不良事件（如低血糖）的风险，而且对关键的临床结果的疗效往往有限；③对多数患者来说，坚持糖尿病治疗仍然具有挑战性；④通过改变生活方式来预防 2 型糖尿

美国糖尿病预测：年度总成本(2015 美元)

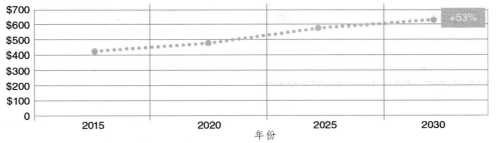

图 4.1　美国糖尿病护理成本巨大。Rowley et.al.2016.Diabetes 2030：Insights from Yesterday，Today，and Future Trends.

病，可能会在降低高血压、高脂血症、心脏病和某些癌症带来额外的风险。

对糖尿病未患病群体的患病风险进行评估，为糖尿病患病高危人群制订一个成熟的社区糖尿病预防计划，是初级保健医生的重要职责。结构化生活方式调整的随机对照试验一致表明，减少热量摄入和增加体力活动，以及适度减肥，可使高风险人群患 2 型糖尿病的风险降低 50%~70%。

糖尿病预防项目(DPP)招募了 3234 例糖耐量减低的超重成年人作为测试对象，随机分为 3 个治疗组：①生活方式干预，减少热量摄入、增加体力活动；②二甲双胍治疗；③安慰剂。生活方式干预组在 12 个月后体重约下降 6%，3 年后约下降 4%，自我报告的体力活动(相当于快走)从每周 100 分钟增加到 190 分钟。与对照组相比，生活方式干预组 4 年内糖尿病的发病率降低了 58%。这种益处在不同种族的男性和女性中都很明显，在老年参与者中更为明显(图 4.2)。

DPP 试验中采用相当密集和昂贵的生活方式干预，旨在提供最好的疗效，却没有考虑到在现实的社区环境中实施该计划的便利性或可持续性。因此，阻碍了 DPP 研究结果在越来越多可能受益的人群中的

人胰岛素转换为新型昂贵胰岛素

自 2000 年以来，新型、价格较高的胰岛素类似物的处方有所增加，而人胰岛素的处方则急剧减少。

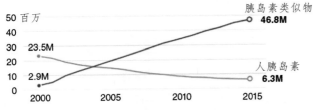

图 4.2　转向使用新的、昂贵的胰岛素类似物。IMS Health.

广泛实施，主要表现为：①一对一生活方式指导和干预形式的成本；②确定合适患者、优化转诊途径和保证患者持续参与方面的实际局限性。

英国推出了一项"更健康的你"糖尿病预防项目，旨在全国范围内实施以循证医学为基础的 2 型糖尿病预防计划。该计划于 2016 年推出，参与者接受为期 9 个月的强化计划，其中包括至少 13 次面对面交流和至少 16 小时的交流时间。到目前为止，共收到超过 50 000 次转诊记录，在不同的社会经济群体中出勤率超过 40%(图 4.3)。

提供结构化糖尿病教育

糖尿病教育是成功的日常糖尿病管理的关键，但很少有患者能获得高质量的教育，部分原因是人们认

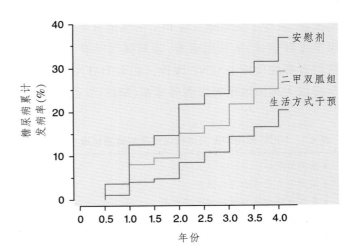

图 4.3　结构化的生活方式干预(体重减轻>7%，每周参与体育活动 150 分钟)优于二甲双胍和安慰剂的药物治疗。生活方式干预将 2 型糖尿病的发病风险降低了 58%。Adapted from Diabetes Prevention Study. N Engl J Med 2002;346:393-403.

为这种教育没有作用。然而,随机试验和 Meta 分析表明,糖尿病结构化教育能够明显改善糖尿病患者的临床结果(HbA1c、空腹血糖)、生活方式(糖尿病知识和自我管理技能)和心理健康。因此,NICE 和 SIGN 推荐进行糖尿病教育(表 4.1)。

结构化患者教育的定义是:"一个范围广泛、内容灵活、响应个人临床和心理需求并适应其教育和文化背景的计划和分级计划。"最初为支持 1 型糖尿病患者而开展的工作确定了 3 个不同级别的患者教育:

- 1 级:诊断的基本技能。
- 2 级:关于糖尿病患者生活的内容。
- 3 级:关于管理糖尿病的内容。

一项针对 2 型糖尿病患者结构化教育的系统回顾评估了 21 项随机对照试验,得出的结论是:HbA1c 在 1 年内降低了 0.46%,体重明显减轻,并在自我赋权、知识和满意度方面有了明显改善。

在英国,两个主要 2 型糖尿病教育项目——X-PERT 和 DESMOND 糖尿病项目审计结果表明,这些项目具有非常高的临床成本效益。提供这些课程的成本约为 70 英镑,这意味着可以在 5 年内以每年 4000 万英镑的价格向英国所有 2 型糖尿病患者提供糖尿病教育(即小于英国国家医疗服务体系目前用于糖尿病支出的 0.6%)。非专业教育者与医疗专业人员合作,也可以为 2 型糖尿病患者提供有效的教育。

在 1 型糖尿病患者中,结构化患者教育成本效益证据非常充分。糖尿病结构化教育(DAFNE)计划——5 天课程每人花费 308 英镑——实现了血糖控制的长期改善、减少了低血糖反应和生活质量有所提高。英国卫生部估计,从长远来看,如果英国所有 1 型糖尿病患者都能使用 DAFNE 课程,那么 DAFNE 课程每年可以为英国国家医疗服务体系(NHS)节省 4800 万英镑。

表 4.1   NICE 指南中定义结构化患者教育的标准

- 教育哲学
- 满足个人需求的循证课程
- 支持自我管理的目标和学习成果
- 由了解教育理论的训练有素的教育工作者授课
- 质量保证和审核

改善糖尿病治疗和护理

通过系统的方法来评估为糖尿病患者提供的护理质量是公共卫生战略的关键。2004 年,英国 NHS 通过根据质量和结果框架(QoF)的按绩效付费方式评估了糖尿病护理过程和达到治疗目标的疾病特定指标。

2007 年,英国 NHS 拨款 3600 万英镑,针对 4 个临床领域进行干预,这些领域的干预可能会改善治疗结果、提供更好的护理质量,并节省成本(表 4.2)。

过去 10 年中,糖尿病治疗处方数量急剧增加。全球糖尿病用药市场规模超过 1000 亿美元。胰岛素的支出比其他糖尿病药物增长得更快,而且向胰岛素类似物转变(图 4.2)。

未来 5~10 年,数字健康干预可能在提高糖尿病护理质量方面发挥重要作用。数字和电子健康计划将包括:

- 监测运动水平的可穿戴技术。
- 允许用户访问健康教练的应用程序。
- 在线同伴支持小组。
- 提供以电子方式设定和监控目标的能力。

糖尿病委托服务

糖尿病护理质量的人口指标和临床结果取决于地方和国家对糖尿病服务的有效委托。英国公共卫生部使用糖尿病结果与支出(DOVE)评分工具来判断当地临床委托小组(CCG)在为其人群委托服务方面的成本效益。已经制定了指南(表 4.3)。

表 4.2   2017 年英国的转型资金针对 4 个关键领域,以提高护理质量、结果并实现长期成本节约

工作流程	资金
提高 NICE 推荐目标(HbA1c、血压、脂质)的实现率	£14m
增加 T1DM 和 T2DM 结构化教育的机会	£11m
通过改善多学科足部团队的服务,减少截肢的次数	£6m
提高住院糖尿病专科护士的服务质量	£4m

表 4.3　糖尿病委托服务的指导建议

1. 让患者参与
2. 使用数据：确定地方和国家差异，并确定干预领域
3. 强有力的领导：特别是来自全科医生的
4. 确定糖尿病护理者：初级和二级护理
5. 发展伙伴关系：如与行业建立伙伴关系，以支持实施
6. 基于结果的方法：与医疗保健提供者合作，从基于活动的方法转向基于结果的方法

Adapted from：NHS Clinical Commissioners：Excellence in Commissioning Diabetes Care，April 2017.

关键性研究

Diabetes Prevention Program Research Group. Reduction in the incidence of type 2 diabetes with lifestyle intervention or metformin. N Engl J Med 2002; 346: 393–403.

Huxley R, Barzi F, Woodward M. Excess risk of fatal coronary heart disease associated with diabetes in men and women: meta-analysis of 37 prospective cohort studies. BMJ 2006; 332: 73–76.

Li G, Zhang P, Wang J, et al. The long-term effect of lifestyle interventions to prevent diabetes in the China Da Qing Diabetes Prevention study: a 20-year follow-up study. Lancet 2008; 371: 1783–1789.

Patterson CC, Dahlquist G, Gyurus E, et al. Incidence trends for childhood type 1 diabetes in Europe during 1989–2003 and predicted new cases 2005–2020: a multicentre prospective registration study. Lancet 2009; 373: 2027–2033.

拓展阅读

Alexander GC, Sehgal N, Moloney R, Stafford R. National trends in treatment of type 2 diabetes mellitus, 1994–2007. *Arch Intern Med* 2008; 168: 2088–2094.

Bain SC, Feher M, Russell-Jones D, et al. Management of type 2 diabetes: the current situation and key opportunities to improve care in the UK. *Diab. Obes. Metab.* 2016;18:1157–1166.

Currie CJ, Peters JR, Tynan A, et al. Survival as a function of HbA_{1c} in people with type 2 diabetes: a retrospective cohort study. *Lancet* 2010; 375: 481–489.

Goyder EC. Screening for and prevention of type 2 diabetes. *BMJ* 2008; 336: 1140–1141.

Jee SH, Sull J, Park J, et al. Body–mass index and mortality in Korean men and women. *N Engl J Med* 2006; 355: 779–787.

Rosella LC, Lebenbaum M, Fitzpatrick T, et al. Impact of Diabetes on healthcare costs in a population-based cohort: a cost analysis. *Diabet. Med* 2016; DOI: 10.1111/dme.12858.

Selvin E, Steffes MW, Zhu H, et al. Glycated haemoglobin, diabetes and cardiovascular risk in nondiabetic adults. *N Engl J Med* 2010; 362: 800–811.

Zghebi SS, Steinke DT, Carr MJ, et al. Examining trends in type 2 diabetes incidence, prevalence and mortality in the UK between 2004 and 2014. *Diab. Obes. Metab.* 2017; doi: 10.1111/dom.12964.

（王丹 译　周瑾 审校）

第 **5** 章

胰岛素的生理作用和分泌调节，以及肠促胰岛素效应

要点

• 内分泌胰岛细胞——朗格汉斯岛中主要包括 β 细胞（分泌胰岛素）和 α 细胞（分泌胰高血糖素），参与葡萄糖的调节。在正常的衰老和发育过程中，胰岛 β 细胞的大小、数量和功能可能发生变化。

• 胰岛素呈双相分泌：第一时相为急性期胰岛素分泌反应，持续几分钟后下降；第二时相在第一时相之后，缓慢而持久。葡萄糖是胰岛素分泌的主要刺激物，其他激素、营养物质和神经递质在调节胰岛素分泌中起重要作用。

• 2 型糖尿病中肠促胰岛素效应（膳食刺激的胰岛素分泌增加）减弱，主要是由于胰高血糖素样肽-1（GLP-1）分泌减少。在过去 30 年中，胰高血糖素样肽的发现、表征和临床开发取得了重大成功。

• 胰岛素在关键组织（骨骼肌、脂肪和肝脏）中受体信号传导较复杂，具有调节葡萄糖、脂质和蛋白质代谢的各种生物学效应。

胰岛结构和功能

胰岛素由胰腺中的朗格汉斯岛 β 细胞合成和分泌。正常胰腺约有 100 万个胰岛，这些胰岛起源于胚胎早期肠道内胚层。胰岛易于通过各种组织学染色来识别，胰岛细胞的染色反应不如周围的外分泌组织强烈（图 5.1）。胰岛大小不等，有几十到几千个细胞，不规则地散布在整个外分泌胰腺中。

胰岛的主要细胞类型包括分泌胰岛素的 β 细胞、分泌胰高血糖素的 α 细胞、分泌生长抑素的 δ 细胞和分泌胰多肽的 PP 细胞。不同的胰岛细胞类型可以通过各种免疫染色技术进行鉴定。β 细胞是数量最多的细胞类型，主要位于胰岛的核心，而 α 和 δ 细胞位于外围（图 5.2）。

胰岛各细胞通过血液循环途径和旁分泌途径互相调节（例如，胰高血糖素刺激胰岛素分泌，生长抑素抑制胰岛素和胰高血糖素分泌）（图 5.3）。胰岛内的血流以离心方式组织。因此，不同类型的细胞以 β → α → δ 的顺序供应。胰岛素还具有"自分泌"（自我调节）作用，可改变 β 细胞中胰岛素和葡萄糖激酶基因的转录。

胰岛由自主神经和肽能神经共同支配（图 5.4）。

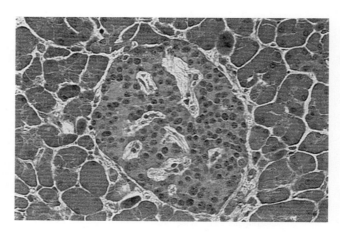

图 5.1 苏木精-伊红染色的正常胰腺切片。正如 Paul Langerhans 所观察到的，中心的胰岛具有独特的形态，且比周围外分泌组织染色浅，易于识别（原始放大倍数×350）。

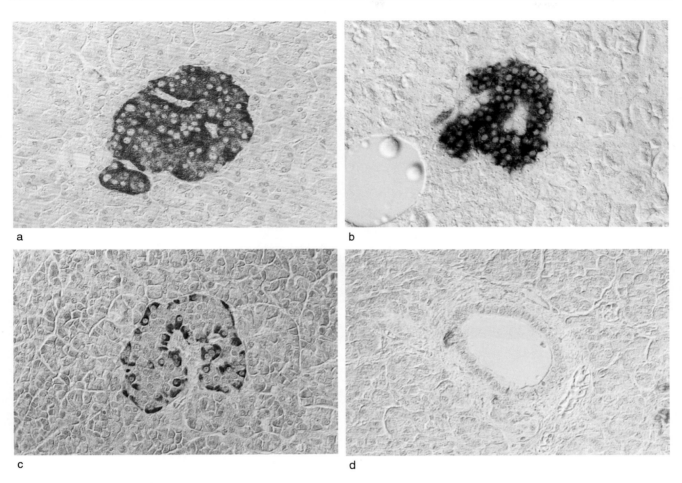

图 5.2 胰腺激素在人胰岛中的定位。(a)在形成胰岛核心的大多数细胞中进行胰岛素免疫染色(用苏木精复染剂进行过氧化物酶–抗过氧化物酶免疫染色)。(b)通过地高辛标记的大鼠胰岛素 cRNA 序列原位杂交定位胰岛素 mRNA(与人胰岛素 mRNA 完全交叉反应)。(c)使用与(a)在相同的方法,用胰高血糖素抗体对位于外周的 α 细胞进行免疫染色。(d)胰头腹侧导管上皮细胞中免疫反应较弱的 PP 细胞。放大倍数约为×150。

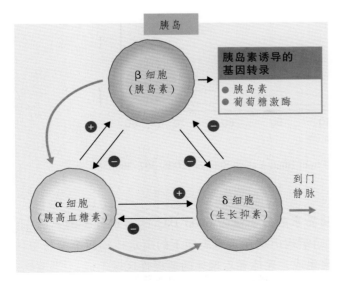

图 5.3 主要胰岛细胞分泌产物之间的潜在相互作用。黑色箭头所示为旁分泌刺激或抑制。红色箭头所示为胰岛内的血流方向。

迷走神经的副交感神经刺激胰岛素释放,而肾上腺素能交感神经抑制胰岛素并刺激胰高血糖素分泌。提供胰腺释放肽的其他神经纤维也调节胰腺功能,例如,血管活性肠肽(VIP)刺激所有胰岛激素的释放,神经肽 Y(NPY)抑制胰岛素分泌。神经通路在调节胰腺功能方面很重要。

在正常衰老和发育过程中,胰岛 β 细胞的大小、数量和功能可能会发生变化(图 5.5)。β 细胞量由 4 种独立而又相互作用的机制调节:β 细胞复制(即现有 β 细胞的分裂)、β 细胞体积变化、β 细胞新生(即新的 β 细胞从胰腺导管上皮细胞)和 β 细胞凋亡。每一个过程的贡献都是可变的,在生命的不同阶段可能会发生变化。

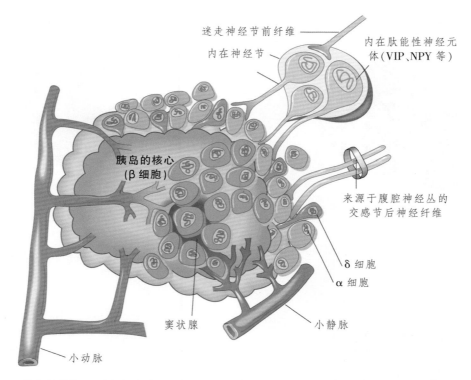

图 5.4　胰岛的结构,4 种主要内分泌细胞之间的解剖关系。NPY,神经肽 Y;VIP,血管活性肠多肽。

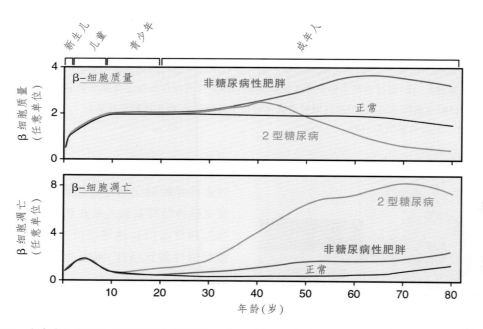

图 5.5　人类出生后胰岛 β 细胞的生长模型。Adapted from Rhodes et al. Science,2005;307:380-384.

胰岛素合成和胰岛素多肽结构

　　胰岛素由两条通过二硫键连接的多肽链组成:A 链含有 21 个氨基酸,B 链含有 30 个氨基酸(图 5.6)。

胰岛素的分子量为 6000 Da。胰岛素分子的三级(三维)结构由埋在亲水表面下的疏水核和两个参与单体聚集成二聚体和六聚体的非极性区域组成。

　　浓溶液（如制药公司提供的注射用胰岛素小瓶中）和晶体（如在胰岛素分泌颗粒中）由 6 个胰岛素分

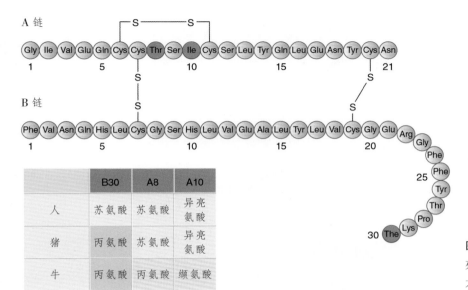

	B30	A8	A10
人	苏氨酸	苏氨酸	异亮氨酸
猪	丙氨酸	苏氨酸	异亮氨酸
牛	丙氨酸	丙氨酸	缬氨酸

图 5.6　人胰岛素的一级结构（氨基酸序列）。突出显示的残基为与猪和牛胰岛素中不同的氨基酸残基,如图所示。

子与两个 Zn^{2+} 形成六聚体(图 5.7)。此结构具有治疗意义,因为皮下组织对天然胰岛素的吸收是需要由六聚体胰岛素缓慢分解成更小、更容易吸收的单体形式。

胰岛素在胰岛 β 细胞中由氨基酸合成前胰岛素原(图 5.8)。前胰岛素原经过蛋白水解为胰岛素原。前胰岛素原(因此称为"胰岛素基因")的合成基因位于第 11 对染色体。胰岛素原随胞浆中的微泡进入高尔基体,在高尔基体内,胰岛素原被包裹成未成熟的颗粒;分泌颗粒成熟后,胰岛素原经酶分解为胰岛素和连接肽(C-肽)。

分泌颗粒被转运到细胞表面,并与质膜融合(胞吐作用),从 β 细胞中释放出胰岛素和 C-肽(图 5.9)。由聚合的微管蛋白形成的微管可能为颗粒的转运提供导轨,而肌动蛋白的微丝与肌球蛋白和其他运动蛋白(如驱动蛋白)相互作用提供机械力,推动颗粒沿着微管移动。尽管肌动蛋白细胞骨架是双相胰岛素释放的关键媒介,但环状 GTP 酶参与了胰岛 β 细胞的 F-肌动蛋白重组,并在刺激-分泌耦合中发挥了关键作用。

"调节途径"胰岛素原几乎完全转化为胰岛素,通常从 β 细胞中释放出 95% 的胰岛素。然而,在某些情况下,如胰岛素瘤和 2 型糖尿病,另一种"组成型"途径起作用,其中大量未转化的胰岛素原和中间胰岛素原("裂解胰岛素原")直接从内质网的囊泡中释放出来(图 5.10)。

胰岛素分泌

葡萄糖是 β 细胞分泌胰岛素的主要刺激物,胰岛素分泌呈双时相模式——早期第一时相仅持续几分钟,随后的第二时相缓慢而持久(图 5.11)。胰岛素分泌的第一时相涉及与质膜融合的易于释放的小颗粒池。2 型糖尿病患者胰岛素分泌的第一时相缺失。

各种类型的营养物质、激素和神经递质调节胰岛素分泌。葡萄糖是最重要的调节因子,葡萄糖刺激胰岛素分泌的机制取决于 β 细胞中葡萄糖和其他营养

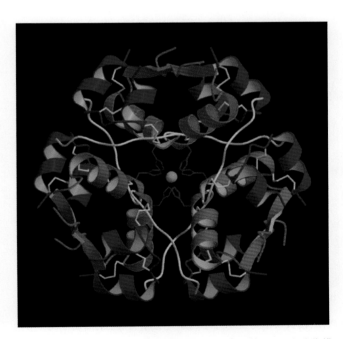

图 5.7　双锌胰岛素六聚体由 3 个胰岛素二聚体以三重对称模式组成。

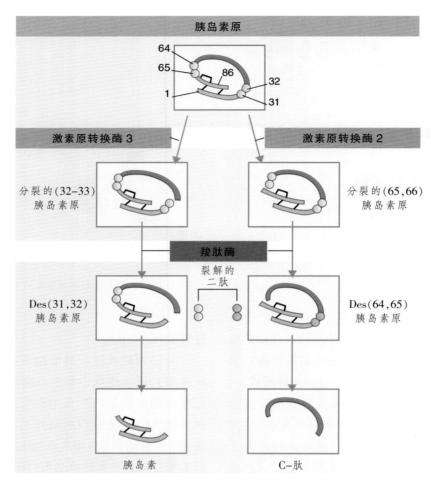

图 5.8　胰岛素的生物合成与加工。胰岛素原在两个二肽的 C-端侧裂解。裂解的二肽被释放,因此产生"分裂"的胰岛素原产物,最终产生胰岛素和 C-肽。

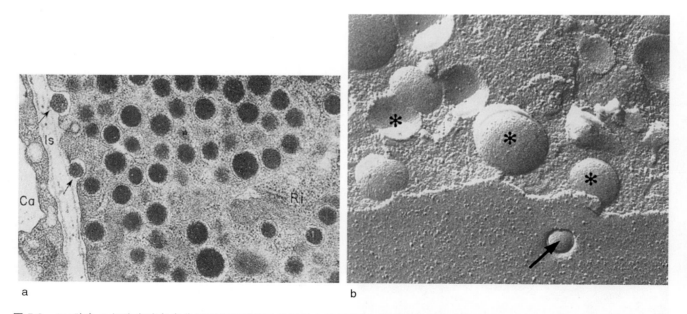

图 5.9　(a)胰岛 β 细胞中胰岛素分泌颗粒及其胞吐分泌的电子显微图,箭头所示为发生胞吐。Ca,毛细血管腔;Is,间质空间。(b)β 细胞的冷冻断面图,显示了细胞质中的分泌颗粒(星号所示)和细胞膜胞吐作用释放的颗粒内容物(箭头所示)。放大倍数×52 000。From Orci. Diabetologia,1974;10:163–187.

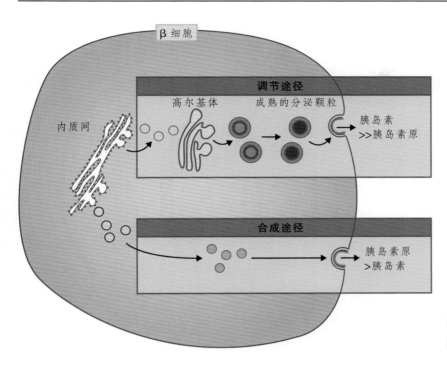

图 5.10　胰岛素加工调节(正常)和合成(在 2 型糖尿病中活跃)途径。

物质的代谢。触发途径包括三磷酸腺苷(ATP)敏感性钾离子通道(K_{ATP})关闭、细胞去极化、膜上电压依赖性钙通道开启、细胞内钙浓度增加。同时,代谢放大途径增强钙对含胰岛素颗粒胞吐的刺激作用。第二信使 cAMP 是由 β 细胞内 Ca^{2+} 升高触发的胰岛素分泌的重要放大器。

葡萄糖通过 β 细胞膜上的葡萄糖转运蛋白 GLUT-2 进入细胞,被葡萄糖激酶磷酸化,葡萄糖激酶充当"葡萄糖传感器",将胰岛素分泌与主要的葡萄糖浓度耦合(图 5.12)。葡萄糖的糖酵解和线粒体代谢生成 ATP,抑制 ATP 敏感性钾离子通道(K_{ATP})使 β 细胞膜去极化,使细胞外 Ca^{2+} 通过电压门控的钙离子通道进入细胞。细胞中钙浓度增大触发胰岛素颗粒的运动和胞吐作用。

磺酰脲类药物通过与 K_{ATP} 的受体(磺酰脲受体,SUR-1)结合,抑制 K_{ATP},刺激胰岛素分泌。K_{ATP} 是一个八聚体,由 4 个 K^+ 通道亚基(称为 Kir6.2)和 4 个 SUR-1 亚基组成。

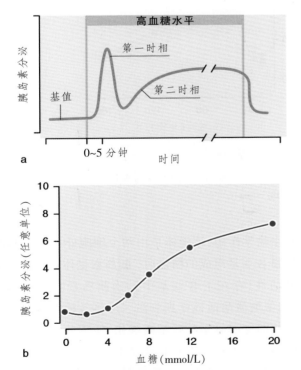

图 5.11　(a)胰岛双相葡萄糖刺激下胰岛素释放。(b)朗格汉斯岛的葡萄糖–胰岛素剂量反应曲线。

肠促胰岛素作用

口服葡萄糖与静脉注射葡萄糖所刺激分泌的胰岛素量存在显著差异——这种现象称为"肠促胰岛素效应"(图 5.13)。肠促胰岛素作用是由肠源性激素介导的,这些激素会随着食物的摄入而释放,从而增加葡萄糖刺激的胰岛素释放。特别是有两种肠促胰岛素激素:胰高血糖素样肽–1(GLP–1)和胃抑制多肽(GIP)。两者都以剂量依赖性方式增加胰岛素分泌。GLP–1 由 L 细胞分泌,GIP 由上空肠壁的 K 细胞分泌。

2 型糖尿病患者 GLP–1 分泌减少(图 5.14)。然而,与 GIP 相比,GLP–1 保留了大部分促胰岛素活性。2 型

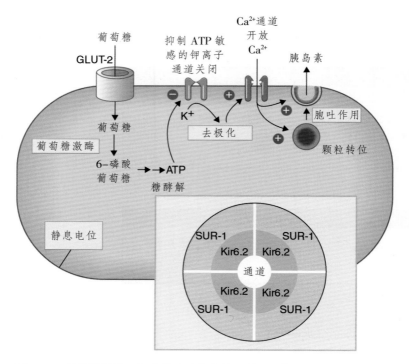

图 5.12　葡萄糖刺激 β 细胞分泌胰岛素的机制。图像所示为 K_{ATP} 的结构。

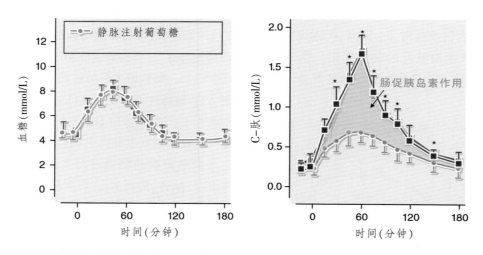

图 5.13　正常受试者肠促胰岛素效应研究经典实验。受试者分别口服一定量的葡萄糖和静脉注射等量的葡萄糖,获取静脉血糖浓度–时间曲线(左图所示)。与静脉注射葡萄糖相比,口服葡萄糖后的胰岛素分泌水平显著高于静脉注射葡萄糖(由 C–肽显示)(右图所示)。Adapted from Nauck et al. J Clin Endocrinol Metab 1986;63:492–498.

糖尿病患者的 GIP 分泌得以维持,但其对 β 细胞的影响大大降低。

　　GLP-1 还可抑制胰岛 α 细胞分泌胰高血糖素,此外,GLP-1 可使人体产生饱胀感及延缓胃内容物排空。GLP-1 对 β 细胞的保护作用也引起了广泛关注。

胰岛素受体信号

　　胰岛素通过与细胞表面胰岛素受体结合发挥其主要生物学作用,该受体是由两个细胞外 α 亚基和两个跨膜 β 亚基组成的糖蛋白。胰岛素受体具有酪氨酸激酶活性(存在于 β 亚基中),当胰岛素与受体结合时,酪氨酸激酶活性受到刺激。可将各种细胞内蛋白质上的酪氨酸氨基酸残基磷酸化,如胰岛素受体底物(IRS)-1 和 IRS-2,以及 β 亚基本身(图 5.15)(自磷酸化)。胰岛素受体的酪氨酸激酶活性对胰岛素作用至关重要。

　　后受体下游信号传导事件很复杂,但胰岛素与其

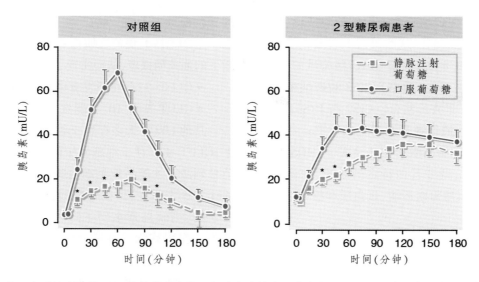

图 5.14　与正常受试者相比,2 型糖尿病患者的肠促胰岛素效应显著降低。表明 2 型糖尿病患者胰岛素分泌受损。

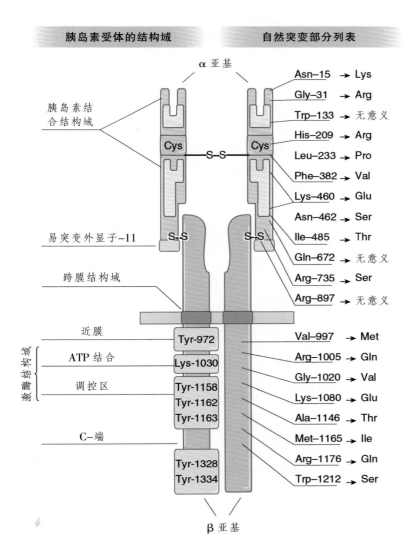

图 5.15　胰岛素受体及其结构域。在胰岛素受体中发现了许多突变,其中一些会干扰胰岛素的作用,并可能导致胰岛素抵抗;示例显示在右栏中。

受体的结合会导致许多细胞内蛋白质的磷酸化,包括 IRS-1 和 IRS-2(图 5.16)。这些蛋白上磷酸化的酪氨酸残基作为对接点,与具有特定"SH2"结构域的蛋白,如磷酸肌醇 3-激酶 (PI3-激酶)、Grb2 和磷酸酪氨酸磷酸酶(SHP2)进行非共价结合。Grb2 与 IRS-1 的结合启动了级联反应,最终通过激活蛋白质 Ras 和丝裂原活化蛋白(MAP)激酶来激活核转录因子。IRS-PI3-激酶结合产生磷脂,调节其他特定的激酶,并调节胰岛素刺激的效果,如葡萄糖运输、蛋白质和糖原合成。

GLUT 转运蛋白家族

葡萄糖转运体(GLUT)是一类负责将葡萄糖转运到细胞中的特殊转运蛋白家族(图 5.17)。葡萄糖摄取的过程与能量无关。

最具特征的 GLUT:

• GLUT-1:广泛表达,可能介导基础、非胰岛素介导的葡萄糖摄取。

• GLUT-2:存在于胰岛 β 细胞中,也存在于肝、肠和肾中。与葡萄糖激酶共同构成 β 细胞的葡萄糖传感器,具有较高的 Km 值,能够使葡萄糖以与细胞外葡萄糖水平成比例的速度进入 β 细胞。

• GLUT-3:与 GLUT-1 共同参与非胰岛素介导

的葡萄糖摄入大脑。

• GLUT-4:促使在肌肉和脂肪组织中在胰岛素刺激下的葡萄糖摄取,从而实现了胰岛素的降血糖作用。

• GLUT-8:在囊胚发育中具有重要作用。

• GLUT-9 和 10:功能意义不明。

其他 GLUT 大多存在于细胞表面,但在基础状态下,GLUT-4 贮存于细胞质中的囊泡内,仅在胰岛素的信号刺激下才能易位至细胞膜上。附着的 GLUT-4 单元作为一个膜孔,促使葡萄糖进入细胞。这个过程是可逆的:当胰岛素水平下降时,质膜上的 GLUT-4 通过胞吞作用移除,并被回收到细胞内的囊泡中储存(图 5.18)。

在正常受试者中,血糖浓度维持在相对较窄的范围内,约为 5mmol/L(90mg/dL)(图 5.19)。这是通过葡萄糖从肝脏和肠道吸收进入循环,与葡萄糖进入外周组织如肌肉和脂肪组织之间的平衡来实现的。在非进食状态下,胰岛素以较低的基础水平分泌,而在进餐时,胰岛素的分泌水平增加(图 5.20)。

在空腹休息状态下,大脑消耗的葡萄糖约占整个身体利用的 80%,但大脑对葡萄糖的摄取不受胰岛素的调节。葡萄糖是大脑的主要燃料,因此,大脑功能有赖于正常血糖水平的维持。

胰岛素可通过抑制肝脏中葡萄糖的分解来降低

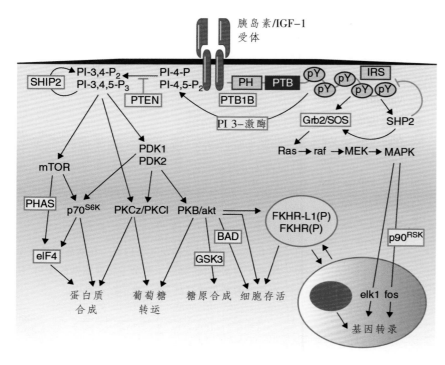

图 5.16 胰岛素信号级联。胰岛素结合和胰岛素(和 IGF-1)受体自身磷酸化,IRS-1 蛋白通过 IRS 磷酸酪氨酸结合结构域(PTB)与胰岛素受体的 β 亚基结合。然后在 IRS 蛋白的 C-端与酪氨酸残基(pY)磷酸化。引起下游信号蛋白的募集和结合, 如 PI3 激酶、Grb2 和 SHP2。

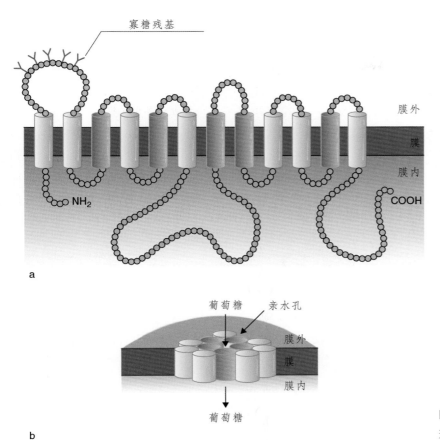

a

b

图 5.17　(a)GLUT 结构。(b)膜内结构域堆积形成中央亲水通道,葡萄糖由该通道进入膜内。

葡萄糖水平,包括抑制糖原分解(糖原分解)和抑制糖异生(即由甘油、乳酸和氨基酸,如丙氨酸等形成"新"葡萄糖)。以这种方式抑制肝脏的葡萄糖输出需要相对较低的胰岛素浓度,如在两餐之间和夜间的基础胰岛素分泌时发生。餐后胰岛素水平较高,刺激 GLUT-4 介导的葡萄糖摄取。

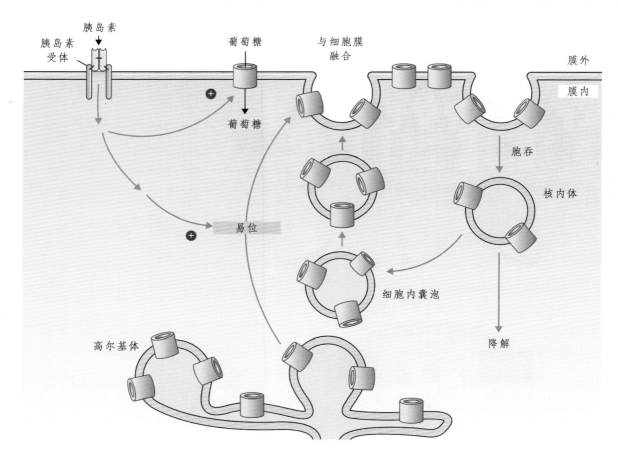

图 5.18　胰岛素调节葡萄糖转运进入细胞。

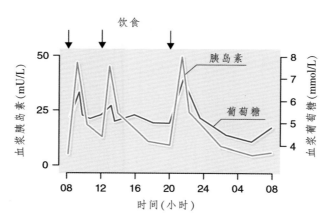

图 5.19　非糖尿病个体的血浆葡萄糖和胰岛素浓度曲线。

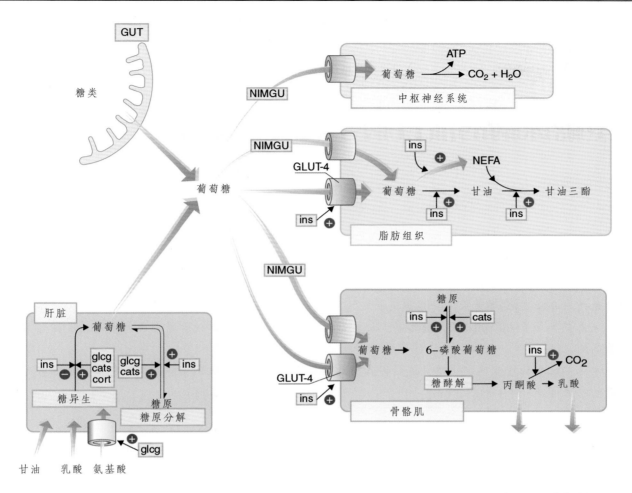

图 5.20　糖代谢概述。cats,儿茶酚胺;cort,皮质醇;glcg,胰高血糖素;ins,胰岛素;NIMGU,非胰岛素介导的葡萄糖摄取。

拓展阅读

Drucker DJ, Habener JF, Holst JJ. Discovery, characterization and clinical development of the glucagon-like peptides. *J Clin Invest* 2017;127:4217–4227.

Fu Z, Gilbert ER, Liu D. Regulation of insulin synthesis and secretion and pancreatic Beta-cell dysfunction in diabetes. *Curr. Diabetes Rev.* 2013;9:25–53.

Henquin JC. Regulation of Insulin Secretion: A matter of phase control and amplitude modulation. *Diabetologia* 2009;52:739–751.

Henquin JC, Dufrane D, Gmyr V, et al. Pharmacological approach to understanding the control of insulin secretion in human islets. *Diab. Obes. Metab.* 2017;19:1061–1070.

Kojima I, Medina J, Nakagawa Y. Role of the glucose-sensing receptor in insulin secretion. *Diab. Obes. Metab.* 2017;19(Suppl. 1):54–62.

Rorsman P, Braun M. Regulation of insulin secretion in human pancreatic islets. *Annu. Rev. Physiol.* 2013;75:155–179.

Tengholm A, Gylfe E. cAMP signalling in insulin and glucagon secretion. *Diab. Obes. Metab.* 2017;19(Suppl. 1):42–53.

（王丹 译　周瑾 审校）

第 **6** 章

1 型糖尿病的流行病学和发病机制

要点

• 1 型糖尿病是一种具有遗传性和家族性的自身免疫内分泌疾病,尽管大多数病例是散发的。

• 发病率为 5~60/100 000,通常在北纬地区是最高的。

• 这些比率的增长速度比单凭遗传因素所能解释的要快得多。

• 支撑这种疾病的自身免疫和遗传过程正在被揭示。

• 病毒和饮食等环境因素是造成这种增长的部分原因。

• 预防性试验一直令人失望,但更多有针对性的方法正在进行中。

引言

1 型糖尿病最常见的诱因(超过 90%的病例)是 T 细胞介导的自身免疫破坏了产生胰岛素的胰岛 β 细胞。确切的发病机制很复杂,尚不完全清楚。然而,也有可能是环境因素作用于遗传易感者导致个体发病。除非已经给予了胰岛素替代治疗,否则胰岛素绝对缺乏会导致高血糖和酮症酸中毒,这两个指标也是 1 型糖尿病的生化标志指标。这有时被称为1A 型。1B 型糖尿病或非自身免疫性糖尿病也是胰岛素绝对缺乏的结果,但它们也有一系列其他可能的原因,如单基因糖尿病(见第 8 章)或胰腺疾病。

流行病学

在人群之间和人群内部,1 型糖尿病的发病率均存在显著差异。在精确界定的人群中缺乏完整的病例研究是这个问题的部分原因。历史上,发病率最高的地区是北欧,但在中东等其他地区,发病率正在迅速上升。在欧洲各地区的发病率也显著不一致,这可能反映了环境因素的影响。在过去的 30 年里,发病率一直在上升。在欧洲,1989—2013 年的年平均增长率为 3.4%,也就是说,20 年来翻了一倍。然而,随着斯堪的纳维亚、爱尔兰、意大利、西班牙和英国一些中心地区的增长速度放缓,而其他地区(波兰、罗马尼亚、立陶宛和马其顿)的增长速度却在增加,说明平均增长率隐藏了相当大的差异。在 2002—2012 年的 10 年中,更低的增长率数据出现在美国(1.8%)、加拿大(1.3%)和澳大利亚(0.4%),但在中国的增长率(历史上发病率很低)却非常高,2007—2013 年浙江省的增长率为 12%。这些增长速度必须由环境因素介导,因为它们发生得太快,无法反映遗传易感性的变化。对于这种在全球历史上发病率很低的地区观察到发病率明显上升的一种解释是,这种变化与出生时预期寿命增加和这将如何转化为自然选择的数学模型相关联。专家认为,随着更多的人活到生育年龄,基因易感性糖尿病(和其他疾病)被传播的可能性就会增加。

欧洲糖尿病并发症研究组(EURODIAB)经过 4~6 年的研究发现,发病率存在周期性变化,这可能反映了暴露于甲型 H1N1 流感等的致病因子。

环境影响的证据来自一些研究,这些研究表明,在某些人群中,1 型糖尿病的发病存在季节性变化,在寒冷的秋冬月份发病率最高(图 6.1)。这通常反映在

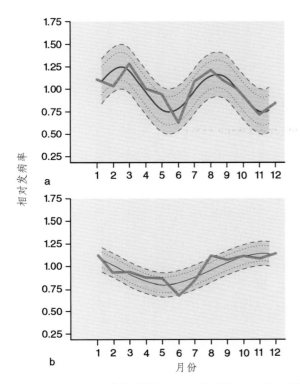

图 6.1　1983—1992 年芬兰儿童 (a)0~9 岁、(b)10~14 岁 1 型糖尿病的季节性变化。(观察到的以发病率的月变化为带点的实线。)内部区间是观测季节变化的 95% 置信区间 (CI),外部区间是估计季节变化的 95% 置信区间。Data from Padaiga et al. Diabetic, Med 1999;16:1-8.

病毒的季节性暴露,但也可能与食物或化学物质有关。此外,从低发病率地区迁移到高发病率地区的人,其 1 型糖尿病的发病风险与迁入地相当。例如,原本亚洲儿童(来自印度次大陆和坦桑尼亚)1 型糖尿病的发病率较低,但移居英国后,该疾病的发病率上升至接近英国本土人群的发病率。

　　1 型糖尿病的家族聚集性为其复杂的遗传病因提供了证据。同卵双生儿 1 型糖尿病的终身患病风险>75%;母亲患有 1 型糖尿病,孩子的发病率为 1.3%~4.0%;父亲患有 1 型糖尿病,则为 6.0%~9.0%,父母都患有 1 型糖尿病,则为 15%(背景人群风险<0.4%)。性别在遗传和发病率上的差异原因尚不清楚。在(欧洲)1 型糖尿病患儿的兄弟姐妹中,终身患病风险为 6.0%~7.0%,如果他们拥有相同的人类白细胞抗原(HLA)DR3-DQ2 和 DR4-DQ8 单倍型,这一风险更大。然而,只有 10%~15% 的病例发生在患有 1 型糖尿病的家庭中("多重"),而且大多数病例被认为是"散发的"。10 岁以下的发病率男女分布相同,10 岁以后男性占多

数,但造成这些性别差异的原因尚不清楚。

发病机制

自身免疫

　　1 型糖尿病发病机制中自身免疫的证据最初来自对出现症状不久后就死亡的患者的尸检研究,以及生存患者的胰腺活检。在新诊断的 1 型糖尿病患者胰岛中,残余 β 细胞呈现慢性炎性单核细胞浸润(胰岛炎)(图 6.2)。T 淋巴细胞和巨噬细胞均被浸润。在疾病后期,β 细胞完全被破坏,而其他胰岛细胞分型(α、δ 和 PP 细胞)均完好。胰岛细胞抗体的发现证实了炎症的自身免疫性基础(图 6.3)

　　基于这些最初的观察,在新诊断的 1 型糖尿病患者中又发现了 4 种循环自身抗体。它们是抗胰岛素分子(IAA)、酪氨酸磷酸酶(胰岛素瘤抗原–2 蛋白 IA–2)、锌转运蛋白 8(ZnT8)和谷氨酸脱羧酶 65(GAD65)的抗体。然而,只有不到 10% 具有单个自身抗体的个体会发展成 1 型糖尿病,该比例在具有两种或两种以上自身抗体的患者中显著增加。自身抗体的出现顺序并不相同,对高危儿童的前瞻性研究发现,中位年龄 15 个月 (范围在 6~24 个月) 首先出现 IAA (有时 GAD65)。第二种抗体通常在未来 2~4 年内检测到,此后出现多重自身抗体的可能性似乎降低。在原发 1 型糖尿病患者的一级亲属中,75% 的血清转化发生在 13 岁之前。

　　具有两种或两种以上自身抗体的有遗传风险的儿童患 1 型糖尿病的终身风险接近 100%。这些儿童临床症状出现的快慢取决于自身抗体的数量 (越多=越快)、血清转化的年龄(越早=越快)和抗体的类型(IAA 和 IA–2=发病越早;IA–2 和 ZnT8=更快)。78% 有症状的 1 型糖尿病患者的一级亲属存在 IA–2 和 ZnT8 自身抗体。

　　在芬兰和 UKPDS 的老年 2 型糖尿病患者中检测到 ICA 和 GAD 抗体,这些人随后更可能需要胰岛素治疗,这衍生出成年人隐匿性自身免疫性糖尿病(LADA)的概念。尽管在 UKPDS 中,GAD 阳性对早期使用胰岛素的特异性为 94.6%,但其敏感性仅为 37.9%。此外,广泛性焦虑症阳性抗体的阳性预测值只有 50.8%(也就是说,只有一半的阳性抗体继续需要胰岛素)。

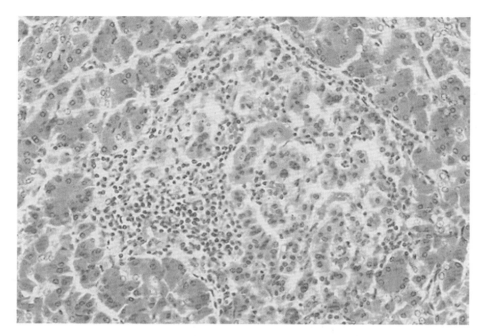

图6.2 胰岛炎。在胰岛上存在慢性炎性细胞浸润。苏木精–伊红染色,原始放大图×300。

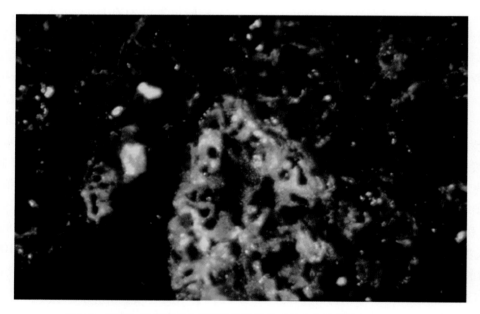

图6.3 间接免疫荧光下人类胰腺冷冻切片的胰岛细胞抗体(ICA)显示。

尽管如此,LADA 在自身免疫性糖尿病谱系中是一个独立体系的观点已得到认可。目前认为,LADA 可能占2 型糖尿病患者的 4%~14%, 这将使其比欧洲 1 型糖尿病儿童更为普遍,也是中国最常见的自身免疫性糖尿病诱因。GAD65 自身抗体阳性占 7%~14%,IA-2 和ZnT8 较少见。它在 1 型糖尿病和 2 型糖尿病中具有相同的遗传特征,但在表型上更接近 2 型糖尿病。然而,LADA 的特点是发病年龄较低、BMI 较低,诊断后 6 个月内需要更多胰岛素,血糖控制较差。在意大利的一项研究中,27%的患者甲状腺过氧化物酶抗体呈阳性。这对筛查 LADA 患者的自身抗体以便早期启动胰岛素治疗可能是有价值的,尽管目前还没有具体的治疗策略试验来指导治疗。

1 型糖尿病与其他疾病如甲状腺功能减退、Graves病、恶性贫血、乳糜泻和 Addison 病的相关性强调了其自身免疫性基础,这些疾病均与器官特异性自身抗体有关(框 6.1)。高达 30% 的 1 型糖尿病患者患有自身免疫性甲状腺疾病。NICE 指南建议对所有新诊断为 1 型糖尿病的儿童进行乳糜泻筛查。

导致自身免疫的机制还没有明确，而且几乎可以肯定是多重的，不同的因素在不同的个体中起作用。可以确定的是，暴露于环境因素会影响个体的基因易感性，引发炎症反应，最终导致 β 细胞缺失和出现糖尿病症状。

基因

1 型糖尿病的遗传易感性与位于 6 号染色体短臂的主要组织相容性复合体(MHC)区域的 HLA 基因最具有关联性。HLA 是一种细胞表面糖蛋白，它通过编码基因的多态性表现出极大的个体差异性。高风险和低风险 HLA 单倍型均已被鉴定。HLA DR4-DQ8 和 DR3-DQ2 具有较高的风险：患 1 型糖尿病的优势比分别为 8~11 和 3.6，同时携带这两个基因患病的优势比为 16。患有 1 型糖尿病的高加索人 90% 携带其中一种基因，30% 携带两种，而普通人群中仅有 2% 携带这些基因。与先证者具有相同 DR3-DQ2 和 DR4-DQ8 单倍型的兄弟姐妹在 15 岁前患糖尿病的风险>85%。HLA DR3 和 DR4 易感性单倍型约占 1 型糖尿病遗传率的 50%。保护等位基因包括 DQB1*0602、DQA1*0102 和 DRB1*1501。DQB1*0602 在非西班牙裔白种人中约占 20%，但在 1 型糖尿病患者中仅占 2%。HLA 易感性和保护性单倍型在不同种族之间存在差异。非裔美国人的 DR3 单倍型与非西班牙裔白种人非常相似，而在非西班牙裔白种人中属于保护性的 DR7 单倍型在非裔美国人中却属于易感性。

框 6.1　与 1 型糖尿病相关的自身免疫性疾病

- 艾迪生病。
- 格雷夫斯病(弥漫性毒性甲状腺肿)。
- 甲状腺功能减退。
- 性腺功能减退。
- 恶性贫血。
- 白癜风。
- 自身免疫性多腺综合征，1 型和 2 型。
- 乳糜泻。

Ⅱ类 HLA(HLA-D)在向辅助性 T 淋巴细胞传递外来和自身抗原，并激发自身免疫过程中起关键作用。DR 和 DQ 基因的多态性将在 HLA 分子的肽结合口袋中编码不同的氨基酸。这影响了呈递至 T 细胞的多肽的亲和力和种类，包括来自 β 细胞的潜在自身抗原。这可能是修饰 T 淋巴细胞的一个关键步骤，它激发了对 β 细胞的免疫攻击。Ⅰ类 HLA 等位基因(A、B 和 C)也能降低患 1 型糖尿病的风险，但比Ⅱ类低得多，通常是相互作用。Ⅰ类、多肽抗原复合物在 CD8 T 细胞介导的细胞毒性中发挥作用。

目前对导致 β 细胞受损事件的理解如下：胰岛炎代表着 CD4 和 CD8 淋巴细胞、CD68 巨噬细胞和 CD20 B 细胞被激活。CD4 细胞激活与 HLA Ⅱ类蛋白表达有关，而 CD8 细胞激活则与 HLA Ⅰ类蛋白表达有关；两者决定了胰岛炎和 β 细胞缺失的开始，而 CD20B 细胞则决定发展，高表达或低表达则分别预示 1 型糖尿病症状发展的快慢。

使用候选基因和全基因组扫描(GWAS)方法，人类基因组中有超过 50 个区域确定与 1 型糖尿病相关，这些共同解释了约 80% 的遗传性。表 6.1 显示了一些主要的遗传多态性及其可能对 1 型糖尿病产生的作用。结合 HLA 基因易感性和 PTPN22、UBASH3A 基因多态性，对 15 岁以下儿童患 1 型糖尿病的预测性达 45%，而在其他组合基因型中预测值仅 3%。前瞻性研究表明，遗传多态性影响疾病进展的不同阶段；DR3-DQ2 和 DR4-DQ8 与 PTPN22 和 UBASH3A 似乎影响自身抗体的发展，而 INS、UBASH3A 和 IFIH1 影响糖尿病症状的进展。

有趣的是，这似乎与 2 型糖尿病易感基因转录因子 7 类似物-2(TCF7L2)基因存在交叉。患有 1 型糖尿病且只有单个自身抗体，或者没有 HLA 易感单倍型的人，更有可能存在与 2 型糖尿病相关的变异基因 TCF7L2，尽管在 1 型糖尿病患者中的总体概率并没有增加。

1 型糖尿病的遗传特性是非常复杂和多基因性的。与环境因素的相互影响(见下文)导致一个协调的 T 细胞介导并由 B 细胞促进的 β 细胞自身免疫破坏，可能是由一系列不同的机制介导的，其中一些在不同的个体中更为突出，也有一些会在 1 型糖尿病进化的不同阶段按顺序或一起出现。同样值得注意的是，大

表 6.1　预测模型中主要的非 HLA 基因多态性及其对 1 型糖尿病的可能作用。PTNP22 多态性与其他自身免疫性疾病(如类风湿关节炎和炎症性肠病)相同

基因多态性	可能的影响
胰岛素基因(INS)	影响胸腺中胰岛素 mRNA 的含量,影响免疫耐受性
蛋白酪氨酸磷酸酶非受体 22 型(PTPN22)	促进胸腺 T 细胞自体反应存活及其对循环效应器和 T、B 细胞调节器的功能影响
细胞毒性 T 淋巴细胞相关蛋白(CTLA-4)	阿巴西普细胞毒性 T 细胞靶向治疗的负性调节因子
白介素-2 受体 α 亚基(IL2RA)	影响对 IL-2 的敏感性
蛋白酪氨酸磷酸酶非受体 2 型	干扰素作用后 β 细胞凋亡
干扰素诱导螺旋酶(IFIH1)	与病毒 RNA 结合并调节干扰素介导的病毒反应
碱性亮氨酸拉链转录因子 2(BACH2)	与 PTNP2 协同调控 β 细胞凋亡通路
泛素蛋白相关 SH3 结构域 A(UBASH3A)	下调 NfκB 信号通路对 T 细胞刺激的响应,降低 IL-2 基因表达
erb-b2 酪氨酸激酶受体 3(ERBB3)	对糖尿病的作用尚不确定。编码表皮生长因子受体家族的一员:酪氨酸激酶受体

多数携带 1 型糖尿病基因多态性的人并没有发病。

环境和母体因素

虽然遗传因素无疑是重要的,但 1 型糖尿病的低龄发病率迅速增加,强烈表明外部或环境因素具有一定作用。根据流行病学和动物研究,将环境因素与 1 型糖尿病发病联系起来的许多证据是间接相关的。最常涉及的是病毒、饮食和毒素,但也调查了一些其他影响因素,如早期用牛奶喂养(表 6.2)。这些联系虽尚未得到确证,但可能会为卫生学和催化剂假说提供支持(见下文)。

病毒

人类糖尿病与病毒的认知来源于与已知感染的时空关联性。例如,流行性腮腺炎可诱发胰腺炎,有时也在儿童 1 型糖尿病发病之前出现。20% 的宫内风疹感染儿童可继发糖尿病。然而,关联性最强的是肠道病毒。一项纳入 26 项研究的 Meta 分析发现,在胰岛细胞自身抗体和有症状的 1 型糖尿病患者中,肠病毒血清学阳性的 OR 为 3.7(95% CI 2.1,6.8),最常见的

表 6.2　胎儿、母体、饮食和环境因素与 1 型糖尿病(T1DM)进展的关联强度

相关因素	关联强度
早产	33~36 周的 RR 为 1.18(95% CI 1.09,1.28),37 和 38 周的 RR 为 1.12(95% CI 1.07,1.17)
出生体重	SGA RR 0.83(95% CI 0.75,0.93)
	LGA RR 1.14(95% CI 1.04,1.24)
	严重 SGA 降低 T1DM 的风险
身高过高	诊断出比同龄人高 5~10 年的儿童,随着 T1DM 在青春期左右发病,其发育可能会减慢
妊娠年龄	产妇年龄每增加 5 年,患病率增加 5%~10%
ABO 血型不合	HLA DR3 在 ABO 血型不相容儿童和 T1DM 儿童中出现的频率相似(OR 2.7)
出生顺序	第 2 个或以后出生的孩子在 5 岁以内发展为 T1DM 的可能性很小(弱证据)
剖宫产	调整后 OR 1.19(95% CI 1.04,1.36)
母乳喂养	2 周母乳 OR 0.75(95% CI 0.64,0.88),低于 3 个月。母乳超过 2 周未见显著性获益
食用谷类食品	晚期暴露(>7 个月)谷蛋白 HR 为 T1DM 3.33(95% CI 1.54,7.18)。早期暴露(<3 个月)会增加患乳糜泻的风险
补充 VD	OR 0.71(95% CI 0.60,0.84),但研究中存在显著的异质性
ω-3 脂肪酸	在挪威低摄入量与高发病率相关。临床试验正在进行
特异反应	OR 0.82(95% CI 0.68,0.99),但湿疹或鼻炎不适用(见卫生假说)
幼儿托管	不确定的数据,但参加日托和降低 T1DM 风险之间存在一些联系

OR,优势比;RR,相对风险;HR,危险比;CI,置信区间;SGA,小于胎龄;LGA,孕龄较大。

病毒是柯萨奇 B。然而,这些研究之间存在显著的差异性。在一项前瞻性队列研究中,肠病毒抗体阳性的患者出现糖尿病症状的速度加快,但是这些患者并没有激发胰岛自身免疫。

在一些糖尿病患者的尸检中分离出柯萨奇病毒抗原,而从这些胰岛中分离出的病毒已被证实能诱导易感小鼠株发生糖尿病。1 型糖尿病发病早期死亡患者的胰岛 β 细胞内,在电镜下找到与胰岛炎相关的反转录病毒样颗粒。也有多名家庭成员在感染肠道病毒后发展为 1 型糖尿病的病例报告。

病毒以 β 细胞为靶点,通过细胞溶解作用或触发自身免疫攻击直接将其摧毁(图 6.4)。自身免疫机制可能包括"分子模拟";也就是说,针对与 β 细胞抗原交叉反应的病毒抗原的免疫应答(例如,柯萨奇 B4 蛋白(P2-C)与 β 细胞既有的自身抗原(谷氨酸脱羧酶)具有序列同源性)。此外,大约 75% 的 1 型糖尿病患者的抗胰岛素抗体与反转录病毒 p73 抗原发生交叉反应。此外,病毒损伤可能会释放隐匿的胰岛抗原,刺激已经进入静止期的先前对 β 细胞抗原敏感的 T 细胞再次发生自体反应(旁位活化)。持续的病毒感染也会刺激干扰素-α 合成、HLA I 类抗原高表达以及趋化因子分泌,以招募活化的巨噬细胞和细胞毒性 T 细胞。

细胞凋亡

β 细胞破坏的模型就是细胞凋亡或程序性细胞死亡的过程(图 6.5)。这是由外部手段触发细胞半胱天冬酶激活所影响的,包括细胞表面 Fas(死亡信号分子)与其配体 FasL 在浸润 CD4 和 CD8 细胞表面的相互作用。在抗凋亡和促凋亡线粒体通路之间存在一种内在平衡,两者通过半胱门冬酶激活途径聚合导致 β 细胞死亡。其他诱导细胞凋亡的因素包括来源于巨噬细胞的一氧化氮(NO)和有毒的自由基,以及通过细胞毒性 T 细胞产生的穿孔素和颗粒酶 B 破坏细胞膜。T 细胞因子(如白介素-1、肿瘤坏死因子-α、干扰素-γ)已被证明能上调 Fas 和 FasL,并诱导 NO 和有毒自由基。

饮食因素

在 1 型糖尿病动物模型中,面粉是一种强力的糖尿病原(BB 大鼠和 NOD 小鼠;见下文);5%~10% 的 1 型糖尿病患者有谷蛋白敏感性肠病(腹腔疾病)。最近的研究表明,1 型糖尿病患者和乳糜泻患者具有共同的疾病特异性等位基因。小麦可诱发临床症状不明显的肠道炎症,增强 1 型糖尿病患者肠内抗原的通透性,从而导致对膳食蛋白质的耐受性下降。饮食中其他可能致糖尿病的因素包括 N-亚硝基化合物,推测存在于冬季常见的冰岛熏肉中。

毒物

自然界存在 β 细胞毒素的概念来源于存在可引

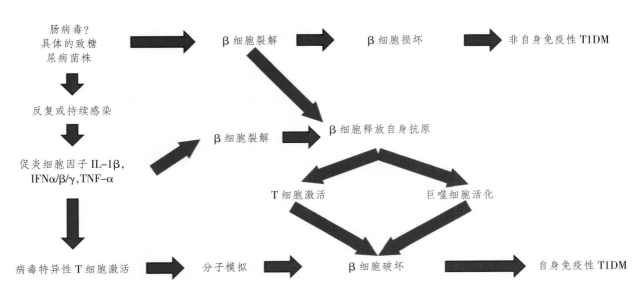

图 6.4 1 型糖尿病自身免疫性和非自身免疫性的潜在病毒病原学机制。IL,白介素;IFN,干扰素;TNF,肿瘤坏死因子。Adapted from Craig ME et al. Pediatr Diabetes, 2013;14;149–58.

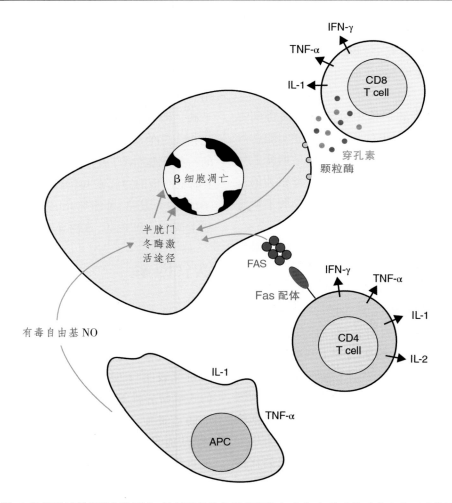

图 6.5 β 细胞凋亡机制。β 细胞通过程序性细胞死亡,特征是核染色质的凝结和破碎、细胞质的丢失和表面受体的表达、信号巨噬细胞吞噬凋亡细胞。凋亡受细胞半胱天冬酶通路激活影响。Fas,脂肪酸合成酶;APC,细胞凋亡或程序化细胞。

起动物患胰岛素依赖型糖尿病的化学物质。例如,四氧嘧啶和链佐星,它们都能在不同位点破坏 β 细胞,包括破坏细胞膜、影响酶(例如,葡萄糖激酶)的作用和使 DNA 碎裂。这种老鼠药能导致人类患 1 型糖尿病,可能是因为它与链佐星有类似的作用。

动物模型

与人类 1 型糖尿病类似的自发性糖尿病也发生在一些动物身上,尤其是生物育种(BB)大鼠和非肥胖糖尿病(NOD)小鼠。这些"动物模型"与人类自身免疫性糖尿病有许多相同的特征,包括遗传易感性、主要组织相容性复合体关联、胰岛炎、循环的胰岛细胞表面和 GAD 自身抗体、在明显高血糖之前的长期糖尿病潜伏期,以及引发或加速糖尿病症状的环境因素,如小麦和牛奶蛋白。许多关于 1 型糖尿病病因的假说已经在这些动物身上得到了发展和验证。

卫生假说

在西方国家,特异性和早发型 1 型糖尿病的发病率不断增加,这可能是缺乏常见病原体如蠕虫(所谓的"老朋友")或乳酸杆菌(微生物群)暴露的结果。与病原体的长期接触可能会使 T 细胞对抗原耐受,而更清洁、更无菌的早期环境会导致随后数月或数年出现过激反应。表 6.3 中列出了支持这一假设的一些相关因素。

妊娠被认为具有 Th2 淋巴细胞定向,而早期环境抗原暴露刺激 Th1 反应。儿童的一线免疫反应包括未成熟的树突状细胞,它们已准备好对特定抗原做出反应,它们也携带与病毒或细菌细胞表面结合的固有模式识别受体。T 细胞受体具有高度交叉反应,因此对常见的过敏原或自身抗原的免疫反应可能会被感染激活。最初人们认为,Th1 和 Th2 细胞的失衡会导致发生自身免疫(Th1 优势)或过敏(Th2 优势)的不同。然而,这一构想因寄生虫(蛲虫)暴露实际上会导致更高的 Th2 反应和较低的特异反应而不受支持。因此,尽管有相关数据支持,但卫生假说仍未得到证实。

催化假说

非自身免疫性 1 型糖尿病的增多及其与 2 型糖尿病易感基因的联系,以及儿童肥胖率的增加,引出了胰岛素抵抗增加是 β 细胞缺失诱因的概念。一般认为,β 细胞的缺失是衰老的一个特征,肥胖相关的胰岛素抵抗可以通过细胞凋亡加速这种缺失,也是 1 型和 2 型糖尿病发病率增加的部分原因。然而,许多支持性证据仍然来自横向研究而非前瞻性研究。

糖尿病阶段

随着人们对导致症状性 1 型糖尿病的深入理解,在遗传易感个体中形成了一个共识模型,该模型包括 3 个阶段。第 1 阶段患者自身抗体呈阳性,但糖耐量正常。如上所述,胰岛自身抗体数量增加和滴度增加代表着疾病进展。第 2 阶段 β 细胞缺失,葡萄糖刺激引起的血糖反应异常,但是对于葡萄糖刺激的内容或者"血糖异常"的阈值(或 HbA1c)目前还没有达成共识。

对高危人群的前瞻性研究显示,在 75g OGTT 后出现空腹血糖受损或葡萄糖不耐受 (见第 3 章),以及基线 HbA1c 增加 20%,对 1 型糖尿病 5 年内出现症状的预测值(PPV)为 98%。而且已知在第 1 阶段,在糖尿病出现症状前的 6~18 个月胰岛素对静脉注射葡萄糖的应答会迅速下降。第 3 阶段糖尿病的症状不断进展。

预防试验

这种分期有助于临床预防试验的设计。早期的研究主要集中于抗原特异性(通过早期暴露于静脉或口服胰岛素),或免疫抑制方法,但都没有成功,部分原因难以招募到处于潜在可逆阶段的患者。最成功的研究使用了一种抗 CD3 抗体,它可以降低 CD8 T 淋巴细胞对 β 细胞的靶向作用。在一项随机对照试验中,对 76 例高风险患者(第 2 阶段)给予 14 天 Teplizumab。试验组使 1 型糖尿病的诊断中位时间延迟了 24 个月,且耐受性良好,尽管既往感染 EB 病毒的患者有显著的复发。这一试验结果需要对这种或其他药剂进一步研究,有几项试验正在进行。

1 型糖尿病筛查

胰岛自身抗体检测方法的改进和基因预测模型的发展提高了对 1 型糖尿病易感个体的筛查能力。难点是难以凑足用以鉴定出单个病例的试验数(图 6.6),

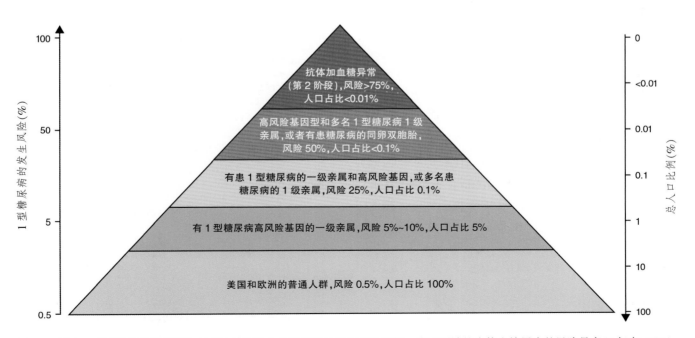

图 6.6　罹患 1 型糖尿病的终身风险(左轴)与总体人口患病率风险(右轴)比较。位于顶端的个体患糖尿病的风险最高(5 年内>75%),但占总人口的 0.01%(万分之一)。 From Dayan CM et al Lancet 2019 with permission.

而缺乏有效的治疗方法意味着传统的筛查标准不能完全满足要求。TrialNet 和其他研究项目旨在招募 1 型糖尿病原发患者的一级亲属，随着我们对遗传的理解，更广泛但有针对性的筛查标准可能会更强。

病例记录

一名 4 岁男孩，他的母亲从 13 岁起就患有 1 型糖尿病，这名男孩在一次感冒恢复后不久出现口渴、多尿、多食和体重下降的症状，母亲用自己的血糖仪检测他的静脉血糖为 25.3mmol/L。他出生时体重为 4.1kg，从出生起就用奶瓶喝牛奶。

点评：本病例说明了 1 型糖尿病的几个主要特征。有阳性家族史，发病年龄<5 岁，轻微感染后开始出现症状，早期接触牛奶。在某些人群中，出生体重>4kg 与 2 型糖尿病有关。

关键性研究

Barts-Windsor 研究是第一个针对 1 型糖尿病家庭的前瞻性研究，来自 Andrew Cudworth（当时在圣巴塞洛缪医院）和 John Lister（温莎的糖尿病专家，将在当地他见过的所有 1 型糖尿病新病例建立文件索引）的偶然合作。有 1 型糖尿病发病者和未受影响的兄弟姐妹的大约 200 个家庭被筛出，并从尽可能多的家庭成员中收集血清。这些发现促成了 Edwin Gale 关于糖尿病病因的思维模式转变（见下面 2001 年的详细描述）。最初的目的是检测诱发 1 型糖尿病的病毒元凶。然而，他们证实了这种疾病的自身免疫基础；有胰岛细胞和 GAD 自身抗体的个体在糖尿病发病前几年处于临床沉寂但免疫活跃的阶段；发病与某些 HLA 抗原和其他保护性抗原有关。遗憾的是，Andrew 去世时，这项研究才产生最令人印象深刻的结果。但它仍然是一个很好的例子，说明偶然和临床实践如何结合在一起，从根本上改变我们对疾病的看法。

关键网站

- 糖尿病图谱：www.diabetesatlas.org
- 国际科学家和临床医生网络，探索 1 型糖尿病的病因和治疗方法：www.Trialnet.com

拓展阅读

Craig ME, Nair S, Stein H et al. Viruses and diabetes: a new look at an old story. *Pediatr Diabetes* 2013; 14: 149–58.

Dayan CM, Korah M, Tatovic D et al. Changing the landscape for type 1 diabetes: the first step to prevention. Lancet 2019; dx.doi. org/10.1016/S0140-6736919032127-0

Gale EAM. The discovery of type 1 diabetes. *Diabetes* 2001; 50:217–226.

Gomez-Taurino I, Arif S, Eichmann M, Peakman M. T cells in type 1 diabetes: instructors, regulators and effectors: a comprehensive review. *J Autoimmunity* 2016; 66: 7–16.

Insel RA, Dunne JL, Atkinson MA et al. Staging presymptomatic type 1 diabetes: a scientific statement of JDRF, the Endocrine Society, and the American Diabetes Association. *Diabetes Care* 2015; 38: 1964–74 doi:10.2337/dc15-1419

International Diabetes Federation. *Diabetes Atlas*, 9th edn. Brussels: International Diabetes Federation, 2019.

Laugsen E, Ostergaard JA, Leslie RDG. Latent autoimmune diabetes of the adult: current knowledge and uncertainty. *Diabetic Medicine* 2015; 32: 843–52 doi:10.1111/dme.12700

Patterson CC, Dahlquist GG, Gyurus E, Green A, Soltesz G and the EURODIAB Study Group. Incidence trends for childhood type I diabetes in Europe during 1989–2003 and predicted new cases 2005–20: a multicentre prospective registration study. *Lancet* 2009; 373: 2027–2033.

Patterson CC, Harjutsalo V, Rosenbauer J et al. Trends and cyclical variation in the incidence of childhood type 1 diabetes in 26 European centres in the 25 year period 1989–2013: a multicentre prospective registration study. *Diabetologia* 2019; 62: 408–17 doi. org/10.1007/s00125-018-4763-3

Redondo MJ, Steck AK, Pugliese A. Genetics of type 1 diabetes. *Pediatr Diabetes* 2018; 19: 346–53.

Stiemsa LT, Reynolds LA, Turvey SE, Finlay BB. The hygiene hypothesis: current perspectives and future therapies. *Immunotargets Ther* 2015; 4: 143–57.

（杜春辉 译　周瑾 审校）

第 7 章

2 型糖尿病的流行病学和发病机制

要点

● 到 2025 年,全球 2 型糖尿病的患病率将增加到约 3.8 亿人,其中,地中海东部、中东、北美和南美的发病率最高。

● 与农村人口相比,城市人口的发病率也较高,低龄患者特别是青少年的发病率正在急剧增加。

● 肥胖是因为胰岛素抵抗,与 2 型糖尿病的发展密切相关,而胰岛素抵抗部分是由激素和细胞因子如脂联素、肿瘤坏死因子 α 和抵抗素介导的。

● 通过确定转录因子-7-类似物 2 等位基因的变异与后续疾病发展的相关性,证实了 2 型糖尿病的遗传基础。

● 代谢综合征作为糖尿病预测因子的有效性仍然存在争议。2 型糖尿病确诊患者的 β 细胞功能受损,并随着时间的推移逐渐下降。

患病率和全球负担

2014 年,全球估计有 4.22 亿成年人患有糖尿病(85%~95% 为 2 型糖尿病)。根据世卫组织的全球糖尿病报告,1980 年以来,全球糖尿病(老年标准化)患病率几乎翻了一番,在成年人中从 4.7% 上升到 8.5%。这反映了 2 型糖尿病风险因素(尤其是肥胖)的患病率不断上升(图 7.1 和图 7.2)。90% 的 2 型糖尿病患者超重或肥胖。

与高收入国家相比,低收入和中等收入国家的糖尿病患病率上升得更快。目前,地中海东部和中东的患病率最高,北美洲和南美洲紧随其后。每年从糖耐量减低到 2 型糖尿病的转换率为 5%~11%。从绝对数字来看,到 2025 年,西太平洋地区(特别是中国)的糖尿病患者将增加近 50%,达到 1 亿人。

目前,2 型糖尿病患者人数最多的是 40~59 岁人群,到 2025 年,这一数字将几乎与 60~79 岁人群持平。

然而,国际糖尿病联盟的区域间和各区域内的情况有很大差异。例如,在西太平洋,瑙鲁小岛 2007 年的患病率为 30.7%,而相邻的汤加的患病率不到这个

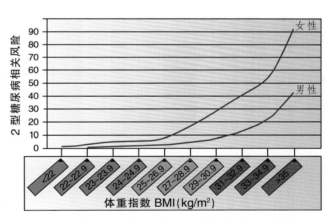

图 7.1 男性和女性体重指数与 2 型糖尿病风险的关系。

数字的一半,为 12.9%,菲律宾为 7.6%。

在欧洲,相对患病率从爱尔兰的 1.6% 到德国、奥地利和瑞士的 7.9% 不等,英国的患病率为 2.9%(年龄调整后)和 4.0%(绝对),预计到 2025 年分别上升至 3.5% 和 4.6%。

2012 年,糖尿病导致 150 万人死亡。此外,血糖水平超过最佳血糖导致 220 万人死亡(图 7.3 和图 7.4)。这些死亡中有 43% 发生在 70 岁之前,高血糖导致的死亡比例在低收入和中等收入国家最高。

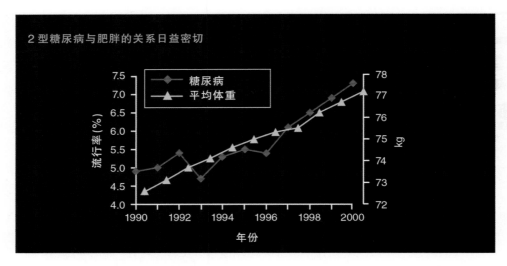

图 7.2   2 型糖尿病患病率的上升与超重和肥胖发病率的上升同步。近年来，这一趋势一直在持续。Mokdad AH et al. JAMA，1999，282：1519–1522；Mokdad AH et.al Diabetes Care，2000，23：1278–1283.

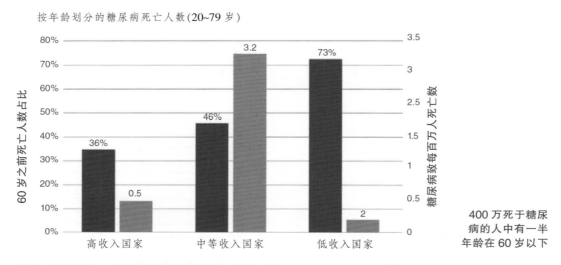

图 7.3   低收入和中等收入国家因糖尿病导致的死亡率最高。IDF Diabetes Atlas. ⓒ 2017 International Diabetes Federation.

城市和农村

随着人口从农村转移到城市，糖尿病的发病率明显增加。原因尚不清楚，但可能与体力活动减少和饮食结构变化有关。例如，中国农村的 2 型糖尿病患病率为 5%，不到新加坡华人（10.5%）的一半。南亚人、西班牙人、非洲人和波利尼西亚人的差异更大（图 7.5）。

糖耐量减低

IGT 的相对患病率因地区而异，非洲的 2 型糖尿病患病率几乎是加倍的，但在其他地区略低。这些差异无疑反映了许多非洲国家社会–经济因素和研究的匮乏，在这些国家对迥然不同的人群进行外推是必要的。在欧洲，相对患病率将从 2007 年的 9.1%略微增加到 2025 年的 9.6%，代表着从 6530 万到 7120 万的绝对变化（英国数据分别为 4.7%~4.9%，217 万~240万）。

发病率

2 型糖尿病的发病率因研究人群和观察年份而异。据报道，欧洲白种人发病率为每年 0.1%~1%。美国

血糖控制(HbA1c 改善)与心血管疾病发病率的关系

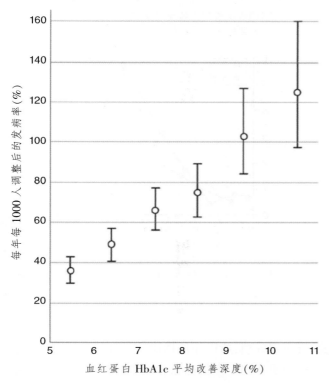

图 7.4　糖化血红蛋白与心血管疾病发病率的关系这一线性关系延伸至糖尿病前期范围(即糖化血红蛋白<6.5%)。Bain et al. Diabetes,Obesity and Metabolism,2016;18(12):1157–1166.

的西班牙裔人口在圣安东尼奥研究中发病率是 2.8%,与亚利桑那州的皮马印第安人(约 2.5%)和澳大利亚土著居民(2.03%)类似。在过去的 20 年里,尽管 2 型糖尿病的发病年龄在提前,皮马印第安人的发病率并没有改变。

青少年 2 型糖尿病是全世界关注的一个重大问

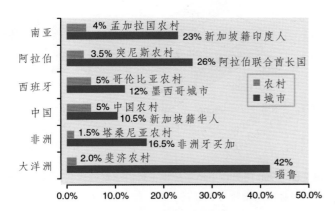

图 7.5　不同种族、地区和地点的 2 型糖尿病患病率(红色,农村;蓝色,城市)为 2007 年。阿拉伯联合酋长国。Data from Diabetes Atlas.

题。例如,在美国的亚裔人和太平洋岛民中,10~19 岁的儿童发病率为 12.1/10 万人,与 1 型糖尿病的发病率相似。在英国,16 岁以下儿童的总发病率要低得多,为每年 0.53/10 万人,但南亚或非洲黑人儿童的发病率是白种人儿童的 10 倍。

即使在存在中心肥胖等其他危险因素的情况下,农村地区的糖尿病发病率仍然很高。在日本,城市的肥胖发生率大约比农村多 3 倍(在 10 年内分别为 15.8% 和 5.8%)。同样,根据年龄和经济情况修正后,美国的发病率是墨西哥西班牙裔的两倍,这可能反映了饮食和生活方式的变化。

2 型糖尿病的风险因素

肥胖

约有 80% 的 2 型糖尿病患者为肥胖,且随着 BMI [体重(kg)/身高(m)^2]的增加,患糖尿病的风险逐渐增加(图 7.1)。与 BMI<22kg/m^2 的患者相比,BMI >35kg/m^2 的患者在 10 年内患 2 型糖尿病的风险增加了 80 倍。体重的微小增量转化为 2 型糖尿病的风险大幅增加(图 7.6)。

来自美国 NHANES 调查的最新数据证实,18 岁体重指数>35kg/m^2 的人与 BMI<18.5kg/m^2 的人相比,一生中患 2 型糖尿病的风险高 6~10 倍,总预期寿命减少 6~7 年。

肥胖仍然被广泛定义为 BMI>30kg/m^2,尽管 BMI 并不能准确反映脂肪量及其分布,尤其是在亚洲人群中。简单的腰围测量可能更好。肥胖的类型很重要,与臀股肥胖相比,中心型肥胖与胰岛素抵抗更相关,患糖尿病的风险更高(图 7.7)。在临床实践中,"中心型"肥胖可以通过测量腰围与臀围的比值来评估,但目前尚不清楚这与单纯测量腰围有任何优势。

其他部位的脂肪沉积,特别是骨骼肌、肝脏和胰岛,也可能会导致代谢缺陷和胰岛素抵抗。这种"异位"脂肪沉积导致脂肪毒性,进而导致胰岛素抵抗和(在胰岛)胰岛素分泌受损。

体育锻炼和饮食

低能级的体育锻炼也可以预测 2 型糖尿病的发展,这可能是因为锻炼提高了胰岛素的敏感性和有助

体重与糖尿病的关系

体重增加与糖尿病患病率
的关系：1990—2000

不同性别成年人体重增加与
2 型糖尿病风险的关系

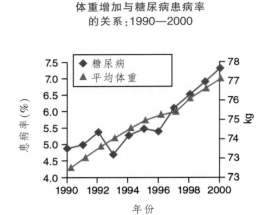
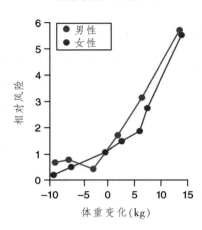

图 7.6 体重增加是 2 型糖尿病的一个特别强烈的风险驱动因素（右图所示）。体重的微小增加转化为相对风险的大幅增加。Haffner SM. Obesity, 2006; 14(6s): 121S–127S.

于预防肥胖（图 7.8）。运动最频繁的人患 2 型糖尿病的风险要低 25%~60%，与其他风险因素，如肥胖和家族史无关。

糖尿病预防计划和糖尿病预防研究表明，通过适度运动和适度减肥的生活方式干预，可以显著减少从 IGT 进展为 2 型糖尿病的人数，并强调了生活方式对糖尿病发病的重要性。

胰岛素抵抗

为了维持恒定的血糖水平，在同时静脉输注胰岛素的过程中，需要静脉输注的葡萄糖量可以估计出全身的"胰岛素抵抗"。这种（高胰岛素-正葡萄糖钳夹试

验）方法很麻烦，所以在群体研究时，HOMA（稳态模型评估法）更适用于评估稳态 β 细胞功能（HOMA B），并把胰岛素敏感性（HOMA S）作为正常百分比。这些估计值可以通过单次空腹测量血浆 C-肽、胰岛素和葡萄糖浓度来得出。

胰岛素抵抗（或者更准确地说，胰岛素敏感性降

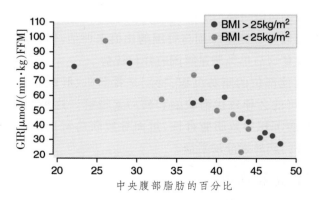

图 7.7 胰岛素抵抗[输注胰岛素期间为维持血糖稳定的葡萄糖输注率（GIR）]与内脏脂肪重量成正比，与 BMI 无关。FFM，去脂体重。Data from Pan et al. Diabetes, 1997; 46: 983–988.

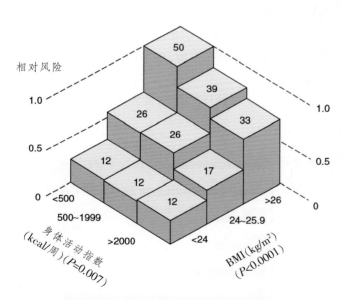

图 7.8 5990 例男性中经年龄校正后的 2 型糖尿病风险。图像显示身体活动指数与 BMI 的关系。每个区块代表年随访中每 1 万人 2 型糖尿病的相对风险，最高区块的风险设定为 1.0。区块上的数字是每年每 1 万人 2 型糖尿病的发病率。From Helmrich et al. N Engl J Med 1991; 325: 147–152.

低)在糖尿病发生前就存在,并且随着时间的延长会恶化(图 7.9)。胰岛素抵抗是 2 型糖尿病的主要病因,并影响肌肉、肝脏和脂肪组织(图 7.10)。

激素和细胞因子

内脏脂肪通过脂肪分解释放大量的游离脂肪酸(NEFA),增加肝脏的糖异生,损害肌肉对葡萄糖的摄取和利用。NEFA 也可能通过增强 β 细胞内甘油三酯的积聚来抑制胰岛素分泌。此外,脂肪组织产生可以干扰胰岛素作用的细胞因子,如 TNF-α、抵抗素和 IL-

6。TNF-α 已被证明可以抑制胰岛素受体酪氨酸激酶的活性,并降低葡萄糖转运体 GLUT-4 的表达。

脂联素是一种具有抗炎和胰岛素敏感性的激素,仅由脂肪细胞分泌。它抑制肝糖原异生,刺激肝脏和骨骼肌中的脂肪酸氧化,以及增加肌肉对葡萄糖的摄取和 β 细胞释放胰岛素。肥胖患者体内循环脂联素水平降低,最近的一项 Meta 分析显示,脂联素水平每增加 1log μg/mL,糖尿病的相对风险为 0.72。

抵抗素是由脂肪细胞分泌的激素,可增加胰岛素抵抗,在实验性肥胖和糖尿病啮齿类动物中首次被发

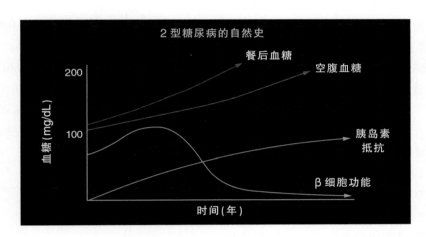

图 7.9　2 型糖尿病发展通常始于肥胖、饮食和低运动量引起的胰岛素抵抗增加。这种胰岛素抵抗导致循环胰岛素浓度代偿性上升,以维持正常或接近正常的血糖。但随着时间的推移,胰腺会逐渐衰竭,代偿性胰岛素分泌增加会下降。当 β 细胞分泌的胰岛素减少时,血糖水平上升,达到 2 型糖尿病的诊断阈值。DeFronzo R.Diabetes Care,1992,15:318-368;Haffner S,et al. Diabetes Care,1999,22:562-568.

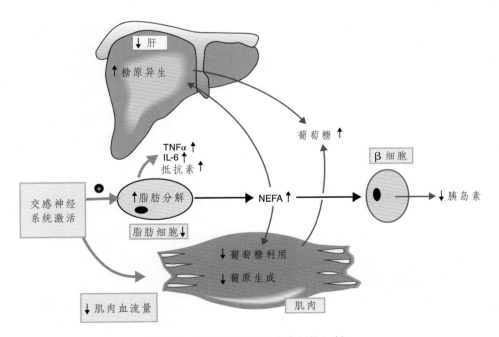

图 7.10　2 型糖尿病的胰岛素抵抗机制。

现水平升高。在人类中,它似乎主要来源于巨噬细胞,然而,它在人类糖尿病中的确切作用尚不确定,尽管在一些 2 型糖尿病患者中发现了更高的循环水平。

瘦素是一种在肥胖和糖尿病的 ob/ob 小鼠模型中不存在的脂肪因子,它的正常功能是抑制食欲,因此为控制体重和食欲提供了一种候选机制。虽然发现有人类瘦素存在功能异常的现象,但这些缺陷非常罕见,而且在 2 型糖尿病中发现了高水平的瘦素。

胃饥饿素是一种新近发现的由胃分泌的肽,可能作为一种饥饿信号。它的循环水平与 BMI 呈负相关,并受食物摄入的抑制。目前尚不清楚它在人类糖尿病中的作用,但可能为治疗提供一个靶点。

最后,肥胖患者交感神经系统活动往往增加,这也可能增加脂肪分解,减少肌肉血流量,从而减少葡萄糖的输送和摄取,直接影响胰岛素的作用。

炎症

许多细胞因子与急性期反应有关,因此,循环标志物,如 C-反应蛋白和唾液酸,在已知 2 型糖尿病患者和那些后来发展为 2 型糖尿病患者中升高不足为奇。由于这些标志物在动脉粥样硬化患者中也升高,有假说提出,炎症可能是糖尿病和冠状动脉疾病的共同前兆和联系。

遗传

2 型糖尿病具有遗传基础的证据来自明确的家族聚集,但它不以经典的孟德尔方式分离。大约 10% 的 2 型糖尿病患者有类似的兄弟姐妹。据估计,同卵双生的吻合率为 33%~90%(异双生的吻合率为 17%~37%),但很难解释为遗传,因为兄弟姐妹可能有相似的生活方式和饮食习惯。因此,一致性较高的解释可能是环境因素,而不是遗传因素。

与 1 型糖尿病不同,2 型糖尿病与 HLA 区域的基因无关。到目前为止,已描述和证实有 19 种基因变异与 2 型糖尿病有关。其中最强的是 TCF7L2;15% 的欧洲成年人携带两个异常基因副本,他们一生中患 2 型糖尿病的风险是 40% 不携带该基因副本的人的两倍。T 风险等位基因的携带者会损害胰岛素分泌,增加肝葡萄糖输出。几乎所有其他描述的基因都影响 β 细胞的质量或功能;很少对胰岛素抵抗有潜在影响。

节俭表现型假说

在英国人口中,低出生体重和 2 型糖尿病的联系导致了一种假说,即胎儿营养不良与成年后 β 细胞发育受损和胰岛素抵抗有关。成年人营养过剩和随之而来的肥胖会暴露这些问题,导致 IGT,并最终发展为 2 型糖尿病。这称为节俭表现型假说(图 7.11)。

一项包含 31 项研究、共涵盖 152 084 个人和 6090 例糖尿病患者的 Meta 分析于 2008 年发表。其中 23 项研究证实了出生体重和糖尿病之间存在负相关,另外 8 项研究显示两者呈正相关。出生体重每增加 1kg,2 型糖尿病的综合优势比为 0.8(95% CI 0.72~0.89)。如果排除巨大儿(出生体重>4kg)和确诊 2 型糖尿病母亲的后代(OR 0.67,95% CI 0.61~0.73),这种关联性更强。值得注意的是,在北美,由于产妇肥胖和妊娠糖尿病的比例较高,出生体重和糖尿病间呈正相关的趋势。这对社会经济地位的调整没有影响,但调整至成年人 BMI 可减弱这种关系。

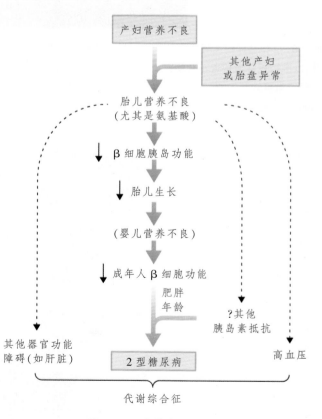

图 7.11 "节俭表现型"假说。

随着孕妇肥胖和妊娠糖尿病(GDM)的增加,可以想象,这种关系将使美国原住民呈现更明显的 U 型模式。然而,目前仍不清楚低出生体重对日后患糖尿病是一种诱因还是其他潜在机制的标志。

代谢综合征

2 型糖尿病和心血管疾病患者的肥胖、高血糖、高血压和血脂异常(高总甘油三酯和低 HDL–胆固醇)统称为代谢综合征(表 7.1)。

对于上述几条定义的优劣比较,一直存在着相当大的争议。事实上,关于这是否构成真正的综合征,以及它们是否对预测 2 型糖尿病和冠状动脉疾病提供帮助也存在争议。主要问题是许多特性相互关联。在前瞻性研究中,空腹血糖与后续糖尿病的发展密切相关,但与冠状动脉疾病的关系不大。因此,代谢综合征作为一个概念,当风险因素单独使用时预测能力很小。代谢综合征的定义对于识别和干预糖尿病和心血管疾病的长期有效性尚未得到证实。

β 细胞功能障碍

2 型糖尿病的发展是由于 β 细胞功能逐渐恶化,加上不断增加的 β 细胞无法代偿的胰岛素抵抗。在确诊时 β 细胞功能已经下降了约 50%,且无论治疗与否 β 细胞功能仍将持续下降(图 7.12)。

2 型糖尿病患者 β 细胞功能的主要缺陷是对静脉给予葡萄糖的第 1 和第 2 阶段胰岛素应答显著减少,对混合膳食的反应延迟或迟钝(图 7.13)。胰岛素脉动

释放和日间振荡也发生变化。一些研究人员发现血浆胰岛素原和与胰岛素单独相关的分裂胰岛素原肽的比例增加。这些异常在 IGT 患者,甚至在 2 型糖尿病患者血糖正常的一级亲属中也可以出现,这表明 β 细胞功能缺陷是 2 型糖尿病自然史中早期和可能的遗传缺陷(图 7.14)。

2 型糖尿病患者胰岛最常见的组织学异常是细胞外存在不溶性淀粉样原纤维。它们来自胰岛淀粉样多肽(IAPP,也称为糊精)。它与胰岛素的摩尔比为 1:10~

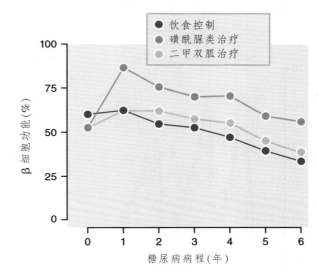

图 7.12　UKPDS 稳态模型评估法(HOMA)测量 2 型糖尿病患者的 β 细胞功能(根据空腹血糖和胰岛素浓度计算)。在确诊时 β 细胞功能已经减少到 50%,此后即使治疗也将持续下降。Data from Hales, Barker. Diabetologia 1992;35:595–601.

表 7.1　代谢综合征定义

风险因素	定义水平	
	NCEP ATP Ⅲ	IDF
腹部肥胖(腰围)		
男性	>102cm	≥94cm(高加索人)≥90cm(其他)
女性	>88cm	≥80cm
血浆甘油三酯	≥1.7mmol/L	≥1.7mmol/L
血浆高密度脂蛋白胆固醇		
男性	<0.9mmol/L	<1.03mmol/L
女性	<1.1mmol/L	<1.29mmol/L
血压	≥130/≥85mmHg	≥130/≥85mmHg 或在接受治疗
空腹血糖	≥6.1mmol/L	≥5.6mmol/L 或已存在 2 型糖尿病
诊断标准	满足上述指标≥3 个	肥胖加两个任意指标

注:NCEP ATP Ⅲ,国家胆固醇教育计划——第三成年人治疗小组;IDF,国际糖尿病联合会。1mmHg=0.133kPa。

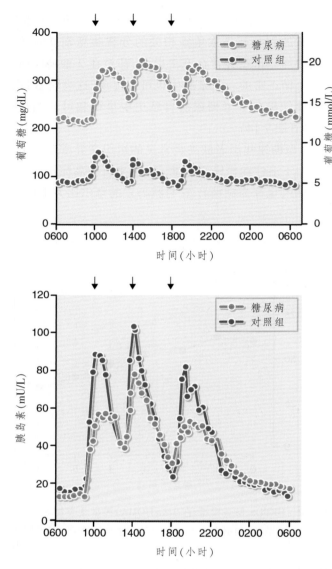

图 7.13　2 型糖尿病组和非糖尿病对照组混合餐后血糖和胰岛素浓度。Data from UK Prospective Diabetes Study Group. Diabetes 1995；44：1249–1258.

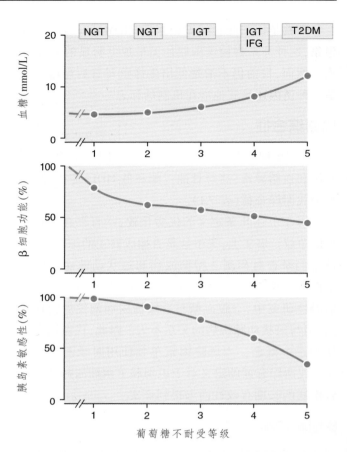

图 7.14　β 细胞功能和胰岛素敏感性与糖耐量等级，从正常糖耐量（NGT）到糖耐量减低（IGT），是否有空腹血糖受损（IFG），最后是 2 型糖尿病（T2DM）。Courtesy of Dr H Lewis Jones, Liverpool University, UK.

导致的其他功能缺陷。IAPP 很可能促成了这一过程。

结论

　　胰岛素抵抗和 β 细胞功能障碍都是葡萄糖不耐受和 2 型糖尿病的早期特征。哪个缺陷占主导地位尚存诸多争议。在实践中，胰岛素抵抗和 β 细胞功能障碍对不同患者发病以及疾病进展的影响有很大不同。通常情况下，患者从 IGT 发展为 2 型糖尿病，其胰岛素敏感性和胰岛素分泌都会下降，环境和遗传因素无疑也对这一进程有重要作用（图 7.7）。

50。尽管 IAPP 损害胰岛素分泌和对 β 细胞产生毒性，但它对 2 型糖尿病发病的确切作用机制并不确定，因为有超过 20% 的糖耐量完全正常的老年人体内有沉积（图 7.15）。

　　在 2 型糖尿病中，β 细胞的质量仅减少 20%~40%，这显然不能解释观察到的胰岛素释放减少 80% 的现象。因此，可能存在由糖或脂毒性介导的 β 细胞

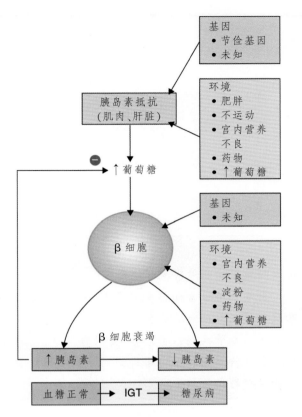

图 7.15　2 型糖尿病的发病机制。遗传和环境因素都可引起胰岛素抵抗和 β 细胞障碍。

关键性研究

Diabetes Prevention Program Research Group. Reduction in incidence of type 2 diabetes with lifestyle intervention or metformin. N Engl J Med 2002; 346: 393–403.

Lindstrom J, Ilanne-Parikka P, Peltonen M, et al. Sustained reduction in the incidence of type 2 diabetes by lifestyle intervention: follow-up of the Finnish Diabetes Prevention Study. Lancet 2006; 368: 1673–1679.

关键网站

- 糖尿病流行率/患病率图谱：www.eatlas.idf.org
- HOMA 计算器：www.dtu.ox.ac.uk

拓展阅读

Alberti KG, Zimmet P, Shaw J. Metabolic syndrome – a new worldwide definition. A consensus statement from the International Diabetes Federation. Diabetic Med 2006; 23: 469–480.

Expert Panel On Detection, Evaluation And Treatment Of High Blood Cholesterol In Adults (Adult Treatment Panel III). Executive summary of the 3rd report of the National Cholesterol Education Programme (NCEP). JAMA 2001; 285: 2486–2497.

International Diabetes Federation. *Diabetes Atlas*, 5th edn. Brussels: International Diabetes Federation, 2017.

Kahn R, Buse J, Ferrannini E, Stern M. The metabolic syndrome: time for a critical appraisal. Joint statement from the American Diabetes Association and the European Association for the Study of Diabetes. Diabetes Care 2005; 28: 2289–2304.

Li S, Shin HJ, Ding EL, van Dam RM. Adiponectin levels and risk of type 2 diabetes. A systematic review and meta-analysis. JAMA 2009; 302: 179–188.

Maleciki MT. Genetics of type 2 diabetes mellitus. Diabet Res Clin Pract 2005; 68(Suppl 1): S10–S21.

Nomi SL, Kansagara D, Bougatsos C, Fu R, US Preventive Services Task Force. Screening adults for type 2 diabetes: a review of the evidence for the US Preventive Services Task Force. Ann Intern Med 2008; 148: 855–868.

Sparso T, Grarup N, Andreasen C, et al. Combined analysis of 19 common validated type 2 diabetes susceptibility gene variants shows moderate discriminative value and no evidence of gene-gene interaction. Diabetologia 2009; 52: 1308–1314.

Waugh N, Scotland G, McName P, et al. Screening for type 2 diabetes: literature review and economic modelling. Health Technol Assess 2007; 11: 1–125.

Whincup PH, Kaye SJ, Owen CG, et al. Birth weight and risk of type 2 diabetes mellitus. JAMA 2008; 300: 2886–2897.

（杜春辉 译　周瑾 审校）

第 **8** 章
其他类型的糖尿病

要点

- 其他类型的糖尿病可能是具有遗传来源的、继发于胰腺或其他内分泌疾病，或与药物相关。

- 在单基因原因中，青少年发病的成年型糖尿病可能特征最明显，但线粒体 DNA 和其他基因的异常也很重要。

- 结石、囊性纤维化和血色素沉着症导致的继发性胰腺功能障碍也可能发生。

- 反调节激素如糖皮质激素、生长激素、儿茶酚胺和胰高血糖素过量也与高血糖血症有关。

- 心血管疾病药物治疗、类固醇、抗精神病药物、免疫抑制剂和蛋白酶抑制剂等长期药物治疗与糖尿病的发展相关。

引言

1 型和 2 型糖尿病占所有糖尿病病例的 95% 以上。剩下的 5% 可以分为四大类：①单基因原因；②继发于胰腺疾病的原因；③与其他内分泌疾病相关；④与长期药物治疗相关。本章将涵盖这些类别的主要症状和综合征，但随着我们对现在 2 型糖尿病遗传基础理解的加深，可能会对更具体的亚型进行描述。

单基因糖尿病及其与其他遗传条件的关系

早发性青少年糖尿病

早发性青少年糖尿病（MODY）得名于把糖尿病按发病年龄定义的时代。这个命名已经被延续了下来，并且 MODY 被定义为通常发生在 25 岁之前的非胰岛素依赖型糖尿病，这类糖尿病具有显著的常染色体显性遗传。通常存在 β 细胞功能障碍，但与 2 型糖尿病相比，肥胖和胰岛素抵抗的情况不常见。人们描述了超过 10 种不同的基因异常，但其中 4 例占 95% 以上

（表 8.1）。以前的数字命名法（MODY 1、2、3 等）现在已经被大多数报告中特定的基因异常所取代。在大多数欧洲白种人中，MODY 约占患糖尿病儿童患者的 1%~4%。建议 MODY 的诊断标准见框 8.1。

最近一项针对英国 16 岁以下儿童新发非 1 型糖尿病的调查显示，MODY 患者有 17 例，发病率为 0.13/10 万患者年。这个值几乎可以肯定低估了葡萄糖激酶（GCK）（MODY 2）的变化，这种变化往往多年未被发现，因为对于很多患者来说，它基本上是无症状的。一个在线计算器可以估计 MODY 的可能性，并帮助指导基因检测的决策，请访问 www.diabetesgenes.org。

最常见的原因（占病例的 60% 以上）是控制胰岛素生产和分泌的核转录因子的突变。它们连同相关的临床特征列于表 8.1。在约 32% 的病例中，GCK 的缺陷导致胰岛素释放高于正常循环血糖水平，通常导致空腹血糖升高（5.5~9.0mmol/L），HbA1c 为 38~58mmol/mol（5.5%~7.5%）。这些患者通常是在妊娠期进行妊娠糖尿病筛查时发现的，或作为健康筛查计划的一部分。GCK 缺乏症无须治疗，大部分是良性的，与糖尿病并发症无关。

HNF1A 和 4A 基因突变导致 β 细胞功能的进行

表 8.1　MODY 主要类型的不同遗传病因

遗传基础	临床及生化特征	频率
HNF1A	高密度脂蛋白胆固醇升高,对磺酰脲类药物反应良好	30%~50%
葡糖激酶	β 细胞对高血糖受损的反应;轻度空腹高血糖,可表现为妊娠糖尿病(通常不需要治疗)	30%~50%
HNF4A	空腹甘油三酯低;出生体重增加;载脂蛋白 apo A11 和 apo C111 减少;对磺酰脲类药物反应良好	5%~10%
HNF1-B	肾脏异常(囊肿、发育不良);子宫和生殖器异常;身材矮小,出生体重低;胰腺萎缩	2%~5%
IPF-1	胰腺发育不全伴纯合子突变;平均起病年龄 35 岁肾脏异常(囊肿、发育不良);子宫和生殖器异常;身材矮小,出生体重低;胰腺萎缩	<1%
NEURO D1	没有描述,但可能减少 β 细胞的形成(非常罕见)	<1%
CEL	伴有外分泌不足的胰腺萎缩(非常罕见)	<1%

HNF,肝细胞核因子;IPF,胰岛素促进因子;NEURO D1,神经源性分化因子 1;CEL,羧基酯检测脂肪酶。

框 8.1　MODY 诊断标准。(Adapted from ISPAD Guidelines Pediatric Diabetes 2014; 15:Suppl 20: 47–64)

- 糖尿病的早期诊断——通常在 25 岁之前,至少一名家族成员及在受影响个体中具有相似表型的 2 代(最好是 3 代)的常染色体遗传模式的证据。
- 1 型糖尿病缺乏自身免疫标志物。
- 诊断后 β 细胞功能保留 >5 年(延长胰岛素独立性的"蜜月期")。
- 2 型糖尿病缺乏特征(肥胖、黑棘皮病)。

性丧失,导致患者出现更严重的高血糖,并容易发生微血管并发症。最初使用磺酰脲类药物治疗是有效的,但有 25% 的患者没有反应,大多数患者最终需要胰岛素治疗。HNF1B 突变可引起全身性的囊性异常,并通常以肾脏问题为首发。

新生儿糖尿病

自身免疫介导的 1 型糖尿病几乎从未在新生儿出生后 6 个月以内被诊断出来,所以任何出现高血糖而没有胰岛细胞抗体的新生儿都应该进行基因检测。单基因新生儿糖尿病是罕见的,出现的概率为 1/10 万。大约 50% 的人有永久性高血糖(PNDM),这是由 β 细胞上编码 K_{ATP} Kir 6.2 和 SUR1 亚单位的基因突变引起的。这种缺陷导致无法释放胰岛素,并导致酮症酸中毒,通常发生在 6 个月大之前。磺酰脲类药物通过 ATP 独立途径关闭这一通道,对 90% 以上的 PNDM 病例有效。

短暂性新生儿糖尿病(TNDM)的特点是严重的子宫内生长限制,染色体 6q24 突变占病例的大多数。高血糖在平均 12 周后就会消失,但在青春期复发的比例约为 60%。并非所有复发患者对磺酰脲类药物治疗均有反应。

线粒体糖尿病

线粒体 DNA 是母体遗传的。3243 位的异质性突变导致 2 型糖尿病和感应神经性耳聋。约 20% 的病例表现为急性,一些病例发展为酮症酸中毒。该病通常发生在中年以前。其他特征包括肌病、色素变性视网膜病变、心肌病和神经异常。其最严重的形式包括 MELAS 综合征(肌病、脑病、乳酸酸中毒和类似脑卒中发作)。患病率研究表明,Mt 3243 占日本 2 型糖尿病的 1%~2%,占欧洲 2 型糖尿病的 0.2%~0.5%。许多患者最初可以口服药物治疗,但不推荐二甲双胍,因为它与乳酸酸中毒有关。

单基因胰岛素抵抗综合征

主要有 3 种类型:原发性胰岛素信号传导缺陷;继发于脂肪组织问题(脂肪营养不良)的胰岛素抵抗;胰岛素抵抗是复杂综合征的一部分。

胰岛素信号缺陷

胰岛素受体的基因异常可导致罕见但很好描述的综合征,其特征是严重的胰岛素抵抗。常染色体隐性遗传突变编码胰岛素受体 α 亚基的基因可能导致多诺霍综合征,或轻度的拉布森–门登霍尔综合征(图 8.1)。受影响的儿童表现为发育不良和其他综合征特征,预后非常差。

常染色体显性胰岛素抵抗在青春期表现为月经少、高雄激素和黑棘皮病,这些特征与多囊卵巢综合

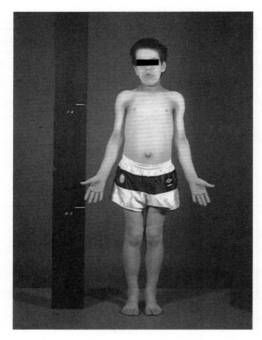

图 8.1   拉布森-门登霍尔综合征（12 岁男童），表现为生长迟缓,突出的黑棘皮累及腋窝、颈部和肘前窝,典型相。

征相同(图 8.2)。这被称为 A 型胰岛素抵抗,在女性中更常见,但几乎可以肯定在男性中诊断不足。在 25% 的情况下,有一个突变的酪氨酸激酶结构域 β 亚基的胰岛素受体。

人类前胰岛素原基因的罕见突变可导致胰岛素前体的水平异常。这类患者是杂合子的(纯合子与生命不相容),并且由于其他因素,如肥胖,在以后的生命中发展为糖尿病。

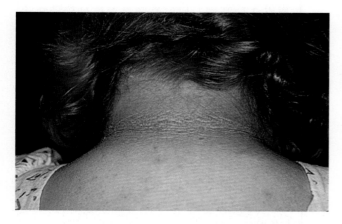

图 8.2   A 型胰岛素抵抗综合征 26 岁女性颈后黑棘皮病变。

继发于脂肪组织问题

脂肪营养不良的胰岛素抵抗

这是一种罕见的遗传性疾病,其特征是部分或完全缺乏脂肪组织,并伴有胰岛素抵抗。在许多情况下,基因基础已经被发现,这使人们对胰岛素抵抗的原因有了新的认识。50%的部分脂肪营养不良（有时称为 Kobberling–Dunnigan 综合征)患者在 LMNA(编码层蛋白 A/C,是核层的组成部分)或 PPAR γ 基因上具有常染色体显性遗传异常。这些变化导致脂肪细胞分化缺陷和(或)细胞死亡。除 2 型糖尿病外,部分患者还存在严重的高甘油三酯血症、脂肪肝和胰腺炎等问题。

全身性脂肪萎缩通常出现在儿童早期,几种不同的遗传原因已被描述。严重的胰岛素抵抗、糖尿病和高脂血症是常态。

包含胰岛素抵抗的复杂综合征

这是一种罕见的遗传性疾病,Alstrom 和 Bardet–Biedl 综合征的特点是中心体蛋白缺陷导致向心性肥胖。

单基因胰岛素抵抗综合征的处理

对于那些胰岛素受体异常的患者,高剂量胰岛素是唯一的治疗方法, 通常不能达到满意的血糖控制。U500 胰岛素(有时通过持续皮下输注)通常是必需的。

对于那些脂肪组织异常的人来说,限制热量摄入和减肥来降低胰岛素抵抗是很重要的,但往往很难实现。胰岛素增敏剂如二甲双胍和噻唑烷二酮类药物可能有效,但大多数也需要高剂量的 U500 胰岛素。皮下瘦素对全身性脂肪营养不良者和部分脂肪细胞衰竭者有效。

其他单基因的原因

Wolfram 综合征

这种罕见的常染色体隐性遗传病于 1938 年首次被描述,平均发病年龄为 6 岁。最常见的特征是尿崩症、1 型糖尿病、视神经萎缩(图 8.3)和耳聋(DIDMOAD)。还有很多其他特征,尤其是精神疾病。在染色体 4 上编码跨膜蛋白的基因缺陷已被描述,导致线粒体功能障碍导致内质网功能异常。糖尿病通常发生在

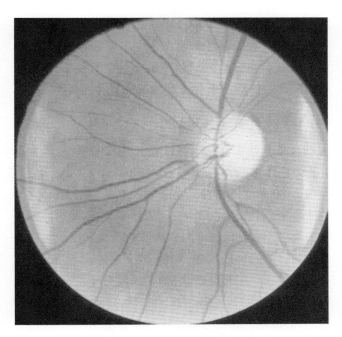

图 8.3　Wolfram 综合征患者的视神经萎缩（注意白色视盘）。

第二个 10 年，据估计患病率为 1/10 万~1/80 万。

肌强直性营养不良

这种常染色体显性遗传疾病是最常见的成年人型肌肉营养不良（患病率为 1/8000），其特征是胰岛素分泌异常、胰岛素抵抗和 2 型糖尿病。异常突变发生在 19 号染色体上的蛋白激酶基因，这可能影响胰岛素受体 RNA 和蛋白表达，也可能影响 β 细胞钙依赖性胰岛素的释放。

弗里德里希共济失调

这种常染色体隐性遗传的疾病出现在 25 岁之前，10%的患者伴有明显的糖尿病，20%的患者伴有糖耐量减低。

克氏综合征

发生在 1~2/100 例男婴中，受影响的个体有额外的 X 染色体。据报道，葡萄糖耐受不良的比例高达 40%。

自身免疫性内分泌疾病的遗传相关性

特纳综合征（X 染色体部分或全部缺失）和唐氏综合征都与自身免疫性内分泌疾病（包括 1 型糖尿病）发病率的增加有关。

B 型自身免疫胰岛素抵抗非常罕见，它是循环中胰岛素受体抗体的结果。它与其他自身免疫性疾病也有联系，而且女性患者占多数。患者可能有波动性高血糖和低血糖，并且很难治疗。

胰腺疾病

许多胰腺疾病可以引起糖尿病，但总的来说，占所有病例的不到 1%。急性胰腺炎（通常与酒精中毒或胆结石相关）（图 8.4）通常会导致短暂的高血糖，但高达 15%的患者会发展为永久性糖尿病。

慢性胰腺炎在西方国家多由酒精（乙醇）中毒引起，40%~50%的病例可导致 IGT 或糖尿病。导管内蛋白栓随后钙化为典型的方解石特征，伴有囊肿形成、炎症和纤维化（图 8.5a）。1/3 需要胰岛素，但酮症酸中毒很罕见。许多患者对胰岛素极度敏感，需要小剂量才能防止酮症和体重减轻；高剂量常与低血糖有关。

热带钙化性胰腺炎（图 8.5b）仅限于印度等发展中国家，90%的病例会导致糖尿病。即使在这些国家，它也只占糖尿病患者的 1%。它通常出现在生命的第三和第四个 10 年，并且很少会导致酮症酸中毒。它通常与营养不良有关，但其病因尚不清楚，大多数患者需要胰岛素。

囊性纤维化（CF）

这是一种常见的常染色体隐性遗传病，导致氯离子和水在上皮膜上的异常转运。囊性纤维化跨膜电导

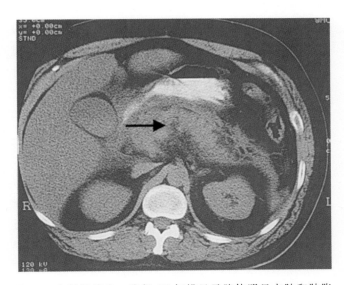

图 8.4　急性胰腺炎。腹部 CT 扫描显示腺体明显水肿和肿胀（箭头所示）。随后出现胰脏假性囊肿。

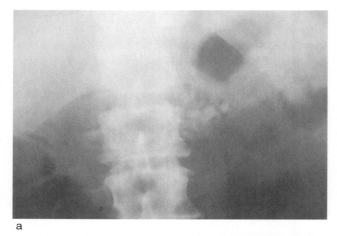

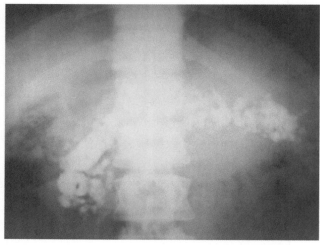

图 8.5　胰腺结石,表现为酒精性慢性胰腺炎(a)和纤维性结石性胰腺糖尿病(b)的特征性模式。

调节基因的 1500 多个突变已经被描述,它们导致不同程度的疾病。胰腺和肺部疾病占主导地位,更好的治疗已大大提高了生存率。糖尿病是由胰腺外分泌损伤继发的 β 细胞衰竭引起的。1996—2005 年,英国对囊性纤维化登记册上 8029 例患者的调查显示,糖尿病的年发病率为 3.5%,但在生命的前 10 年为 1%~2%,第四年为 6%~7%。至少有 20% 的青少年和 40%~50% 的 CF 成年人患有某种程度的葡萄糖不耐受症,据估计,存活到 40 岁的人中有 70%~90% 患有明显的糖尿病。女性,更严重的肺功能障碍、肝病、胰腺外分泌功能不全、类固醇使用和基因表达的严重程度都与糖尿病的发生呈正相关。在英国和美国,建议从 12 岁开始使用口服葡萄糖耐量试验进行年度筛查,在 CF 患者中,HbA1c 作为筛查工具的敏感性并不一致。心血管疾病的发病率似乎没有增加,但微血管并发症可

能会发生,需要对 1 型糖尿病患者进行筛查和监测。大多数患者需要胰岛素治疗,许多患者非常敏感,需要小剂量。越来越多患有 CF 的女性生育孩子,她们在妊娠期间的护理与患有 1 型糖尿病的女性相同。

血色素沉着症

这是一种常染色体隐性先天性代谢错误,通常由 6 号染色体上的血色素沉着症基因(HFE)突变引起。大约 2300 个北欧白种人血统中就有 1 个是 HFE 突变的纯合子。HFE 蛋白在十二指肠上皮细胞表达并调节铁的吸收。血色沉着症与铁吸收的增加和组织沉积有关,尤其是在肝脏、胰岛、皮肤、脑下垂体和下丘脑。典型的临床三联征是肝硬化、葡萄糖耐受不良(25% 的患者需要胰岛素)和皮肤色素沉着,这导致了"古铜色糖尿病"的出现。表现通常是在第 4~6 个 10 年。血清铁和铁蛋白浓度升高。继发性血色素沉着症可能发生在频繁输血的患者,如 β-地中海贫血或其他血红蛋白病患者。

胰腺癌

很少有糖尿病是胰腺癌的表现特征。然而,通常情况下,还有其他的特征,如体重急剧下降和背部疼痛。预后非常差;胰岛素治疗常见。

糖尿病并发其他内分泌疾病

一些内分泌疾病与糖尿病有关。库欣综合征是糖皮质激素过量的结果,包括类固醇药物诱导、垂体腺瘤、肾上腺肿瘤和异位 ACTH 产生。糖皮质激素过量会导致中枢性肥胖,导致胰岛素抵抗。这反过来又刺激肝脏糖异生、外周脂肪组织脂肪分解和脂肪酸释放。所有这些都会抑制外周葡萄糖的摄取,最终导致高血糖。大多数患者有一定程度的葡萄糖耐受不良,10%~20% 的患者有明显的糖尿病。

肢端肥大症是由垂体前叶肿瘤引起的生长激素过剩的一种情况。这会通过诱导胰岛素抵抗而导致葡萄糖耐受不良。显性糖尿病和糖耐量减低分别影响约 1/3 的肢端肥大症患者。随着循环生长激素水平的降低,糖耐量恢复正常。

嗜铬细胞瘤是由交感神经系统的嗜铬细胞产生的肿瘤,通常发生在肾上腺髓质,但它们可以发生在交感神经链的任何地方。它们分泌过多的儿茶酚胺,

典型的临床表现是高血压、头痛、心动过速和出汗,有时会发作。高达 75% 的患者有葡萄糖耐受不良的迹象,偶尔需要胰岛素治疗。肿瘤切除后通常会消退。

胰高血糖素瘤是胰岛 α 细胞的罕见肿瘤(图 8.6)。它们生长缓慢,但往往是恶性的。最显著的临床特征是体重减轻和特征性皮疹,称为"坏死溶解性迁移红斑",影响皮肤弹性。也有血栓栓塞和神经精神疾病的倾向。糖尿病很常见,是高循环胰高血糖素水平引起糖异生和糖原分解增强的结果。它通常随着肿瘤的切除而消失。

药物相关的糖尿病

许多治疗药物会对糖耐量产生不利影响。当药物被处方使用时,不确定是药物本身导致高血糖,还是暴露了一个预先存在的问题。此外,患有心血管疾病的人糖尿病的发病率会增加,这可能是在服用或不服用药物的情况下发生的。移植后糖尿病(PTDM)——以前称为移植后新发糖尿病(NODAT)——越来越被认为是一个独立的实体,可能部分是由免疫抑制治疗引起的。

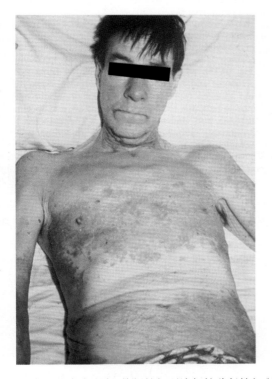

图 8.6 胰高血糖素瘤患者,特征性坏死溶解性移行性红斑。采用低剂量胰岛素控制非酮症糖尿病。

心血管药物

噻嗪类利尿剂抑制胰岛素从 β 细胞释放,其作用是剂量依赖性的。非选择性 β 阻滞剂对 β 细胞有类似的作用,但作用机制不同。在某种程度上,致糖尿病效应的规模已经导致它们不再被推荐作为高血压的一线治疗。他汀类药物与糖尿病的额外风险<10%相关,导致每年大约 2 例/100 人的使用。然而,这一问题与使用这些药物后心血管事件发生率降低 25% 的风险相比,显得尤为重要。

类固醇

长期使用类固醇,特别是超生理剂量(>7.5mg/d 的泼尼松龙当量)与糖尿病高风险相关,筛查葡萄糖耐受不良应成为长期监测的一部分。应使用尽可能低的剂量维持。

抗精神病药物

糖尿病在精神分裂症患者中更为常见,尤其是黑人或少数民族。患有重度精神疾病的 18~34 岁人群患糖尿病的相对风险增加 10 倍(第 28 章)。人们认为这部分是由于长期的抗精神病治疗,而新的药物如奥氮平、氯氮平和利培酮在这方面可能更有问题。确切的机制尚不清楚,但可能与这些药物相关的体重增加有关,或由于神经递质的变化,及其对下丘脑的作用。

免疫抑制剂与移植后糖尿病

类固醇已经被提及,移植后长期使用是不被鼓励的。钙调神经磷酸酶抑制剂、他克莫司和环孢素 A 影响 β 细胞的生长和功能,有较高的糖尿病相关率。西罗莫司(一种 mTOR 抑制剂)也与 PTDM 相关,特别是与他克莫司联合使用时。西罗莫司增加胰岛素抵抗,并损害 β 细胞对高血糖的反应。肾脏 PTDM 的发病率为 10%~74%,心脏 PTDM 的发病率为 11%~38%,肝移植受者 PTDM 的发病率为 7%~30%。尽管诊断标准与非移植相关性糖尿病相同,但对于 PTDM 的筛查策略尚无普遍共识。HbA1c 的有效性尚不确定,因为移植受者的红细胞生成和更新发生了改变。PTDM 与肾移植受者的致命性和非致命性心血管事件增加 2~3 倍有关,并且似乎与整体移植存活率较低有关。目前的治疗方法是基于 2 型指南,但有些人建议采用更严格的早期胰岛素治疗方法。大多数 PTDM 患者将需要胰岛素。

蛋白酶抑制剂

接受高活性抗反转录病毒治疗(HAART)的患者更有可能发展为糖尿病,这可能是由于药物对 β 细胞的直接影响,以及增加胰岛素抵抗。在接受 HAART 治疗的男性中,糖尿病的发病率增加了 3 倍,许多人需要胰岛素治疗。

病例记录

一例 22 岁的女性患者在第一次妊娠 6 周时被转到产科诊所预约。她患糖尿病已经 10 年了,最初服用磺酰脲类药物 6 个月,现在服用胰岛素。她从来没有酮症。她的控制是适当的 [HbA1c 为 64mmol/mol(8.2%)]。她有很强的糖尿病家族史;她的母亲患有 2 型糖尿病,目前正在接受胰岛素治疗,因神经缺血和坏疽需要膝关节以下截肢。她的哥哥在军队服役,19 岁时被诊断出患有 2 型糖尿病。另一个 24 岁的兄弟患有饮食控制型糖尿病 6 年。

DNA 检测显示 HNF1A 基因突变,证实了 MODY 的诊断。在妊娠期间,她的血糖控制显著改善,但不幸的是,她发展为快速进展的视网膜病变,需要激光光凝。产后她再次尝试使用磺酰脲类药物,但她的血糖恶化,又开始使用胰岛素。3 年后,她出现肾病,需要进行玻璃体视网膜手术。

点评:本案例显示了框 8.1 中列出的 MODY 的许多典型特征。并不是所有的药物都能用口服药物治疗,而且许多都容易发生严重的并发症。这例女性患者和她的家人已经接受了英国地区 MODY 服务的咨询。

关键网站

- 英国 MODY 的诊断标准和要求基因检测的详细信息:http://projects.exeter. ac.uk/diabetesgenes/mody/
- 单基因型糖尿病的信息:http://diabetes.niddk.nih。
- MODY 诊断概率计算器:www.diabetesgenes.org
- 囊性纤维化 T 锈病:www.cysticfibrosis.org.uk

拓展阅读

Adler AI, Shine BSF, Chamnan P, Haworth CS, Bilton D. Genetic determinance and epidemiology of cystic fibrosis-related diabetes: results from a British cohort of children and adults. Diabetes Care 2008; 31: 1789–1794.

American Diabetes Association. Classification and diagnosis of diabetes. Diabetes Care 2020; 43(Suppl 1): S14 – 31. doi.org/10.2337/dc20-S002

Gardner DSL & Tai ES. Clinical treatment and features of maturity onset diabetes of the young (MODY). Diabetes, Metabolic Syndrome and Obesity: Targets and Therapy 2012; 5: 101–8. http://dx.doi.org/10.2147/DMSO.S23353

Garg A. Acquired and inherited lipodystrophies. N Engl J Med 2004; 350: 1220–1234.

McCarthy MI, Hattersley AT. Learning from molecular genetics. Diabetes 2008; 57: 2889–2898.

Moran A, Brunzell C, Cohen RC et al. Clinical care guidelines for cystic fibrosis-related diabetes, Diabetes Care 2010; 33: 2697–2709. doi 10.2337/dc10-1768

Rubio-Cazezas O, Hattersley AT, Njolstad PR, Mlynarski W, Ellard S, White W, Chi DV, Craig ME. The diagnosis and management of monogenic diabetes in children and adolescents. Pediatr Diabetes 2014; 15 Suppl 20: 47 – 64 doi 10.1111/pedi.12192

Semple RK, Savage DB, Cochran EK, Gorden P, O'Rahilly S. Genetic syndromes of severe insulin resistance. Endocrine Reviews 2011; 32: 498–514. doi.org/10.1210/er.2010-0020

Shivaswamy V, Boerner B, Larsen J. Post-transplant diabetes mellitus: causes treatment and impact on outcomes. Endocrine Reviews 2016; 37: 37–61 doi 10.1210/er2015-1084

The UK Cystic Fibrosis Trust Diabetes Working Group. The management of cystic fibrosis related diabetes mellitus. 2004; https://www.cysticfibrosis.org.uk

(杨元硕 译 周瑾 审校)

第 **2** 部分

代谢控制和并发症

第 **9** 章
糖尿病控制及其监测

要点

• 对糖尿病控制的评估基于对血糖的估计。毛细血管血糖监测相对方便,易于实施,是现代胰岛素治疗方案的重要辅助手段。但它对于饮食或口服药可控的 2 型糖尿病的作用还不太确定。

• 糖化血红蛋白浓度估计前 8~12 周的平均血糖。它的测量方法现在遵循国际标准,在英国,其单位已经从百分比改为 mmol/mol。许多国家机构推荐使用由糖化血红蛋白(HbA1c)衍生的估计平均血糖。

• 连续血糖监测系统现在已广泛使用,其在管理中的作用正在增长。我们欢迎就目标范围及对结果的解释和利用达成国际共识。这些技术与胰岛素输送系统结合的应用越来越多。

引言

"糖尿病控制"定义了糖尿病患者与非糖尿病患者代谢的差异程度。测量通常集中在血糖上:"良好"的控制意味着在一天中保持接近正常的血糖浓度。此外,许多其他代谢物在糖尿病中是紊乱的,一些物质,如酮体,现在更容易被监测,并且在临床上特别是在急性疾病或血糖控制差的时期很有用。

除了血葡萄糖和尿葡萄糖浓度外,还有使用糖化血红蛋白(HbA1c 或果糖胺浓度)在前几周内进行长期血糖控制的指标(表 9.1)。在过去的 10 年中,持续监测皮下间质葡萄糖浓度的发展,使得治疗可以更精细地调整。实时监测葡萄糖浓度,并与胰岛素输送设备连接,形成了"闭环"系统的发展,并根据葡萄糖读数改变胰岛素输送(第 10 章)。清楚了解间质血糖浓度和循环血糖浓度之间的关系是至关重要的。

毛细血管血糖监测

尽管单次血糖测量对于检测和确认低血糖很重要,但由于每天都有不可预测的变化,单次血糖测量对于评估 1 型糖尿病的总体控制用处不大。为了更有意义地评估控制,通常需要连续定时的血糖样本。在饮食或稳定的片剂控制的 2 型糖尿病患者中,尽管血糖水平升高,但在一天中往往不会有太大的变化。在这些患者中,空腹或随机血糖与平均血糖浓度和糖化血红蛋白有合理的相关性(表 9.1)。

患者在家中使用特殊的酶浸渍试剂条和血糖仪,对毛细血管血糖进行自我监测,这是现代糖尿病管理的一个组成部分,尤其是对于那些正在接受胰岛素治疗的患者。测试条通常含有葡萄糖氧化酶和过氧化物酶的组合。比色测试已经被新的基于电化学的测试条所取代,这种测试条产生电流而不是颜色变化。当连接到计算机或通过智能手机或云无线连接时,血糖仪的标准化需求、准确性、内存及生成血糖曲线的能力各不相同。有些算法可以根据胰岛素的碳水化合物含量,在进餐前给出胰岛素剂量的建议。有些血糖仪比其他仪器需要更多的血液,但大多数血糖仪现在只需要 1μL 的一小部分,并在几秒钟内给出结果。仪表通常由英国的制造商免费提供,大多数测试条都是按处方提供的。

表 9.1　现有的血糖控制措施及其主要临床应用

测量控制	临床使用
尿葡萄糖	在控制稳定和不能或不愿意进行血液测试的人群中
毛细血管血糖——禁食	2 型糖尿病患者中 HbA1c 的相关性
毛细血管血糖——餐后	与 CV 风险相关与孕妇胎儿生长相关 2 型糖尿病患者胰岛素抵抗评估
连续血糖监测	提供实时血糖估计,通过建立全天的血糖模式,更精确地调整胰岛素,使治疗更接近控制,低血糖的早期预警,特别是在夜间
估计平均血糖(根据糖化血红蛋白)	患者和护理人员比单纯的糖化血红蛋白更容易获得信息
糖化血红蛋白(HbA1c)	估计前 3 个月血糖控制情况
糖化血清蛋白(白蛋白、果糖胺)	估计前 3 个月血糖控制情况
尿/血酮	DKA 的早期预警/诊断 DKA 对治疗反应的测量

DKA,糖尿病酮症酸中毒。

值得注意的是,所有的血糖仪在低血糖值时都不太准确,通常都有检测的上限,在此之后,它们会显示"高"。它们的准确性也不同,读数可能与血糖相差 15%~20%。

有许多装置都含有弹簧刺针,以获得毛细血管血液样本。这通常是从手指获得的;指尖两侧的敏感性低于指腹,无名指和小指的敏感性低于示指和中指。导致依从性差和测试频率低的一个主要原因是手指不适。近年来,纱布需要的血更少,许多刺血器都有深度调节。有一些提供在手指的其他部位进行测试的选择,如前臂、腹部、小腿和大腿。然而,在手指和这些部位测量的数值可能存在差异,尤其是在血糖快速变化的时期,如饭后或运动。

频率的测试

最初的家庭血糖监测试验对以前习惯于尿检的患者来说是相似的。最近,在英国,作为临床试验的一部分[如 1 型糖尿病控制和并发症试验(DCCT)和 2 型英国前瞻性糖尿病研究(UKPDS),以及糖尿病结构化教育计划如 1 型糖尿病饮食调整(DAFNE)和 2 型糖尿病教育自我管理(DESMOND)],它们已经被证明可以帮助患者实现血糖控制的长期持续改善。然而,系统评价未能证实仅家庭血糖监测就能显著改善血糖。NICE 指南将其作为 1 型糖尿病护理管理的重要组成部分,频率取决于临床情况(每天至少 4 次,儿童和青少年 5 次,妊娠期间 7 次),而对于 2 型糖尿病,家庭血糖监测应适用于框 9.1 中列出的适应证,NICE 1 型和 2 型指南均建议至少每年评估一次基于家庭血糖监测结果的知识和解释技能,以及采取的行动。美国糖尿病协会的指南建议,1 型糖尿病患者每天进行 6~10 次注射或泵吸疗法,孕妇也适用。除此之外,他们的建议与 NICE 的一致。

尿葡萄糖监测

当血糖水平超过肾脏的葡萄糖阈值(通常为 10mmol/L~180mg/dL)时发生尿糖。然而,尿糖检测在血糖控制评估中是不可靠的,因为患者之间和患者内部的肾阈值不同(框 9.2)。液体摄入会影响尿葡萄糖的浓度,重要的是,结果并不反映测试时的血糖,而反映

框 9.1

2 型糖尿病毛细血管血糖监测的适应证。

- 胰岛素治疗。
- 有低血糖风险的口服治疗(如磺酰脲类、格列奈类)。
- 评估血糖对管理或生活方式改变的反应。
- 并发疾病期间的血糖监测。
- 避免在驾驶、工作或体育活动中发生低血糖。
- 计划或已确定妊娠。

框 9.2　尿葡萄糖监测的局限性

- 肾阈值的变化,尤其是在妊娠期间。
- 根据尿量、尿浓度的变化结果。
- 与当前血糖无直接关系。
- 阴性对低血糖的检测没有帮助。
- 需要对比色卡的颜色。
- 当尿浓度在 5.5mmol/L 左右时,准确性可能不那么准确。
- 一些药物可能会干扰测试。

尿液在膀胱累积的持续时间。阴性尿检不能区分低血糖、正常血糖和中度高血糖。由于这些原因，除了那些不能或不愿意进行血糖监测的人，尿检很少作为糖尿病常规护理的一部分，在这些情况下，应该辅以定期糖化血红蛋白检测。在当前的指导方针中不再提及。

糖化血红蛋白

血红蛋白 A 占大多数成年人血红蛋白的 90% 以上，并因循环糖（主要是葡萄糖）的非酶附着而发生不同程度的糖化。糖化血红蛋白（HbA1c）是糖化的主要成分，历史上已有大量研究表明，糖化血红蛋白与平均血糖相关（图 9.1）。

由于红细胞的平均寿命是 90~120 天，糖化血红蛋白的百分比反映了在测试前的 8~12 周进行血糖控制的对照。然而，糖基化水平与时间不是线性关系——50% 的值反映了测试前 30 天，只有 10% 反映了红细胞最初 30 天的寿命。

记住这一点很重要，因为如果患者的红细胞寿命小于 90 天（如溶血性贫血或妊娠），理论上糖化血红蛋白可能只有预期值的 50%。尽管高压液相色谱（HPLC）方法和新的国际临床化学和检验医学联合会（IFCC）标准已经在很大程度上消除了异常血红蛋白的混淆问题，在一些高流行的人群中，这些因素仍然

可能导致错误的高值。

引起 HbA1c 值误导的更常见原因见框 9.3。其中许多已被现代分析方法的改进所消除，但在当地的实验室进行检查是重要的。尿毒症引起的氨甲酰化使 HbA1c 增加 0.7mmol/mol（0.063%），血浆尿素浓度每增加 1mmol/L，其后果相对较小。

更重要的是，观察到平均血糖和 HbA1c 之间的相关性存在相当大的个体差异。对 DCCT 队列的分析表明，根据 24 小时 7:00 家庭血糖监测曲线，平均血糖为 10mmol/L 时，HbA1c 的范围为 42~86mmol/mol（6%~10%）。有人提出了快速和慢速糖化剂的概念来解释这一现象，但它更可能反映葡萄糖在红细胞膜上的可变转运。研究表明，个体之间该特性的范围为 0.7~1.0，并且可以解释任何给定平均血糖值的 HbA1c 差异为 16~25mmol/mol（1.5%~2.3%）。这些观察结果质疑了是否应在指南中设定 HbA1c 的通用目标，并可能解释了记录的家庭血糖测试和糖化血红蛋白浓度之间经常观察到的一些差异。

对于病情稳定的患者，建议每年检测糖化血红蛋白 2 次，对于 1 型糖尿病患者或正在接受治疗的患者，建议每年检测 4~6 次。

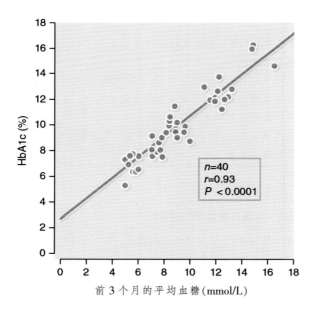

图 9.1 1 型糖尿病患者前 3 个月血糖浓度与糖化血红蛋白（HbA1c）水平的相关性。Source: Adapted from Paisey et al. Diabetologia 1980;19:31–34.

框 9.3　导致 HbA1c 误导的潜在原因

红细胞更新改变
- 失血。
- 溶血。
- 血红蛋白病和红细胞疾病。
- 骨髓增生异常。
- 妊娠。
- 缺铁。

干扰试验
- 持续性胎儿血红蛋白。
- 变异血红蛋白。
- 氨甲酰化。

调速
- 测试太频繁。

不精确
- 在大多数现代检测中，约 4.4 mmol/mol（0.4%）的差异反映±2 SD。

红细胞膜转运的变异性（慢、快糖基化）
种族划分非奇美国人的平均血糖（来自连续血糖监测）读数比欧洲白种人高 4.4mmol/mol（0.4%）。

注： 关于这些因素对报告结果的影响，测定方法各不相同。请与当地实验室联系。

IFCC 标准

作为美国国家糖化血红蛋白标准化计划(NGSP)工作的一部分,大多数糖化血红蛋白测定已标准化为 DCCT 中使用的方法。但是,瑞典和日本各有自己的标准。国际糖化血红蛋白协会开发了一种新的参考方法,仅具体测量一种糖化血红蛋白分子,并将其与总血红蛋白联系起来。这种方法既昂贵又费力,而且只能用于标准化当地的化验。它以 mmol/mol 为单位报告,其绝对值与目前熟悉的百分比有很大不同（表9.2）。然而,国际上已经决定,在其新单位中,应该逐步转向 IFCC 标准。尽管美国和许多其他国家继续以百分比单位报告,但国际共识如下。

- HbA1c 结果将在全球范围内按照 IFCC 的新标准进行标准化。
- IFCC 方法是目前唯一允许此类标准化的有效锚点。
- HbA1c 在新旧单位初始时(不再在英国)有时会与估计平均血糖一起报告(eAG 见下文)。
- 血糖目标应以 IFCC 单位、NGSP 百分比和 eAGmmol/L 或 mg/dL 表达。

估计平均血糖(eAG)

许多患者很难将 HbA1c 与他们的家庭血糖监测结果联系起来,有时会将数值与血糖浓度相混淆(尽管至少在英国,使用 mmol/mol 的新 IFCC 标准不是什么问题,见表9.2)。因此,糖化血红蛋白水平通常与由此得出的估计平均血糖一起报告。初始方程基于 DCCT 队列,但最近使用的转换来自 A1c 衍生平均血糖(ADAG)试验(表9.3),利用频繁的毛细血管血糖测量和连续皮下血糖监测。然而,这种强正相关($r=0.92$)并未在儿童中重现,在非裔美国人中也可能存在差异。此外,eAG 是一种基于人群的估计,较宽的置信区间显示了较宽的个体间变异性(表9.3)。关于 eAG 的效用有不同的观点,目前还没有数据表明,它比 HbA1c 更具有临床益处。同样重要的是,要记住,eAG 与血浆相关,而非全血,因此,不可避免地会与基于家庭血糖仪测量的结果存在一些差异。然而,eAG 为患者提供了一个更容易获得的控制评估,并可能为关于管理的更有意义的讨论奠定基础,尽管它在某种程度上已被连续血糖监测所取代(见下文)。

血糖变异性

人们试图通过曲线平均值的范围或标准偏差或连续皮下测量来获得对血糖变异性的估计监控。到目前为止,这些使用 DCCT 和其他数据集的分析还没有显示出比 HbA1c 单独的优势,并且已经在很大程度上被连续血糖监测技术所取代。

果糖胺

血清果糖胺是一种糖化血清蛋白（主要是白蛋白）的测量方法,是前 2~3 周（白蛋白的生命周期）血糖控制的指标。果糖胺的比色法测定,现在适用于自动分析仪,给出了 205~285μmol/L 的正常参考范围。

表 9.2　HbA1c(IFCC)和 DCCT(NGSP)标准检测值指南

DCCT(%)	IFCC 方法 (mmol/mol)
4.0	20
5.0	31
6.0	42
6.5	48
7.0	53
7.5	58
8.0	64
9.0	75
10.0	86

转换方程 IFCC HbA1c(mmol/mol)=[DCCT HbA1c(%)−2.15]×10.929。

表 9.3　ADAG 试验报告的源自糖化血红蛋白的估计平均血糖浓度。总体相关性为 0.92,但值得注意的是,在较高的血糖值时,95% CI 更大

HbA1c mmol/mol(%)	平均血糖浓度 mmol/L(95% CI)	平均血糖浓度 mg/dl(95% CI)
42(6.0)	7.0(5.6,8.4)	126(100,152)
53(7.0)	8.6(6.3,10.3)	154(123,185)
64(8.0)	10.2(8.2,12.1)	183(127,217)
75(9.0)	11.8(9.4,13.8)	212(170,219)
86(10.0)	13.4(10.7,15.7)	240(193,282)
97(11.0)	14.9(12.0,17.5)	269(217,314)
108(12.0)	16.5(13.3,19.3)	298(240,347)

果糖胺通常与糖化血红蛋白的相关性很好,除非最近发生了控制变化。

它比糖化血红蛋白有潜在的优势,特别是在血红蛋白病或妊娠时,糖化血红蛋白很难解释。然而,标准化是困难的:尿毒症、脂血症、高胆红素血症和维生素 C 的使用会影响化验,可能有高或低循环血液蛋白的影响。

尿和血酮的测量

可以使用比色法在尿液中测量酮,也可以使用类似于现在用于葡萄糖的电化学传感器在毛细血管中测量酮(图 9.2)。

通过尿液试验(图 9.3)检测乙酰乙酸和丙酮,通过血样检测 β–羟基丁酸。在人类酮症酸中毒中,β–羟基丁酸盐与乙酰乙酸盐的比例约为 6:1,因此,血液检测为监测并发疾病期间的糖尿病控制提供了更合适的方法;或在可能导致酮症酸中毒的情况下,如妊娠;或者在相对较快的情况下发生,如在使用持续皮下胰岛素输注泵治疗的患者中。到目前为止,还没有什么证据可以形成共识,但血液酮检测应该在急性医疗和产科评估单位提供,也可以用于有并发症的糖尿病住院患者,并作为监测糖尿病酮症酸中毒治疗反应的一种手段。NICE 指南建议为儿童和青少年普遍提供血液酮检测。许多单位还为胰岛素泵用户提供血酮监测。

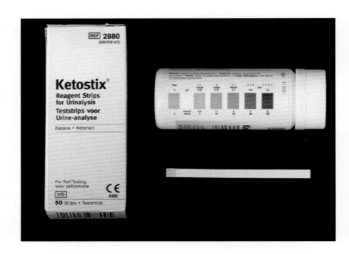

图 9.3　尿酮检测试纸。注:这些试纸检测尿乙酸酯,而血酮计检测 β–羟基丁酸。

连续血糖监测(CGM)系统

糖尿病研究的一个主要目标是提供持续实时的血糖监测,以便胰岛素治疗可以与血糖相匹配。不幸的是,长期血管内传感器存在严重的感染和血栓形成问题。放置在皮下的葡萄糖传感器避免了这些并发症,在过去的 20 年里,它们已经得到改进,可以放置 14 天,并可以与胰岛素输送设备(或智能手机或云)进行无线通信,从而使闭环人工胰腺成为可能(图 9.4 和图 9.5,见第 10 章)。

测量技术类似于毛细血管血糖监测,利用葡萄糖氧化酶反应和电子转移检测。每 1~5 分钟测量一次,每 5~15 分钟传送一次。还有一些设备对用户是未知的,可以用来检测血糖模式,而不会混淆患者对结果的反应。虽然目前的设备更加精确和精密,它们仍然有一些缺点。首先,它们是基于间质液的测量,而不是血糖。这不可避免地意味着在检测血糖变化之间有一个延迟或滞后(平均延迟 4 分钟,历史范围 2~45 分钟)。这种滞后可能受到血糖水平、运动、食物摄入量和血液流向间质取样点的影响。目前的设备在血糖水平较低时的准确性往往较差。其次,这种系统从定义上来说是侵入性的,因为它们需要皮下传感器插入,通常在腹壁上,特别是当与胰岛素泵连接时,或在上臂上。第三,与皮下胰岛素输注泵的联系,在反应(即从皮下部位吸收胰岛素)中引入了进一步的时间延迟。这项技术也很昂贵,每 10~14 天就需要更换一次。如果血糖快速上升或下降,或者如果读数超过预设阈

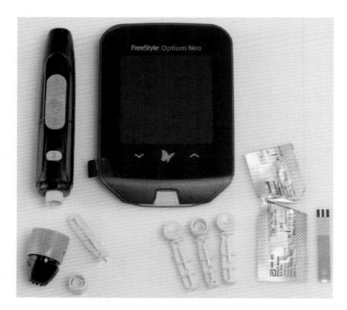

图 9.2　血糖仪、血酮仪联合采样装置、柳叶刀实例测试条是铝箔包装的,必须在有效期限内使用。

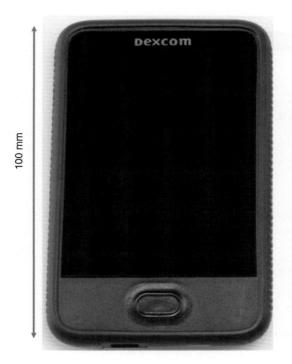
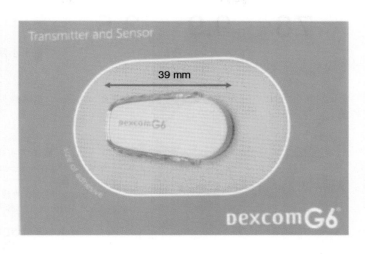

图 9.4　连续式葡萄糖传感器、T 变送器及相关仪器。该传感器有一个长约 4mm、宽约 0.3mm 的细套管(在另一侧看不见),通常使用一个应用器在前腹壁上插入。间质液中葡萄糖浓度的估计值被传送到仪器上,读数显示在屏幕上。大多数现代系统不再需要校准毛细血管血糖测试。

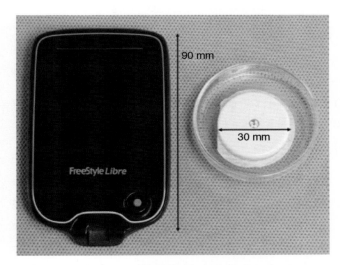

图 9.5　Flash(间歇)血糖监测系统。传感器和发射器(右)通常通过一个涂药器插入上臂的后表面。套管(看不到,在传感器的另一边)宽 0.4mm、长 5mm。传感器与血糖仪无线通信,不需要校准。将血糖仪保持在距离传感器 4cm 的范围内,或者通过手机应用程序获取血糖读数。数据可以下载到电脑上。

值,则使用警报可以克服其中一些问题。现在大多数患者的读数都显示了一个趋势箭头,进一步提醒患者即将发生的高血糖或低血糖。一种可持续 90~180 天的完全植入式设备(Senseomics)现已在欧洲和美国获

得使用许可,但临床经验有限。

包括 CGM 在内的血糖监测设备的准确性一直是大量研究的主题。Clarke 误差网格于 1987 年设计用于此目的,并绘制受调查设备与参考方法(通常为实验室血糖分析仪)之间的相关性。然后将生成的图形划分为一系列区域,其中包含建议血糖控制目标的预设参数。有 5 个区域类别:区域 A 与真实血糖偏差<20%或两个读数均<4mmol/L;B 区与真实血糖的偏差>20%,但无须采取任何措施;C 区可接受血糖值的潜在过度校正;D 区未检测和处理异常真实血糖的潜在危险;E 区可能存在与要求相矛盾的不适当处理。

CGM 的临床试验表明,在目标范围内花费的时间、避免低血糖和降低 HbA1c 方面对患者有益。大多数指南支持将其用于 1 型糖尿病的两大适应证。首先,短期(2~4 周)诊断血糖控制问题,例如,通过揭示膳食或运动对血糖的反应模式(图 9.6)。这也可能对 2 型糖尿病患者和控制不佳的患者有益,但仅在稳定期(例如,不在度假或并发疾病期间)有用;其次,问题性低血糖和无意识的患者(图 9.7)。从临床试验中可以清楚地看出,患者使用数据越多,调整胰岛素剂量越大,获益最大,目前建议至少使用 70%。

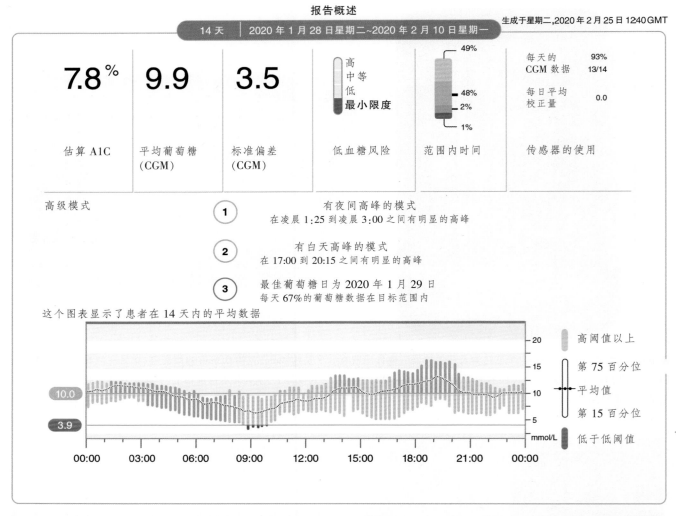

图 9.6　从 1 型糖尿病患者的连续血糖监测(实时)设备中下载的 14 天数据显示了患者平均每日血糖分布和百分比范围。这种模式表明在晚上有餐后高血糖的问题。49%的读数在目标外,需要夜间增加胰岛素剂量。

　　然而,使用 CGM 也有一些缺点。检查和回应的需要会引起焦虑,一些患者觉得需要关闭或逃避。一个更困难的问题是数据过载,这也会使患者不堪重负,而且直到最近,还没有普遍公认的目标血糖范围。为了解决这些问题,最近发布了关于如何报告、解释和使用连续监测数据的共识。葡萄糖数据分为 3 个类别:范围内时间(TIR)、范围以上时间(TAR)和范围以下时间(TBR)。这些范围可以根据患者的情况进行单独设置(对于同时患有多种疾病的患者,要求不那么严格,对于妊娠的患者则要求更严格)。然后可以使用"SMART"原则(框 9.4)设定目标,帮助患者感到一切尽在掌握。有人建议,通过首先解决 TBR,就有可能立即缓解低血糖的令人不快的症状和后果,从而为患者提供真正的成就感和加强参与。还需要做更多的工作来制订决策支持建议,内分泌学会已经为实时调整提供了建议。CGM 已被美国糖尿病协会、美国临床内分泌学家协会(AACE)和国际儿科和青少年糖尿病协会(ISPAD)认可为监测血糖控制的一种手段。美国食品药品监督管理局(FDA)和欧洲的监管机构都已经批准 CGM 系统作为间歇性毛细血管血糖监测的替代品。框 9.5 总结了 NICE 的指导意见。

　　显然,CGM 的发展为患者和医疗保健专业人员提供了丰富的信息,以支持治疗建议,但为了实现最大效益,双方都需要投入大量的时间和精力。重要的是,不要设定不切实际的期望,以免无意中在耐心和专业方面造成失败感。

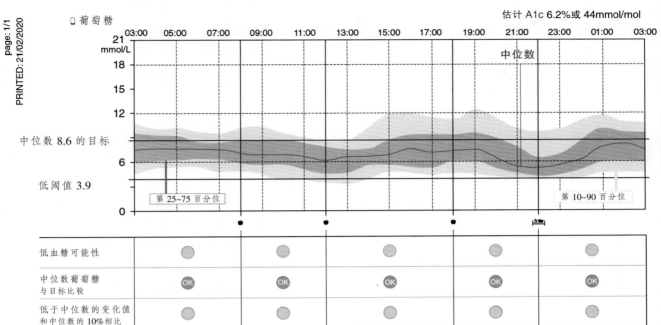

葡萄糖模式观测

2020 年 2 月 8 日~2020 年 2 月 21 日(14 天)

LibreView

估计 A1c 6.2%或 44mmol/mol

设定　低葡萄糖允许设置:中等　中位目标:8.6mmol/L(A1c 7.0%,或 53mmol/mol)

图例　OK 低　中等　高　🍎 进餐　🛏 就寝时间

图 9.7　从 1 型糖尿病和偶尔低血糖患者的闪存监控设备上下载的 14 天数据,显示平均每日轮廓和百分比范围。总体控制得很好,但低血糖的可能性增加,尤其是在就寝时间。建议在晚餐时增加长效碳水化合物。

框 9.4

SMART 目标

Specific(具体的)——列出需要实现的。

Measurable(可测量的)——使用切实的证据。

Achievable(可完成的)——但需要提供一个挑战。

Relevant(相关的)——解决患者的优先事项和需要。

Timely(适时的)——应该在现实的时间框架内实现。

框 9.5　NICE 持续血糖监测使用指南

NICE 关于成年人 CGM 的说明(来自 NG17):

- 不推荐所有患有 1 型糖尿病的成年人使用 CGM。
  - 他们表示,应该考虑那些患有以下疾病的人:
  - 1 年当中有>1 次的严重低血糖事件发生,并且没有明显原因。
  - 发生无意识低血糖。
  - 每周有>2 次低血糖发作且没有症状,不影响日常生活。
  - 极端害怕低血糖。

（待续）

框 9.5(续)

- 尽管 1 天至少 10 次监测血糖,但糖化血红蛋白仍然≥75mmol/L(≥90%)。一个人必须准备在至少 70%的时间使用它。
- 实时 CGM 应由使用该技术的专家提供,作为提高患者糖化血红蛋白水平和降低低血糖策略的一部分。

NICE 关于儿童 CGM(来自 NG18)的说明:

- 应该提供给那些:
  - 有频繁的、严重的低血糖症。
  - 有低血糖症意识不清并有严重后果(例如,癫痫、焦虑)。
  - 无法识别或告知他人低血糖症状(例如,由于发育或神经问题)。
- 应该考虑孩子:正处于上学年龄。
  - 优秀运动员(如参加地区、国家或国际比赛)。
  - 有其他问题,使糖尿病管理更加困难(例如,厌食症或类固醇治疗)。
  - 全力配合胰岛素的治疗,但血糖值仍然较高。

NICE 关于妊娠期 CGM 的说明(来自 NG3):

- 应该提供给所有女性:
  - 患有 1 型糖尿病。
  - 正在使用胰岛素,并发生过严重低血糖和(或)血糖水平不稳定的人。

病例记录

一例 24 岁的欧洲白种人男性出现典型的 1 型糖尿病症状，开始时以胰岛素作为基础治疗方案。患者初始糖化血红蛋白为 82mmol/mol(9.7%)。6 个月后，他的家庭血糖监测显示其控制良好，读数在 3.8~8.9mmol/L(68~160mg/dL)之间，他只报告了偶尔的、轻度的、因过度追求达标而出现的低血糖。然而，他的糖化血红蛋白值在第二天恢复到 67mmol/mol(8.3%)。医生建议他在家中增加 2IU 的胰岛素剂量，并在 6 周时间内重复测量糖化血红蛋白。数值为 65mmol/mol(8.1%)，胰岛素进一步增加。5 天后，他因严重的夜间低血糖发作而住院，住院期间发现他状态良好。

血红蛋白电泳显示 HbS 存在。实验室使用了一种对 HbS 敏感的糖化血红蛋白检测方法，特别是在低 HbA1c 浓度下。经直接询问，得知他的父母来自地中海地区。

点评：几个学习点出现了。HbS 可发生在非洲以外的人群中，因此，家族史对所有糖尿病患者都很重要。其次，了解当地实验室使用的化验方法的局限性是很重要的。最后，在家庭监测和实验室之间存在差异的情况下，不要总是假设患者的测试是不正确的。在这种情况下，持续的血糖监测可能有帮助。

关键性研究

Koenig RJ, Peterson CM, Jones RL, Saudek C, Lehrman M, Cerami A. Correlation of glucose regulation and hemoglobin A1c in diabetes mellitus. N Engl J Med 1976; 295: 417–420.

虽然自 20 世纪 50 年代以来，异常的血红蛋白电泳在糖尿病中被描述，但这是第一次在血糖变化和糖化血红蛋白变化之间存在相关性。5 例空腹血糖范围为 280~450mg/dL(15.6~25.0mmol/L)的患者入院后，血糖值校正为 70~100mg/dL (3.9~5.6mmol/L)。HbA1c 最初为 50~109mmol/mol(6.8~12.1%)，血糖改善后降至 22~60mmol/mol(4.2~7.6%)。后来，更大规模的研究证实了这一线性关系（图 9.2)，但作者的结论是准确的："定期监测糖化血红蛋白水平提供了一种记录糖尿病患者糖代谢控制程度的有用方法……"

关键网站

- 国家糖化血红蛋白支持计划。关于糖化血红蛋白、东亚糖化血红蛋白和 IFCC 新标准的优秀信息：www.ngsp.org
- 英国国家卫生与临床优化研究所(NICE)。本站提供的所有英国指南[用于血糖监测的 FreeStyle Libre MIB1 10；成年人 T 型 1 型糖尿病 NG17 的诊断和治疗儿童和青少年糖尿病(1 型和 2 型)：诊断和管理 NG18；成年人 T 型 2 型糖尿病：管理 NG 28]：www.nice.org.uk
- 英国糖尿病监测指南：www.diabetes.org.uk
- 美国糖尿病协会每年 1 月在《糖尿病护理》作为补充发表的护理标准：http://professional.diabetes.org/
- SIGN 指南：www.SIGN.ac.uk

拓展阅读

American Diabetes Association. Standards of medical care in diabetes – 2020. Diabetes Care 2020; 43(Suppl 1): S66–S76.

American Diabetes Association, European Association for the Study of Diabetes, International Federation of Clinical Chemistry and Laboratory Medicine, and International Diabetes Federation. Consensus statement on the world-wide standardisation of the HbA1c measurement. Diabetologia 2007; 50: 2042–2043.

Battelino T, Danne T, Bergenstal RM et al. Clinical targets for continuous glucose monitoring data interpretation: recommendations from the international consensus on time in range. Diabetes Care 2019; 42: 1593–1603

Beck RW, Bergenstal RM, Laffel LM, Pickup JC. Advances in technology for management of type 1 diabetes. Lancet 2019; dx.doi.org/10.1016/S0140-6736(19)31142-0

DAFNE Study Group. Training in flexible, intensive insulin management to enable dietary freedom in people with type 1 diabetes: dose adjustment for normal eating (DAFNE) randomized controlled trial. BMJ 2002; 325:746–751.

DESMOND Type 2 diabetes education www.desmond-project.org.uk

Khera PJ, Joiner CH, Carruthers A, et al. Evidence for individual heterogeneity in the glucose gradient across the human red blood cell membrane and its relationship to hemoglobin glycation. Diabetes 2008; 57: 2445–2452.

Nathan DM, Kunen J, Borg R, Zheng H, Schoenfeld D, Heine RJ, for the A1C Derived Average Glucose (ADAG) Study Group. Translating the A1c assay into estimated average glucose. Diabetes Care 2008; 31: 1473–1478.

（杨元硕 译　周瑾 审校）

第 **10** 章
1型糖尿病的管理

要点

• 皮下注射胰岛素治疗的目的是试图再现生理模式下胰岛素的产生。通常需要每天多次注射短效、中效或长效胰岛素，同时还需要规律地监测血糖。

• 尽管新型短效或长效胰岛素类似物可以将血糖降到更低，但没有明确的证据表明其效果更优。

• 传统方法治疗效果欠佳的患者可以通过持续皮下胰岛素注射缓解高血糖，减少低血糖。最新的设备连接有持续血糖监测系统和基于终止和增强程序的胰岛素给药装置，可以使患者进一步获益。

1型糖尿病的现代化管理包含一系列的措施：每天多次注射或连续注射胰岛素（胰岛素泵治疗），以获得更类似于生理状态的胰岛素替代；进行血糖自我监测和临床检测如糖化血红蛋白（HbA1c）等指标来评估血糖的控制情况；根据饮食和锻炼情况来调整胰岛素的剂量；健康碳水化合物量的饮食；加强糖尿病患者的教育。一项具有里程碑意义的糖尿病控制和并发症试验（DCCT）随机纳入了1441例患者，并将其分为强化治疗组和传统治疗组。强化治疗组包括以上列出的所有要素，并且定期与指定的医务人员复诊；传统治疗组仅每天注射1次或2次胰岛素。强化治疗组患者的HbA1c显著改善，同时，微血管并发症显著减少。实际上，在这项试验中长时间给患者提供专业的医务人员支持较为困难，而为患者提供类似于正常饮食调整（DAFNE）方案的自我管理工具在英国在6~12个月内可以显著降低HbA1c。患者的教育管理将在后文详细讨论（第33章），监测主要在第9章讨论。本章将重点介绍常用的各种胰岛素，以及如何使用胰岛素和持续胰岛素给药系统。

胰岛素替代

胰岛素替代的目的是通过多次皮下注射或大剂量注射胰岛素来模拟正常状态下机体的胰岛素分泌。在正常情况下，在用餐后葡萄糖被血液吸收，从而引发血浆胰岛素含量迅速增加。胰岛素的激增通过刺激肝脏和外周摄取葡萄糖来限制餐后血糖。在两餐之间禁食的状态下，胰岛素会降低到更低的水平（通常被称作基础状态或稳定状态），将血糖控制在3.5~5.5mmol/L。即使在长时间的禁食后，也有可能检测到循环中的胰岛素。

基础胰岛素水平往往在清晨时最高，这可能与该时间段激素和皮质醇水平上升相对应（图10.1）。这些反调节激素容易使血糖升高，称为"黎明现象"。

由于在实际情况下，标准的胰岛素包括短效胰岛素（可溶的人胰岛素或类似物），此类胰岛素用来模拟正常生理状态下进食后胰岛素的激增，同时搭配一种长效胰岛素提供基础浓度，给药方式通常是通过皮下注射。这种组合通常称为"基础-餐时"方案，有时也作为每日多次注射（MDI）治疗方案（图10.2）。

其他胰岛素给药途径，如静脉输注或肌内注射，尽管人们对其已经进行了深入长期的研究，但尚未被证明是可行的；口服胰岛素制剂尚不存在；在美国，尽管过去曾有人担心有短效胰岛素的吸入制剂可能对呼吸道产生长期影响，但其已经被证明是有效的。

直到20世纪80年代，胰岛素都是从动物体内提

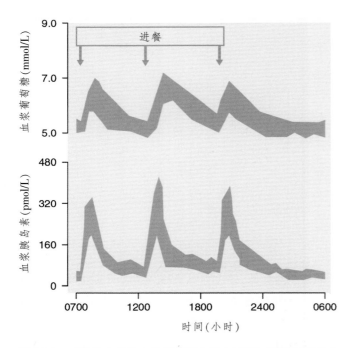

图 10.1 正常状态下的血浆葡萄糖和胰岛素图。阴影面积代表值±2 标准偏差。Modified from Owens et al. Lancet 2001;358: 739–746.

取和纯化的。猪胰岛素至今仍在使用,但其已经逐渐被从基因工程细菌中产生的人类序列胰岛素所取代。最近改良的人类胰岛素分子(所谓的类似物)已经被研发出来(图 10.3)。

从本质上讲,胰岛素可分为短效、中效和长效制剂,目前在英国获批上市的胰岛素制剂清单见表 10.1。

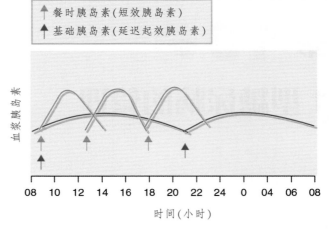

图 10.2 "基础-餐时"胰岛素方案。

通常的每日总剂量范围为 0.4~1.0IU/kg 体重,其中包括 50%的短效(进一步根据餐食划分)、50%的中效和长效(通常在晚上或早上给药一次,每日给药两次也并非罕见)胰岛素制剂。

短效胰岛素

注射胰岛素使血糖达到正常水平存在几个药理学问题。首先,皮下注射胰岛素是通过外周而不是门静脉吸收的,因此,肝脏有效的胰岛素化只能以全身性高胰岛素血症为代价来实现。此外,人短效胰岛素吸收太慢,无法精确模拟正常的餐前峰值,因此必须在餐前 20~30 分钟注射,以使血浆胰岛素峰值与餐后血

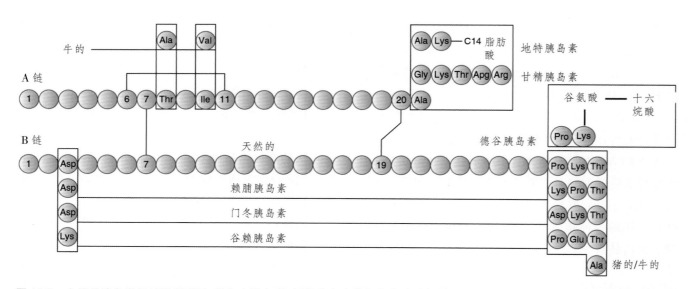

图 10.3 人天然胰岛素氨基酸序列图;猪和牛胰岛素;短效胰岛素类似物赖脯胰岛素;门冬胰岛素和谷赖胰岛素;长效胰岛素甘精胰岛素、德谷胰岛素和地特胰岛素。ALA,丙氨酸;ARG,精氨酸;PRO,脯氨酸;LYS,赖氨酸;ASP,门冬氨酸;THR,酸苏氨酸;GLU,谷氨酸;GLY,甘氨酸;ILE,异亮氨酸;VAL,缬氨酸。

表 10.1　胰岛素制剂及其基于 2019 年 9 月至 2020 年 3 月 BNF 78 英国国家处方集中的药物关税价格

持续时间	来源	类型	每瓶 10mL	每盒 5×3mL	一次性笔×5
短效					
4~8 小时	动物源:牛				
	动物源:猪	中性胰岛素	£27.72	£41.58	
		中性胰岛素	£31.8	£46.95	
	人源	人胰岛素	£15.68		
		优泌林 S	£15.68	£19.08	
		速效胰岛素		£19.08	£27.90
3~4.5 小时	类似物	门冬胰岛素	£14.08	£28.31	£30.60
		赖脯胰岛素	£16.61	£28.31	£29.46
		谷赖胰岛素	£16.00	£28.30	£28.30
中效					
16~22 小时	动物源:猪	中效胰岛素	£31.31	£46.95	
	人源混悬液	中效胰岛素	£15.68	£19.08	£21.70
	优泌林 I	中效胰岛素	£15.68	£19.08	£21.70
	基础胰岛素	中效胰岛素	5mL £5.61	£19.08	£21.70
长效					
16~27 小时	动物源:牛	长效胰岛素	£27.72		
	动物源:牛	鱼精蛋白锌胰岛素	£27.72		
21~27 小时	类似物	地特胰岛素		£42.00	£42.00
16~23 小时		甘精胰岛素	£27.92	£37.77	£37.77
>42 小时		德谷胰岛素		£46.60	£46.60
两相	动物源:猪	30/70	£31.30	£46.95	
		(30%中性,70%中效胰岛素)			
	人源	优泌林 M3	£15.68	£19.08	£21.70
		(30%优泌林 S,70%优泌林 I)			
		Insuman Comb 15		£17.50	
		(15%速效胰岛素,85%基础胰岛素)			
		Insuman Comb 25	5mL £5.61	£17.50	£19.80
		(25%速效胰岛素,75%基础胰岛素)			
		Insuman Comb 50		£17.50	
		(50%速效胰岛素,50%基础胰岛素)			
	类似物	诺和锐 30		£28.79	£29.89
		(30%门冬胰岛素,70%门冬中效胰岛素)			
		优泌乐混合 25	£16.61	£29.46	£30.98
		(25%赖脯胰岛素,75%赖脯中效胰岛素)			
		优泌乐混合 50		£29.46	£30.98
		(50%赖脯胰岛素,50%赖脯中效胰岛素)			

糖相对应。

部分皮下胰岛素吸收的延迟是由于注射后六聚体的形成（图 10.4）。六聚体需要分解成二聚体或单体,这样胰岛素才能被血液吸收。为了解决这个问题,我们通过基因和蛋白质工程技术将胰岛素分子进行修饰。氨基酸序列的变化降低了自身结合成六聚体的

趋势,从而加快了吸收。上市的第一个短效胰岛素类似物是赖脯胰岛素,紧随其后的是门冬胰岛素和谷赖胰岛素(见图 10.3)。它们的峰值出现在注射后的 1~2 小时(与之相对应的,未修饰改造的胰岛素需要 2~3 小时),因此,它们可以在开始时甚至在吃饭时再进行注射。尽管这对患者而言非常方便,但科克伦协作组

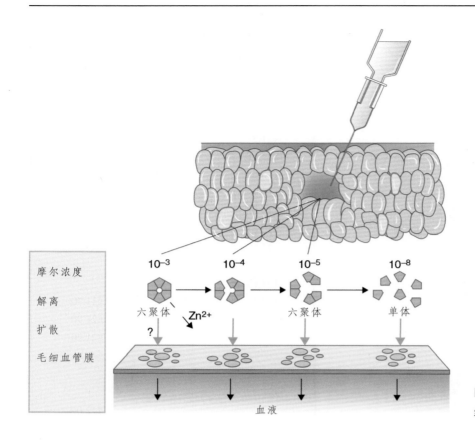

摩尔浓度

解离

扩散

毛细血管膜

10^{-3}　10^{-4}　10^{-5}　10^{-8}

六聚体　　　　　　　　　　六聚体　　　单体

Zn^{2+}

?

血液

图 10.4　皮下注射常规人类胰岛素后皮下组织的变化。

织对短效胰岛素类似物与未经修饰的人胰岛素进行的系统综述显示,短效类似物在血糖控制方面具有一定优势[HbA1c−1.7mmol/mol(95% CI−2.2,−1.1)(−0.15%,95% CI−0.2,−0.1)],但对低血糖的发生率没有影响。低餐后和高餐前血糖水平已被其他综述证实。

　　一些使用动物源性胰岛素控制良好的患者在改用人源胰岛素时感觉效果欠佳。很多患者抱怨在使用人源胰岛素时无法警示低血糖。然而,对照研究未能显示两种胰岛素对血糖反应的显著差异,在盲法试验的条件下,患者无法对两者进行区分。

中效和长效胰岛素

　　中效和长效胰岛素主要有 3 种类型。低精蛋白锌胰岛素(或 NPH,以其发明者的名字命名为哈格多恩中性鱼精蛋白胰岛素)是一种不溶性的人类胰岛素悬浮液,通过在中性 pH 值下将其与高碱性的鱼精蛋白和锌结合制成。NPH 可以从动物胰岛素、未经修饰的人类胰岛素或类似物中提取。长效胰岛素是通过在可溶性胰岛素中添加过量的锌制成的,也有一种混合的鱼精蛋白和锌悬浮胰岛素,这两种胰岛素在英国都不常用。药代动力学研究表明,NPH 在注射后 4~7 小时作用达到峰值,起效时间可达 16~22 小时。

　　由于 NPH 的作用峰值,患者有发生夜间低血糖的风险。因此,人们开发了 3 种长效胰岛素类似物,它们的作用更加平缓。第一种(甘精胰岛素)是通过在 B 链的 C−端加入两个精氨酸分子,并在 A21 用甘氨酸取代丙氨酸制成的(图 10.3)。这一修饰将等电点(此时蛋白质溶解度最小)从 pH 值 5.4 改变到 7.4。这意味在偏酸性 pH 值条件下,甘精胰岛素是可溶性的透明溶液(NPH 在此条件下是混浊的)。经皮下注射,甘精胰岛素会沉淀成微晶体,并逐渐被吸收。胰岛素类似物地特胰岛素 B 链上的 C−端氨基酸被 C14 脂肪酸所取代(图 10.3)。这使其与白蛋白结合,从而吸收减慢,循环延长。德谷胰岛素中的一个十六烷酸分子通过谷氨酸桥连接到赖氨酸残基 B29 上。这种制剂可在皮下形成多种六聚体,使胰岛素缓慢地、可预测地、逐渐地被吸收到循环中。这些胰岛素的药理特性见表 10.2。NPH 和长效类似物均不能降低 HbA1c,但可降低空腹血糖和夜间低血糖的发生率。目前,英国国家卫生与临床优化研究所(NICE)指南中对于成年 1 型糖尿病患者,首选地特胰岛素每日 2 次,如果患者有意向,也可以选择地特胰岛素或甘精胰岛素每日 1 次。类似物的一个显著缺点是成本太高,许多发展中国家甚至美国等的私人医疗保健系统都无法负担。

表 10.2　中效和长效胰岛素的药理特性。变异性表示为同一个体在不同的时间注射相同剂量的葡萄糖后,维持稳定血糖浓度所需的葡萄糖输注速率曲线下面积的变异性系数

药理学	NHP	甘精胰岛素	地特胰岛素	德谷胰岛素
开始作用时间	60~120 分钟	60~120 分钟	60~120 分钟	30~90 分钟
持续时间	16~22 小时	21~27 小时	16~23 小时	>42 小时
达峰时间	4~7 小时	4~12 小时	7~9 小时	无
日间变异性	48%	48%~99%	27%	20%

Data from Rossetti et al. Diabetes Obesity and Metabolism, 2014, 16:695–706.

预混或双相胰岛素

此类胰岛素详见表 10.1,尽管目前比较新的类似物有 25:75、30:70 或 50:50 的混合物,但在英国最常用是 30% 的速效和 70% 的 NPH 混合物。与 MDI 相比,这些固定的组合比例灵活性较低,但对于生活方式可预测且不希望更频繁注射的患者来说可能更容易接受。特别是如果患者是在下午 6:00 左右注射,或有明显的黎明现象,夜间注射 NPH 可能不足以控制夜间血糖。

此外,美国已经上市一种德谷胰岛素和门冬胰岛素比例为 70:30 的混合胰岛素, 其在欧洲也获得了上市许可证。

注射部位

推荐的注射部位为腹部皮下组织、大腿外侧上部、手臂外侧上部和臀部(图 10.5)。配有细针的一次性塑料注射器可以重复多次注射使用,在英国,此类注射器已经被胰岛素笔所取代(见下文)。在注射前没有必要捏紧皮肤(事实上,这可能更会引起不适)。注射时应注意避免无意中注射入肌肉,这可能是体型较瘦的患者或儿童在注射胰岛素时存在的一个特殊风险。

胰岛素在腹部吸收最快,在大腿和臀部吸收最慢。锻炼、蒸桑拿或洗热水澡可以加速这些部位的吸收。短效胰岛素通常注射到腹部,腹部受运动影响较小,长效胰岛素则注射到大腿。

由于胰岛素的局部营养作用,在皮下同一部位反复注射可能会导致局部脂肪堆积(脂质肥大)(图 10.6)。脂质肥大会影响美观,同时会导致胰岛素吸收变慢。为防止胰岛素吸收缓慢,建议患者每次注射时调换注射部位。重要的是,脂肪增厚区在注射时痛感会相对

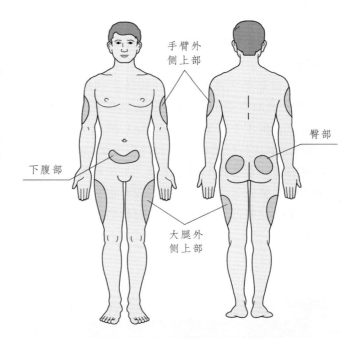

图 10.5　皮下注射胰岛素的适宜部位。

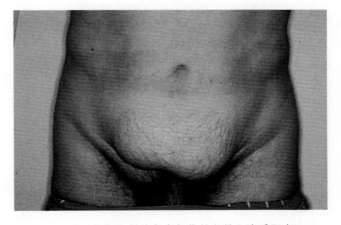

图 10.6　长期注射胰岛素部位的耻骨上脂质肥大。

减轻,患者会更倾向于在此区域注射,在无意中恶化病情。因此,检查注射部位是患者每年检查的重要部分。脂肪营养不良(局部皮下脂肪减少)在现代胰岛素

治疗中很少见。英国药品和健康产品管理局(MHRA)对最近胰岛素注射部位皮肤淀粉样蛋白的病例报告做出了回应,强调了定期调整注射部位的重要性。

胰岛素笔

胰岛素注射最常使用的是胰岛素笔 (图 10.7),使用胰岛素笔比使用含胰岛素的小瓶,以及单独的注射器和针更方便。目前在英国至少有 8 种胰岛素笔,虽然它们稍有不同,但原理都是一样的。胰岛素笔中装有 3mL 胰岛素,有一个可调节的剂量刻度盘,当按下时,胰岛素通过一个可拆卸的细针传送,而细针固定在另一端(图 10.7)。此外,还有一种预填充笔,这种胰岛素笔特别是对那些需要使用混合胰岛素的患者更加方便,但其主要缺点是不能回收利用。胰岛素笔的优点是携带方便, 由于不需要反复向 10mL 的瓶子里插入针头,因此通常比传统的注射器和针头更细、更耐用。不同长度的胰岛素笔有不同的优势, 更加容易使患者避免无意中将胰岛素注射入肌肉。现在也有一些胰岛素笔装有无线发射器,可以记录注射胰岛素的时间和注射剂量。

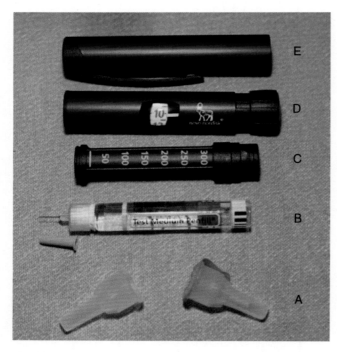

图 10.7　胰岛素笔拆卸示意图。胰岛素剂量是通过胰岛素笔顶部的刻度盘来调节的(D)。笔筒(B)内装有包含 300 单位的胰岛素,插入管内(C),然后连接到上面装有活塞的部分(D)。针头(A)在插入笔筒后被拧到管上。使用后,盖上笔盖(E)保护针头。

强化胰岛素治疗

每日多次注射胰岛素只是强化或优化治疗的一部分。其他组成部分是对患者的教育、饮食建议和碳水化合物限量, 并根据血糖监测结果进行胰岛素调整。此外,需要对患者进行系统的护理和医疗监测。对患者的教育和护理将在下文讨论(见第 33 章)。

MDI 随餐使用包括短效、常规或速效胰岛素类似物,剂量视摄入碳水化合物的量而定。鼓励患者监测餐后 1~2 小时餐后血糖。已经开发了多种计算器来帮助患者计算其胰岛素的敏感性,估计其摄入每 10 g 膳食碳水化合物所需的胰岛素的量。其中一个就是 500 规则,它是用 500 除以每日胰岛素的总剂量,得出 1IU 胰岛素所需碳水化合物的克数。例如,一个人每天使用 70IU 的胰岛素,1IU 相当于 7g 碳水化合物。可以用一个类似的计算方法估计修正高血糖所需的胰岛素量。100 规则用 100 除以每日总胰岛素剂量,对于上述例子,1IU 胰岛素可使血糖降低 1.4mmol/L (若血糖单位为 mg/dL,则用 2000 除以每日总胰岛素)。这些计算方法具有一定的指导意义,但仍需要根据患者个体的实际情况进行改进。现在,许多血糖监测设备都自带算法,只需患者输入碳水化合物的量,就能估计出用餐时间胰岛素的正确剂量。

低精蛋白锌胰岛素或长效类似物可在晚上或早晨给药 1 次,或每天给药 2 次。如前文所述,由于睡眠中生长激素和皮质醇的激增,胰岛素的敏感性会在早餐前几个小时下降。受其影响,再加上前一天晚上胰岛素剂量的减少,会导致空腹高血糖,称为"黎明现象"。这个问题通常可以通过使用不同的、持续时间更长的胰岛素或在晚上晚些时候注射胰岛素来解决。在不同条件下长期作用的变异系数较大的胰岛素 (表 10.2)在确定其最佳剂量、时间和注射部位时需要一定的灵活性和一定程度的试验。

饮食和碳水化合物的量

为糖尿病患者推荐饮食, 在很大程度上基于健康饮食,即碳水化合物、蛋白质和脂肪之间保持平衡,此外还包括富含必需维生素和矿物质的食物的摄入。许多人使用膳食宝塔来展示食物的比例及其相对热量。然而,对于正在接受胰岛素治疗的患者来说,膳食中碳水化合物的量是决定他们膳食胰岛素需求量的关键。人们已经发明了许多辅助计算方法,最有效的是将碳水化合物的量或分量大小联系起来的形象化代表图。其中大部分是由英国糖尿病协会(Diabetes UK)或美国糖尿病协会(ADA)等组织制作的,并且通常都是免费的。有些还可以在智能手机上下载,使用十分方便。他们还会考虑到不同地区的不同饮食习惯,比如会考虑到有一些地区主要吃大米或谷物。此外,还有许多商业资源,但一些资源基于作者的观念,应对其证据库进行相应的检查。这些计算工具和传统限制饮食中碳水化合物不同之处在于,后者的胰岛素剂量是固定的,必须严格限制饮食,而前者允许患者摄入他们想要吃的食物,并相应地调整胰岛素的剂量。正如 DAFNE 标语所说"想吃什么就吃什么,爱上你所吃的食物"。

血糖控制目标

英国和美国公布的血糖控制目标见表 10.3。这需要根据患者不同的个体情况而定。例如,那些伴有微血管并发症的患者控制 HbA1c 的目标值比常规患者要低,而经常出现低血糖的糖尿病患者控制 HbA1c 的目标值比常规患者要高(特别是当患者的低血糖症状不明显且独自生活时)可能需要更加降低目标值。英国糖尿病协会提出了"4 为下限"的说法,即最低血糖为 4mmol/L,而美国糖尿病协会对低血糖的定义为 3.9mmol/L(70mg/dL)。

持续皮下注射胰岛素

连续胰岛素输送系统可以是"开环"的,即胰岛素输注速率由患者预先选择的;也可以是"闭环"的,即连续的葡萄糖传感和计算机调节的胰岛素输送反馈控制系统(所谓的"人工胰腺")。

连续皮下胰岛素输注(CSII)是在 30 多年前发展起来的。在开环输送中,一个便携式泵通过一个蝴蝶套管以固定的速率皮下注入胰岛素。最新的设备要小得多,技术上也更复杂(图 10.8 和图 10.9)。它们以可变的基础速率(通常是脉冲)注入胰岛素,作为胰岛素基础量。在用餐时,根据到餐中的碳水化合物含量和当前的血糖浓度(有时使用 500 和 100 的规则计算——见上文),给予更大剂量。

开始泵治疗的一个典型策略是,将患者每日注射的胰岛素总剂量减少 20%~30%,然后分配其余的剂量,一半用于基础剂量,另一半在三餐中平均分配。与连续葡萄糖传感设备相连的泵将估算出正确的剂量,只需要患者将碳水化合物摄入量输入设备,经算法估算出剂量。在一段时间内(考虑到碳水化合物的吸收速度),餐时计量可以以单方波或双波的形式传递。泵内信息可以通过无线或云端下载到电脑上。上述信息可以面对面或线上与患者交流,指导治疗。

由于只使用短效胰岛素(通常是类似物),因此克服了中效和长期制剂的可变吸收问题。此外,基础速

表 10.3　NICE 和 ADA 的血糖控制目标

时间	NICE	ADA
成年人(儿童) 空腹	5~7(4~7)mmol/L	
成年人(儿童) 餐前	4~7(相同)mmol/L	4.4~7.2(相同)mmol/L 80~130mg/dL
成年人(儿童) 餐后	90~120 分钟 5~9(相同)mmol/L	最长 90 分钟 180mg/dL
成年人(儿童) HbA1c	48(相同)mmol/mol 6.5%	53(相同)mmol/mol 7.0%

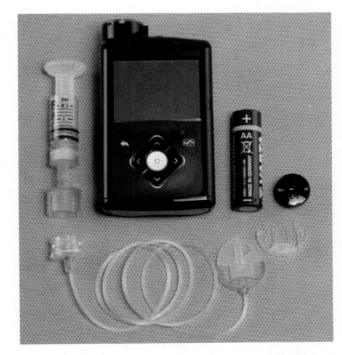

图 10.8　胰岛素注射泵、可填充胰岛素筒(左)、皮下输液器(下)、电池(右),与图 10.9 中患者佩戴的设备相同。

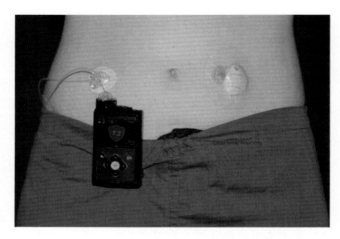

图 10.9 1 型糖尿病患者胰岛素输注泵和葡萄糖传感器。传感器与泵进行无线通信。当前葡萄糖值为 7.2mmol/L。

率可以每小时改变,这对于有"黎明现象"和正在运动的患者十分适用。最新的设备内置算法,如果血糖读数低于预设阈值(低血糖暂停),或感知到的葡萄糖正在下降,可能会低于低血糖阈值(串联基础智商系统),设备可以暂停胰岛素输送。如果葡萄糖上升或正在越过一个预设的上限阈值,最新的设备也可以调节增加胰岛素剂量。

所有胰岛素泵都具有相同的基本部件(图 10.8)。使用标准尺寸的电源,180~300IU 的胰岛素储存罐由一个胰岛素瓶灌装,并通过一个灵活的套管(长度可以调节)连接,该套管被患者直接或使用插入设备后插入到皮肤下几毫米处。这些套管需要每 3 天更换一次,如果超过此期限,有感染和导致局部皮下刺激的风险。最常见的发生部位在腹部。

另一种输送系统是贴片泵,之所以称之为贴片泵,是因为其直接附着在皮肤上。贴片泵由一个充满胰岛素的内部储液器和一个外部手柄组成。接好后,设备指示泵将套管插入。这样的好处是佩戴者不必自己插入套管,更加适合对针头比较恐惧的患者或年幼的孩子。这款设备可以存储 90 天的数据,也可以将数据下载到电脑上。其缺点是需要每 3 天左右更换一次泵,并且需要输入餐时剂量。

将胰岛素输送到腹腔的完全植入式泵已在欧洲和美国被使用多年了。总体血糖控制与 MDI 或 CSII 相似,但因波动较小,发生低血糖的概率降低。这些泵需要植入皮下,并在腹腔内放置导管,需要全身麻醉。胰岛素泵储液器是通过注射口使用注射器和针头来加满的。该泵是由一个小型的外部设备编程,可用输入可变的基础率和剂量。这些设备在英国仅对 CSII 没有严重反应的脆性糖尿病患者适用。

临床疗效

目前,已经有许多系统综述和 Meta 分析对比每天多次注射胰岛素和使用胰岛素泵治疗的疗效。也进行了很多一些临床试验,尽管结果不完全一致,但在结论上已经达成了广泛的共识。首先,每日胰岛素需求量较低,通常进行胰岛素泵治疗(平均 15%)。其次,血糖控制较差的患者在开始胰岛素泵治疗时,血糖控制得以改善。第三,降低低血糖的发生率(图 10.10 和表 10.4)。最后,大多数患者接受调查时更加支持胰岛素泵治疗,因其更加灵活和方便。

在获得 NICE 批准后, 胰岛素泵在英国的使用量

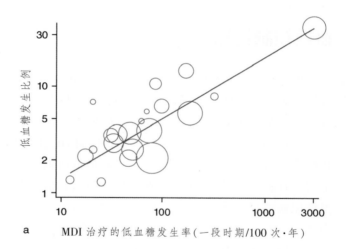

a

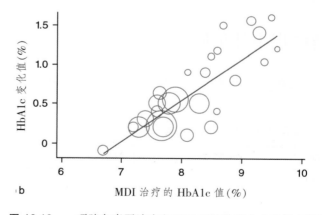

b

图 10.10 一项胰岛素泵治疗和 MDI 两种治疗方式对低血糖发生率比率(a)和 HbA1c(b)的平均变化值对比的 Meta 分析。值得注意的是,在根据更大的比率进行评估时,低血糖下降幅度最大;而糖化血红蛋白在那些发作次数最多或基线值最高的人群中出现。From Pickup JC. Diabetic Medicine 2019; 36: 269–78 with permission.

开始增加。最新的 2017—2018 年度 NHS 审计数据显示,年龄在 30 岁以下的 1 型糖尿病患者中,约有 30%在使用胰岛素泵,此项研究共招募了来自英格兰和威尔士 63 个中心的 12 900 例全年龄段患者。这一比例可能占该国 1 型糖尿病患者的 17%,远低于欧洲和其他地区的许多国家。然而,胰岛素泵的使用频率变化幅度较大,为 5%~40%,在经济最贫穷的地区使用频率明显较低,为 16%,而最不贫穷的地区使用频率为24%。34%接受胰岛素泵治疗的患者 HbA1c<58mmol/mol(7.5%),而接受多次注射治疗的患者为 27%。因此,这项研究的作者得出结论,胰岛素泵疗法没有得到充分利用,特别是在贫困地区。

在美国,1 型糖尿病交换登记处每隔几年就会对患者和护理团队进行一次调查,询问他们在前 3 个月的血糖控制和并发症情况。2016—2018 年,收集了22 697 例 1~93 岁患者的数据。63%的患者使用胰岛素泵治疗,30%的患者连续血糖监测(CGM)(胰岛素泵或注射治疗)。胰岛素泵组的血糖控制得更好,胰岛素泵组和 CGM 在年轻患者中效果最好(表 10.5)。

由于胰岛素泵疗法必然意味着患者在任何时候皮下注射胰岛素的量都小于注射胰岛素疗法患者胰岛素的剂量(中效和长效胰岛素的使用剂量),有人担心酮症酸中毒(DKA)的发生率可能会增加。这种担忧在现实中尚未发生,研究结果也显示其 DKA 的发生率与注射治疗相比并没有显著差异(表 10.4)。

要充分发挥胰岛素泵的替代潜力,还需要患者和专业团队的巨大努力。在理想情况下,还需要配备 24小时的咨询热线。胰岛素泵制造商为设备故障提供紧急帮助,但并不给出医疗相关的建议。专业机构已经发布了关于胰岛素泵服务的最佳实践指南(框 10.1),NICE 给医生、专业护士和营养师提供了一些常规建议。

并不是所有的 1 型糖尿病患者都愿意或适合使用胰岛素泵治疗。许多人不喜欢将设备连接在身上;由于需要不断下载信息,一些患者不能很好地掌握使用方法,并使用它来调整剂量;有些人不喜欢总是被提醒患有糖尿病。然而,仅有心理或精神健康问题不应排除 CSII 试验;一项试验数据显示,即使 CSII 水平

框 10.1　对胰岛素泵治疗(有或没有连续血糖监测)患者常规诊疗基本内容

定期随访。(需要注意的是,患者可能将随访频率认为是对最佳血糖控制者的奖励——自相矛盾的是,血糖控制最好的患者可能更愿意更频繁地就诊)

将胰岛素泵和血糖仪数据可视化(最好使用计算机),将其作为诊疗的基础。

讨论:血糖监测频率(或 CGM 的使用)。
　　餐时剂量和时间。
　　使用剂量计算和检查碳水化合物量技巧。
　　使用可变的基础率。
　　套管更换频率(最好每 3 天更换一次)。
　　运动管理(包括餐时剂量和基础率调整)。

检查套管网站。
考虑血糖控制不良的疾病原因,如乳糜泻或甲状腺疾病。
考虑小组讨论或帮助。
考虑激励性采访。

Adapted from Pickup JC.Diabetic Medicine 2018, 36: 269–78.

表 10.4　在 3 个月随访中,美国 22 697 例 1 型糖尿病受试者(年龄范围为 1~93 岁)报告酮症酸中毒和严重低血糖发生率(2016—2018 审计)

治疗方式	酮症酸中毒	严重低血糖
胰岛素泵(±CGM)	2%	5%
注射(±CGM)	4%	9%
CGM(泵+注射)	1%	7%
血糖监测(泵+注射)	3%	5%

CGM:连续血糖监测。Data from Foster et al. Diabetes Technology&Therapeutics,2019,21:66–72.

表 10.5　美国 2016—2018 年登记 22 697 例 1 型糖尿病患者,每日多次注射(MDI)或持续皮下胰岛素输注(CSII)、是否进行连续血糖监测(CGM)治疗时的 HbA1c 值

年龄	仅 MDI	仅 CSII	MDI+CGM	CSII+CGM
<13 岁 n=3653	75mmol/mol(9.0%)	72mmol/mol(8.7%)	64mmol/mol(8.0%)	63mmol/mol(7.9%)
13~26 岁 n=10468	81mmol/mol(9.6%)	75mmol/mol(9.0%)	73mmol/mol(8.8%)	67mmol/mol(8.3%)
>26 岁 n=6407	66mmol/mol(8.2%)	62mmol/mol(7.8%)	56mmol/mol(7.3%)	57mmol/mol(7.4%)

Data from Foster et al. Diabetes Technology&Therapeutics,2019,21:66–72.

低于理想水平,即>75mmol/mol(>9.0%),但其在降低 DKA、住院率和 HbA1c 方面有显著的益处。英国估计受益于 CSII 的患者人数至少占 20%。

成本效益

据估计,胰岛素泵治疗的费用是 MDI 的 1.4 倍。现在在使用几种不同的胰岛素泵,在英国每年的费用约为 3000 英镑,每年的运行费用为 800~1000 英镑。对于闭环设备,传感器和其他消耗品每个月再增加大约 400 英镑(依据 NICE 数据)。与外部磨损的系统相比,更新泵的价格往往更昂贵。比较成本存在一定的问题,企业与英国当地供应商谈判折扣,而这些信息具有一定的商业敏感性。大多数胰岛素泵保修 4 年。其常常出现的机械问题也使者十分不满。尽管对治疗设备的监管没有对药物那么严格,但专业机构已经提出了改善这种情况的倡议。

一项对成本-效益研究的系统综述发现,与 MDI 治疗相比,CSII 单独治疗血糖控制不良和(或)低血糖反复发作伴随意识不清的患者,每个质量调整生命年(QALY)获得的增量成本-效益比(ICER)为 40 143 美元(95% CI 23 409,56 876 美元)。NICE 在 2008 年对 CSII 进行了评估,发现根据他们通常的 ICER,每 QALY 为 3 万英镑,CSII 是具有成本效益的。他们发现,CSII 在每 QALY 成本为 16 842~34 330 英镑时是有效的,如果考虑与降低严重低血糖发生率相关的改善,这一数字将降至 29 000 英镑以下。其临床应用适应证指南概述见框 10.2。CSII 现在也应该提供给那些没有严重低血糖且无法实现血糖控制的 1 型糖尿病孕妇。

胰岛素与其他降糖药的联合治疗

由于一些 1 型糖尿病患者同时伴有胰岛素抵抗[胰岛素需求量>IU/(kg·d)]和肥胖,因此,已经有研究探索使用口服药物作为胰岛素的辅助治疗。已经有研究证明二甲双胍可以减轻体重,但在胰岛素剂量或血糖控制方面没有明显的获益。普兰林肽(一种合成的

框 10.2　NICE 指南 151 关于持续皮下注射胰岛素

持续皮下注射胰岛素适应证:

1.成年人和 12 岁以上的儿童使用时须符合以下条件:
　1)试图通过 MDI HbA1c 达标而导致严重低血糖。
　2)尽管精心护理,但 MDI 糖化血红蛋白水平仍>69mmol/mol(>8.5%)。
2.12 岁以下儿童使用时须符合以下条件:
　1)不适合 MDI。
　2)12~18 岁儿童应考虑进行 MDI 试验。
3.CSII 应由专业团队进行,该团队应由一名专科医生、一名糖尿病专科护士和一名营养师组成。该团队应该在饮食、生活方式和锻炼方面为患者提供结构化的教育和建议。
4.如果血糖控制效果较好,如 HbA1c 和(或)低血糖发作次数减少,则可以继续进行 CSII。

胰淀粉酶类似物,可以减缓胃排空)可以降低餐后低血糖和 HbA1c,在美国被批准用于治疗 1 型糖尿病(在英国尚未使用)。

最近,至少有 10 项关于钠-葡萄糖共转运蛋白 2(SGLT-2)抑制剂应用于 1 型糖尿病患者的研究,大多数都是短期治疗 (最长 52 周)。Meta 分析结果显示,SGLT-2 抑制剂可以降低空腹血糖、HbA1c [大约5mmol/mol(0.45%)]、体重(约 2.5kg)和每日总胰岛素量。NICE 已经发布了达格列净(TA 597)和索格列净(TA 622)的指南,批准两者用于已经完成了 DAFNE 等结构化的血糖控制计划但还未能完全控制血糖的患者;BMI≥27kg/m² 的患者;每日胰岛素剂量≥0.5IU/(kg·d)的患者。如果 6 个月后血糖仍无改善,则应停止治疗。然而,此种治疗方法使 DKA 的风险增加了至少 3 倍,因此,NICE 建议对所有接受联合治疗的患者提供血酮监测。这两家代理商在欧洲也得到了批准,达格列净已在日本获批,但在撰写本文时,还没有获得 FDA 的批准。

这些药物对 2 型糖尿病患者心、肾的获益是否也会在 1 型糖尿病患者中出现目前尚不清楚。在血糖控制方面也不能确定是否可以长期获益。

病例记录

一位患有 1 型糖尿病的 40 岁经理注意到他的血糖控制逐渐恶化。25 岁时,他在海外工作时患上了糖尿病,不得不改行。他接受了每日两次的可溶性胰岛素和长效胰岛素治疗。他的胰岛素剂量逐渐增加,注射量>120IU/d(约 1.4IU/kg),并且机体几乎没有警告地出现了周期性的严重低血糖,HbA1c 为 66mmol/mol(8.2%)。他经常锻炼,但由于全身疲劳和低血糖,锻炼越来越困难。他的甲状腺功能正常,胰岛素抗体呈阴性。

他开始使用人胰岛素进行 CSII 治疗,总日剂量下降至 60IU。他的疲劳感和低血糖发作消失,HbA1c 改善至 52mmol/mol(6.9%)。目前,他已接受 CSII 治疗 20 年,病情稳定,视网膜病变的概率很小。

点评:长效胰岛素可能与不可预测的低血糖有关,部分原因可能在于这些制剂中含有过多的锌,有可能在皮肤下积聚。疲劳的原因可能是血糖控制不佳和高胰岛素血症。在使用 CSII 时胰岛素剂量通常平均下调15%,所以在这个病例中 50%的减少是例外。值得注意的是,尽管 HbA1c 降低了,但低血糖发生率也降低了。他在使用甘精胰岛素前开始了 CSII 治疗。尽管目前 NICE 建议在开始 CSII 治疗之前先进行类似的试验,但他拒绝了该建议。

关键性研究

DCCT Research Group. The effect of intensive treatment of diabetes on the development and progression of long-term complications in insulin-dependent diabetes mellitus. N Engl J Med 1993; 329: 977–986.

这项研究通常被认为是 1 型糖尿病研究的里程碑:在北美 29 个中心的 1441 例患者被随机分配到"传统疗法"组(每日注射 1 次或 2 次胰岛素,3 个月后复查,没有根据血糖自我监测数据,没有患者进行剂量调整)或"强化疗法"组(每日 3 次或 3 次以上注射胰岛素或胰岛素泵治疗,每月到医院复查,每周通过电话随访,频繁地自我血糖监测,调整胰岛素剂量,制订饮食和锻炼计划)。在 9 年的研究中,"强化疗法"组的血糖控制明显更好。平均 6.5 个月后随访,HbA1c 值"传统疗法"组为 7.4%(56mmol/mol),"强化疗法"组为 9.1%(76mmol/mol)。然后在"强化疗法"组中,有少于 5%的患者 HbA1c 一直在正常范围内。

一级预防组视网膜病变发展的风险降低 76%,二级预防组视网膜病变发展的风险降低 54%(两组联合降低 63%)。此外,在"传统疗法"组中,高血糖严重程度与视网膜病变进展风险之间的联系得到了证实。

这项研究,以及 UKPDS 对 2 型糖尿病的研究,明确了良好的血糖控制对预防并发症十分重要(这项研究意义重大,在这些研究之前,严格控制血糖的重要性仍然存在巨大的争议)。DCCT 的随访结果[糖尿病干预和并发症的流行病学研究(EDIC)]显示了早期严格控制血糖的长期益处,并提出了"代谢记忆"的概念(第 14 章)。

关键网站

- NICE:www.nice.org.uk(成年人 NG17 1 型糖尿病;儿童和青少年的 HG18 糖尿病;TA151 持续皮下输注胰岛素治疗糖尿病)
- 美国糖尿病协会:www.diabetes.org
- 糖尿病英国护理:www.diabetes.org.uk
- 协同胰岛移植注册中心:www2.niddk.nih.gov/Research/ScientificAreas/Pancreas/EndocrinePancreas/CITR.htm
- SIGN 指南:www.SIGN.ac.uk
- NHS 监测:https://files.digital.nhs.uk/E0/030707/NationalDiabetesInsulin PumpAudit%2017–18Reportv2.pdf
- ABCD 糖尿病技术网:abcd.care/dtn 针对 CSII 和 CGM 的最佳实践指南;https://www.sps.nhs.uk/wp–content/uploads/2018/ 05/Insulin–pump–table–May–2018df 2018 年英国现有胰岛素泵的比较
- 为碳水化合物计数的有用网站:www.carbsandcals.com Useful website for carbohydrate counting

拓展阅读

American Diabetes Association. Standards of medical care in diabetes – 2020. Diabetes Care 2020; 43(Suppl 1): S66–76.

Beck RW, Bergenstal RM, Laffel LM, et al Advances in technology for management of type 1 diabetes. Lancet 2019; dx.doi.org/10.1016/S0140-6736(19)31142-0

Foster NC, Beck RW, Miller KM et al. State of type 1 diabetes management and outcomes from the T!D exchange in 2016-2018. Diabetes Tech Ther 2019; 21: 66–72

Fullerton B, Jeitler K, Seitz M, et al. Intensive glucose control versus conventional glucose control for type 1 diabetes mellitus. Cochrane Database Syst Rev 2014, Issue 2. Art. No.: CD009122. DOI: 10.1002/14651858.CD009122.pub2.

Fullerton B, Siebenhofer A, Jeitler K et al. Short acting insulin analogues versus regular human insulin in patients with diabetes mellitus. Cochrane Database Syst Rev 2016; doi.org/10.1002/14651858/CD012161

Pickup JC. Is insulin pump therapy effective in type 1 diabetes? Diabetic Med 2019; 36: 269–78

Pickup JC, Sutton AJ. Severe hypoglycaemia and glycaemic control in type 1 diabetes: meta-analysis of multiple daily insulin injections versus continuous subcutaneous insulin infusion. Diabetic Med 2008; 25: 765–774.

Richter B, Neises G. 'Human' insulin versus animal insulin in people with diabetes. Cochrane Database Syst Rev 2004; 3: CD003816.

Roze S, Smith-Palmer J, Valentine W et al. Cost effectiveness of continuous subcutaneous insulin infusion versus multiple daily injections of insulin in Type 1 diabetes: a systematic review. Diabetic Med 2015; 32: 1415-24

Rossetti P, Ampudia-Blasco FJ, Ascaso JF. Old and new basal insulin formulations: understanding pharmacodynamics is still relevant in clinical practice. Diabetes Obesity & Metabolism 2014; 16: 695–706

（孙露　译　周瑾　审校）

第 11 章

2型糖尿病的管理

2型糖尿病治疗的起点和支柱是改变饮食和其他生活方式,如增加锻炼和戒烟等(图11.1)。主要治疗目标是减轻肥胖患者的体重,改善血糖控制,同时减少心血管疾病(CVD)的危险因素,如高脂血症和高血压占2型糖尿病死亡率的70%~80%。

减肥的方法是减少总能量摄入和(或)加强锻炼,从而消耗能量。减肥时应注意循序渐进,即每周不超过0.5~1kg。对于有效的减重和改善血糖控制而言,限制能量摄入比调整饮食组成更重要,尽管高单不饱和脂肪饮食的依从性可能更好。体重减轻4kg往往会改善高血糖。无论是否加强营养,低热量饮食会导致体重显著减轻。

目前,抗肥胖药物在肥胖糖尿病患者的治疗中所起的作用很小。这是因为新型抗糖尿病药物如胰高血糖素类肽-1 (GLP-1) 类似物和钠-葡萄糖共转运蛋白-2(SGLT-2)抑制剂同样具有抗肥胖作用。其中一种抗肥胖药物是奥利司他。该药物在胃肠道局部起作用,通过抑制胰脂肪酶阻止甘油三酯被酶消化,从而抑制高达30%摄入的脂肪被吸收。该药物常见的副作用为胃肠道作用,包括肠胃气胀、脂肪痢,偶尔也会出现大便失禁。应摄入富含水果和蔬菜的饮食以避免脂溶性维生素缺乏。

另一种抗肥胖药物是纳曲酮/安非他酮片,每片包含8mg盐酸纳曲酮(相当于7.2mg纳曲酮)和90mg盐酸安非他酮(相当于78mg安非他酮)。目前的研究表明,纳曲酮/安非他酮片可以辅助降低饮食的热量、增加体力活动、管理成年患者(>18岁)最初的BMI >30kg/m²(肥胖)或>27kg/m²(超重)同时伴有一个或多个体重相关并发症(如2型糖尿病、血脂异常或可控性高血压)的体重(图11.2)。

对1型糖尿病和2型糖尿病在饮食方面的建议基本上是相同的,并且遵循适合所有人的健康饮食计划(图11.3)。应减少饱和脂肪的摄入,用单不饱和脂肪如橄榄油或者多元不饱和脂肪对其进行代替。植物油中发现的n-6多元不饱和脂肪也有助于降低胆固醇、改善血糖控制。膳食胆固醇对糖尿病患者的危害可能比普通人群更大。鱼油含有丰富的n-3脂肪酸,并且甘油三酯水平较低,有研究表明,吃鱼较多的糖尿病患者患心血管疾病的概率较低,因此,建议每周吃2~3次鱼。碳水化合物的摄入应该适度,最好主要来自水果、蔬菜、全谷物和豆类。需要摄入的碳水化合物的实际量取决于年龄、运动水平和想要达到的控制

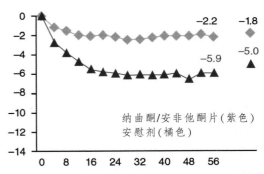

图11.2 纳曲酮/安非他酮片在肥胖的2型糖尿病患者中的疗效。Redrawn from Hollander P. et al. Diabetes Care. 2013;36: 4022-4029.

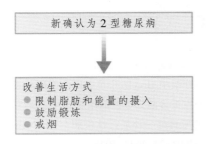

图11.1 2型糖尿病的管理:初期治疗方法。

77

糖尿病患者的饮食建议

- 口渴时要喝水或其他无糖饮料。
- 饮食要规律,避免摄入油炸或含糖量高的食物。
- 多吃蔬菜。
- 多吃高纤维和低血糖指数的食物,包括全谷物、豆类和糙米,并将它们作为每一餐的主食。
- 少吃升糖指数高的淀粉类食物,如土豆和面包。
- 多吃水果。
- 控制高胆固醇和饱和脂肪的动物产品的摄入,如红肉、鸡蛋、肝脏和高脂肪乳制品,以瘦肉、鱼、家禽(无皮)和低脂乳制品代替。
- 两餐间如果要吃零食,应避免吃饼干、蛋糕或糖果等方便食品(饱和脂肪、反式脂肪和盐含量高),用坚果和水果代替。
- 烹调、烘焙及煎炸时,应使用天然的液态植物油,而不要使用起酥油(含有高饱和及反式脂肪酸的固体植物油脂)
- 用不含反式脂肪的或软的人造黄油代替硬的人造黄油或奶油。
- 注意每餐的量,尤其是在餐馆吃饭的时候,不要吃得过多。
- 如果血糖控制良好,可以适量饮酒(女性每天 1 单位,男性每天 1~2 单位)(1 两白酒约合 6 单位),但饮用含酒精饮料时应尽量用餐。

图 11.3　糖尿病患者的饮食建议。

目标。然而,摄入的碳水化合物总量会对饭后的血糖水平产生较大的影响,因此,患者应该提高对摄入碳水化合物认知。通过推荐食物的方式撰写的简单膳食指南通常是最适合患者的,并且这种形式确实比量化脂肪、碳水化合物或蛋白质更容易被患者理解。糖尿病患者不需要食用含有山梨醇或果糖作为甜味剂的食品。糖尿病患者的饮食中需要限制蔗糖,可以适量地加入甜味剂。饮食计划的重点应该是平衡能量摄入和能量消耗,以及脂肪和碳水化合物的质量,而不仅仅是数量。通常能改善血糖控制和心血管疾病风险的食物有全谷物(糙米、全麦面包、燕麦)和高纤维食物(谷物、水果、蔬菜和坚果)。

欧洲和北美已经制订了几个项目来教授患者有关糖尿病的知识。比如,在英国有一个对 2 型糖尿病患者进行 DESMOND 结构化教育计划。临床研究表明,结构化教育项目致力于持续改变新诊断为 2 型糖尿病患者的生活方式,DESMOND 包括患者对疾病认知、体重减轻、体育活动、吸烟状况和抑郁情况。

锻炼应根据患者的身体状况和生活方式而定,一些简单的日常锻炼建议每天步行 30~60 分钟(最好是

额外步行 30~60 分钟)。目前的指南建议糖尿病患者每周至少进行 150 分钟中到高强度的有氧运动,每周至少进行 3 天,连续不运动不超过 2 天。此外,糖尿病患者(包括老年人)除了有氧运动外,每周至少应进行 2 次抗阻运动,最好每周进行 3 次。有研究表明,1 型糖尿病患者先进行无氧运动疗法,然后再进行有氧运动,可以降低低血糖发生的风险。此外,长期随访结果表明,与心肺健康欠佳的患者相比,定期锻炼可将 2 型糖尿病患者的死亡率降低 50%~60%。

2 型糖尿病患者 β 细胞功能和胰岛素敏感性呈进行性下降趋势,导致血糖控制恶化,需要不断修正并加强治疗。在 2 型糖尿病患者中,饮食和运动足以实现适当的血糖控制,当血糖控制不佳时,一般采用口服降糖药的方法进行治疗(图 11.4)。

2 型糖尿病患者个体化药物治疗方案是根据临床对患者个体需求的判断,同时考虑患者的 β-细胞损伤和胰岛素抵抗、低血糖风险、是否需要减肥、患者的症状,并在特定的情况下制订的。最近,有研究表明某些降糖疗法可以改善患者的动脉粥样硬化性心血管疾病(ASCVD)、心力衰竭或糖尿病肾病。因此,最近发表的指南建议根据患者是否存在相关并发症选择治疗方法,二甲双胍治疗仍然是一线治疗药物(图 11.5 和图 11.6)。

二甲双胍是胍类衍生物山羊草的活性成分,在中世纪的欧洲,人们用山羊草治疗糖尿病。二甲双胍增

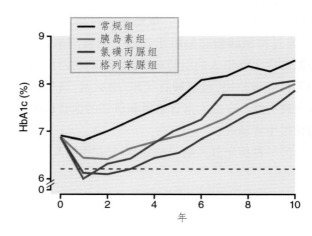

图 11.4　在英国前瞻性糖尿病研究中,尽管加强治疗,常规治疗组和强化治疗组中 HbA1c 中位数随时间延长逐渐升高。这可能是由于患者在被诊断为 2 型糖尿病后,β 细胞功能持续下降,这说明 2 型糖尿病是一种进行性疾病。From Al-Delaimy et al. Diabetes Care 2001;24:2043–2048.

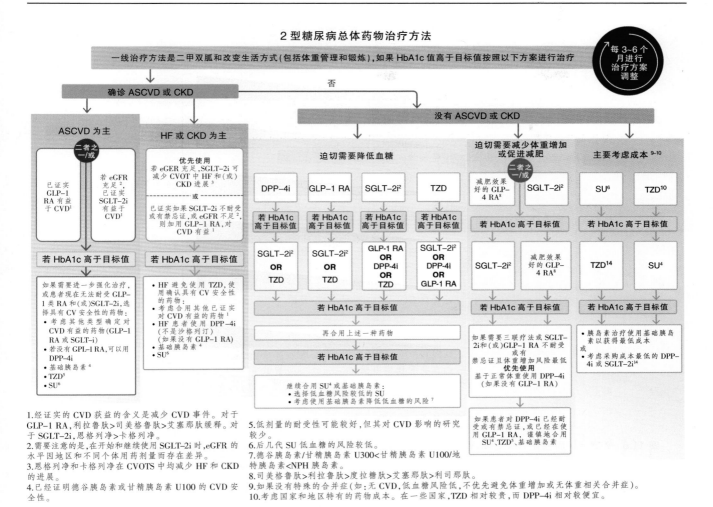

图 11.5　2 型糖尿病降糖药物治疗方案。来自美国糖尿病协会(ADA)和欧洲糖尿病研究协会(EASD)的共识。ASCVD,动脉粥样硬化性心脏病;CKD,慢性肾病;GLP-1 RA,胰高血糖素样肽-1 受体激动剂;eGFR,估计肾小球滤过率;SGLT-2i,钠-葡萄糖协同转运蛋白 2 抑制剂;HF,心力衰竭;COVT,心血管结局实验;CV,心血管;DPP-4i,二肽基肽酶-4 抑制剂;TZD,噻唑烷二酮类;SU,磺酰脲类。Davies MJ. Diabetes Care;2018;41(12):2669-2701.

加胰岛素作用(确切机制尚不清楚),主要通过降低肝脏葡萄糖输出来降低血糖。与磺酰脲类药物不同,它不会引起低血糖或体重增加。事实上,它有抑制食欲的作用,可能有助于减肥。二甲双胍的常用起始剂量为每日 500mg 或每日 2 次,逐渐增至 850mg,每日 3 次。主要的副作用有恶心、厌食或腹泻,约 1/3 会出现上述副作用。乳酸酸中毒是一种罕见但严重的副作用,死亡率很高。为了避免出现此严重副作用,二甲双胍不能用于有肾、肝、心、呼吸衰竭,或有酗酒史的糖尿病患者。

磺酰脲类药物通过与 β-细胞膜上的磺酰脲(SUR-1)受体结合,刺激胰岛素分泌,导致 ATP 敏感的 K^+ 通道关闭(Kir6.2)、膜去极化、钙通道打开、钙内流、胰岛素颗粒向胞外分泌(图 11.7)。最严重的副作用是低血糖,格列本脲更容易发生低血糖,特别是在老年患者和有肾损害的患者。使用磺酰脲类药物也可能出现一定的体重增加。

噻唑烷二酮类("格列酮")是胰岛素增敏剂,进入细胞后与过氧化物酶体增殖物激活受体-γ(PPAR-γ)结合,PPAR-γ 是一种主要存在于脂肪体内的核受体,也存在于肌肉和肝脏中(图 11.8)。PPAR-γ 与维 A 酸 X 受体(RXR)形成复合物,与 TZD 结合导致某些胰岛素敏感基因的表达增强,如 GLUT4、脂蛋白脂肪酶、脂肪酸转运蛋白和脂肪酸酰基辅酶 A 合成酶。增加葡萄糖的摄取和利用,增加脂肪细胞的脂肪生成,降低循环中的脂肪酸水平。肿瘤坏死因子-α(TNF-α)减少,

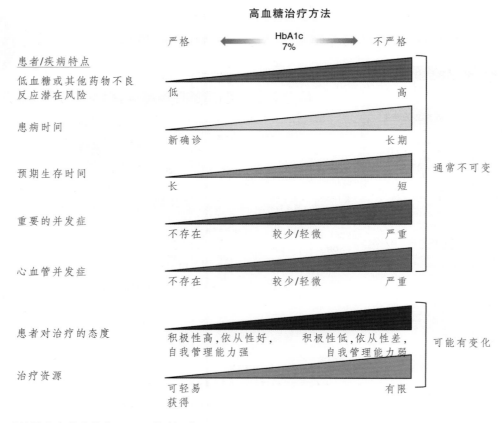

图 11.6　2 型糖尿病患者个体化 HbA1c 控制目标。Adapted from Silvio E. Inzucchi et al. Diabetes Care 2015；38：140–149.

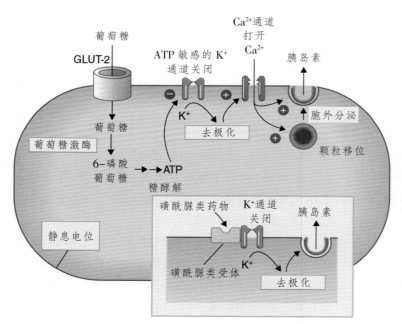

图 11.7　葡萄糖和磺酰脲类药物刺激胰岛素分泌的机制。ATP，三磷酸腺苷；GLUT，葡萄糖转运体。

胰岛素抵抗降低。

　　第一种 TZD 药物，曲格列酮，因为其严重的肝毒性已经被停用。罗格列酮和吡格列酮对肝脏没有副作用，事实上，它们反而可能逆转肝脏的脂肪浸润，并改善一些患者的肝功能，但它们与体液潴留、体重增加和水肿相关。更重要的是，一些患者可能发展为心力衰竭。最近的研究数据也表明，TZD 治疗与椎体骨折风险增加相关。由于 PPAR-γ 受体在血管系统中表达

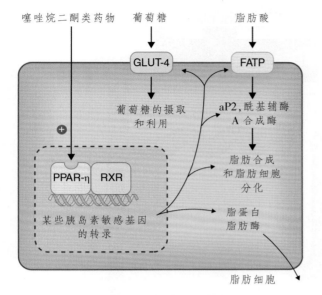

噻唑烷二酮类药物　葡萄糖　　脂肪酸

图 11.8　TZD 的作用机制。这类药物刺激细胞核中的过氧化物酶体增殖物激活受体-γ（PPAR-y），PPAR-y 主要在脂肪细胞中。与维 A 酸 X 受体（RXR）结合，促进某些基因的转录，增加葡萄糖转运蛋白-4（GLUT-4）、脂肪酸转运蛋白（FATP）、脂肪细胞脂肪酸结合蛋白（aP2）、脂肪酸酰基辅酶 A（CoA）合成酶和其他参与脂肪生成酶的表达。

广泛，人们深入研究了这些药物对心血管的作用。在一项试验（前瞻性研究）中，与安慰剂组相比，吡格列酮组与致死性或非致死性心肌梗死（MI）和脑卒中（试验的次要终点）显著性相关，同时一项研究的 Meta 分析得出结论，与其他降糖药物相比，罗格列酮导致心肌梗死的风险增加了 2~3 倍。因此，罗格列酮特别是在欧洲已不再应用于临床。对低密度脂蛋白胆固醇的不同影响可能解释了吡格列酮和罗格列酮对心血管作用的不同。

DPP-4 抑制剂口服有效，且一般情况下耐受性良好。与二甲双胍合用时，它降低 HbA1c 的程度与磺酰脲类药物相同，但其低血糖的发生率较低，因为 GLP-1 对胰腺 β-细胞和 α-细胞的作用依赖于葡萄糖。目前在使用的几种 DPP-4 抑制剂有西格列汀、沙格列汀、阿格列汀和维格列汀。DPP-IV 抑制剂是中性的。随机对照试验结果表明，沙格列汀对心血管预后无影响，但在沙格列汀评估糖尿病患者心肌梗死溶栓 53（SAVOR-TIMI 53）中，沙格列汀组的患者因心力衰竭而住院的风险显著升高，原因尚不清楚，一些人认为这是一个偶然发现，因为包括观察研究在内的其他研究尚未观察到类似的现象。

另一种新的口服降糖药是 SGLT-2 抑制剂。循环中的葡萄糖被滤入肾小管。葡萄糖经过功能正常的肾处理再吸收回循环中，90% 的过滤葡萄糖通过 SGLT-2 受体在近端小管中，剩余 10% 的葡萄糖通过 SGLT-1 受体重新吸收到循环中。SGLT-2 抑制剂通过抑制葡萄糖重新吸收进入循环发挥作用，在最高循环高血糖时，大量的葡萄糖（>60g）被排泄到尿液中，减少循环中的葡萄糖，同时减少能量（热量）和降低血压。鉴于其作用机制，SGLT-2 抑制剂推荐仅用于肾功能尚存的患者（即肾小球滤过率 eGFR >60；如果 eGFR 下降，可以继续使用直到 eGFR<45）。然而，临床试验结果表明，即使 eGFR 较低，HbA1c 水平正常甚至没有 2 型糖尿病的患者，这种治疗对改善心血管和肾脏预后仍有益处。因此，在为慢性肾病心力衰竭等合并症患者开处方时，需要考虑对该疗法的风险效益进行临床评估。此类药物治疗的主要副作用包括生殖道感染风险增加、容量减少，以及糖尿病酮症酸中毒（DKA）风险，即使在正常血糖水平（低血糖性 DKA）。为避免 DKA，建议患者在出现容量不足（腹泻或呕吐）、急性严重疾病期间或住院时停止使用该药物进行治疗（图 11.9）。

最近的研究表明，除了 HbA1c、体重和血压的降低，这类治疗与心血管事件的减少、降低心力衰竭住院率、改善肾功能显著相关。首项研究是 Empa-Reg 研究，该研究表明，当试验药物加到标准治疗量时，恩格列净与较低的主要复合心血管转归率和任何原因的死亡率有关。随后的一项名为 CANVAS 的研究表明，卡格列净组比安慰剂组患心血管疾病的风险更低，但出人意料的是，截肢的风险更大，主要是在足趾或跖骨。后期对卡格列净截肢风险的观察研究发现其主要出现在有截肢史和周围血管疾病的患者身上，在其他卡格列净的相关研究中未见报道。DECLARE 研究显示，另一种 SGLT-2 抑制剂达格列净组与安慰剂组相比，不会改变主要心血管不良事件（MACE）的发生率，但确实会降低心血管死亡或心力衰竭的住院率。尽管降低血压、延缓心力衰竭进展或转换底物的利用被认为是其心血管获益的潜在机制，但 SGLT-2 抑制剂的作用机制尚不清楚。有趣的是，所有这些研究的亚分析一致表明，SGLT-2 抑制剂对心力衰竭和肾脏疾病相关结局有显著的益处。GREDENCE 研究表明了卡格列净对肾相关结局的主要作用，包括复合的终末期肾脏疾病 [透析、移植或持续的肾小球滤过率<15mL/

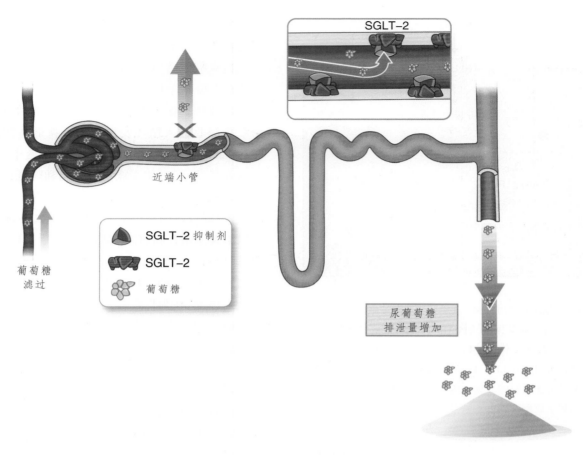

图 11.9　SGLT–2 抑制剂的作用机制。

（min·1.73m²）]、血清肌酐水平翻倍、肾或心血管原因死亡。这表明,对于患有 2 型糖尿病同时伴有肾病的患者,卡格列净组肾衰竭和心血管事件的发生风险低于安慰剂组。

胰高血糖素样肽–1(GLP–1)类似物是一种可用于治疗 2 型糖尿病的注射剂。GLP–1 循环水平的增加可以增加 β–细胞产生胰岛素、抑制胰 α–细胞产生胰高血糖素、延缓胃排空、降低食欲,对葡萄糖代谢和能量消耗产生有益的影响。其作为二甲双胍、SU 或 TZD 的合用药物,并且可作为三联疗法。目前在使用的 GLP–1 类似物包括艾塞那肽、利拉鲁肽、利司那肽、艾塞那肽(缓释)、度拉糖肽、阿必鲁肽和司美格鲁肽。采用固定剂量皮下注射的给药方式,利拉鲁肽和利司那肽每日 1 次、艾塞那肽缓释、度拉糖肽、司美格鲁肽和阿必鲁肽每周 1 次,最适合于使用口服药物治疗而 HbA1c 仍控制欠佳的肥胖患者(BMI> 30)。这些药物与减重相关 (比任何其他类型的降糖疗法都要显著),20%~30% 的患者可能会感到恶心。与 SGLT–2 抑制剂类似,最近研究数据显示,利拉鲁肽、司美格鲁肽、度拉糖肽

和阿必鲁肽在减少心血管事件方面具有良好的疗效。然而,与 SGLT–2 抑制剂不同的是,GLP–1 类似物与肾衰竭或心力衰竭相关的“终点”尚未见一致的益处(图 11.10 和图 11.11)。

近年来,人们对极低热量饮食(VLCD)在超重和肥胖的 2 型糖尿病患者的饮食管理中的作用产生了极大的研究兴趣。这主要是由一项被广泛引用的研究推动的,该研究提供了一个机制证据,即 600kcal/d 的 VLCD 可通过降低胰腺和肝脏三酰基甘油 (体脂肪的主要成分)含量和恢复胰腺 β–细胞生成胰岛素来改善 2 型糖尿病。进一步的研究证实了这些干预措施在常规临床实践中可以缓解 2 型糖尿病。DiRECT 研究旨在确定由护士或营养师提供的结构化方案是否能够实现并维持 2 型糖尿病持续缓解。(不使用所有抗糖尿病药物)在 12 个月和 24 个月后分别有 46% 和 36% 的受试者 2 型糖尿病得到缓解。与之前来自专家中心的较小的、非随机的研究不同,DiRECT 的研究结果为有关卫生保健提供了有效的证据。本研究随后推广到英国临床实践中,该试验受试者的纳入标准:2 型糖尿

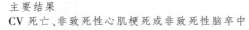

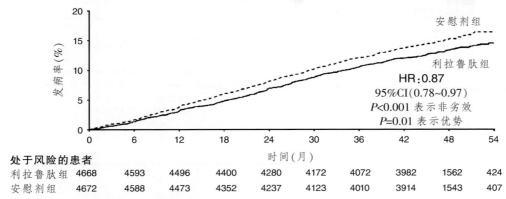

主要结果
CV 死亡、非致死性心肌梗死或非致死性脑卒中

事件分析主要包括首次发生的心血管原因死亡、非致死性心肌梗死或非致死性脑卒中。使用
Kaplan–Meier 法评估累积发病率,使用 Cox 比例–风险回归模型评估风险比。由于少于 10% 的患
者观察时间超过 54 个月,因此数据分析截至 54 个月。CI,置信区间;CV,心血管;HR,风险比。
Presented at the American Diabetes Association 76th Scientific Sessions, Session 3–CT–SY24. June 13 2016, New Orleans, LA, USA.

图 11.10 LEADER 研究。(https://tracs.unc.edu/index.php/leader?download=1925:leader–results–20160613)

病持续时间<6 年、未接受胰岛素治疗、超重、体重指数在 27~45kg/m²。在初级保健方面,尚未有专门针对 2 型糖尿病缓解的随机试验。在临床上,VICD 被定义为一餐<800kcal/d(<3347KJ/d),优化营养素成分组成,以在最大化减重的同时将身体损失降到最低。NICE 支持使用这种方法来帮助使用标准的低脂、低能量减肥法 3 个月仍未达到目标体重的患者达到减肥的目标。

对于非常肥胖的 2 型糖尿病患者(BMI>35),减肥手术是一种日益被认可的治疗选择。可调节胃束带手术、袖状胃切除手术或胃旁路手术均可以使患者的体重显著减轻(通常>20kg),改善血糖控制,增加 2 型糖尿病的缓解率。减肥手术也被证明可以改善与肥胖相关的并发症,如阻塞性睡眠呼吸暂停、非酒精性脂肪性肝病、高血压或高脂血症。由于手术和麻醉可能出现的急性并发症,以及长期的副作用,如吸收不良、倾倒综合征、不良饮食行为、心理社会问题或体重反弹,需要在术前对患者进行系统的评估。患者还需要由专家团队和(或)保健医生进行终身随访,以确保患者在长时间内获得足够的矿物质和维生素替代(图 11.12)。

干预	作用机制	预期 HbA1c 变化(%)	血糖	体重	BP[a]	血脂	优势	相关风险
步骤 1：初始治疗 生活方式干预	–减重 –增加运动 –戒烟、酒	1.0~2.0	↓↓	↓	↓	↓	–自然 –没有已知的副作用	–许多患者在一年后无法控制血糖
二甲双胍	–降低肝葡萄糖输出 –增加胰岛素敏感性并降低空腹血糖[44,80]	1.0~2.0	↓↓	↔	↔	↓LDL ↔HDL ↓Trigly[b]	–稳定体重或轻微减轻体重 –刺激性小 –降低心血管时间发生率	–胃肠道副作用 –慎用于肾脏疾病的患者 –乳酸酸中毒（肾衰竭和低血容量） –CKD，缺氧
二线 磺酰脲类 • 氯磺丙脲 • 格列苯脲 • 格列齐特 • 格列美脲 • 格列吡嗪 • 格列本脲	–增加胰岛素分泌	1.0~2.0	↓↓	↑↑↑	↔	↓LDL ↔HDL ↓甘油三酯	–效果迅速 –降低微血管风险	–体重增加 –低血糖 –心肌缺血 –耐受性低
噻唑烷二酮类 • 吡格列酮 • 罗格列酮	–减少外周胰岛素抵抗 –提高胰岛素敏感性	0.5~1.4	↓↓	↑↑↑	↑	↑LDL ↑HDL 甘油三酯↑（罗格列酮）↓（吡格列酮）	–提高胰岛素敏感性 –改善血脂 –刺激性小 –耐受性高 –可能降低 CVD 事件	–体液潴留，CHF –体重增加，骨折 –膀胱癌风险 –可能有 MI 风险
GLP-1 RA[c] 激动剂 • 艾塞那肽 • 利拉鲁肽 • 利司那肽 • 度拉糖肽 • 阿必鲁肽 • 司美格鲁肽	–结合并激活胰高血糖素样肽（GLP-1 RA）受体： • 抑制胰高血糖素分泌 • 增加胰岛素分泌 • 延缓胃排空 • 抑制食欲	0.5~1.0	↓↓	↓↓		↓LDL ↔HDL ↓甘油三酯	–减少体重增加或促进减重 –刺激性小 –选择性 GLP1RA 可以减少心血管事件发生 –减少餐后葡萄糖潴留	–GI 不良反应 –价格高 –可能诱发急性胰腺炎 –皮下注射
SGLT-2[d] 抑制剂 • 卡格列净 • 达格列静 • 恩格列净 • 艾格列净 • 伊格列净	–可逆性抑制肾单元近端小管 SGLT-2： • 减少葡萄糖重吸收 • 增加尿葡萄糖排泄[80]	0.7~1.3	↓	↓	↓	↑LDL ↑HDL ↔甘油三酯	–减少体重增加 –降低心脏收缩压 –刺激性小 –对各个阶段的 2 型糖尿病均有效 –减少心血管事件发生率 –改善心力衰竭和肾脏功能	–泌尿生殖器感染 –多尿症 –血容量不足、低血压和眩晕 –肌酸酐转移升高 –糖尿病酮症酸中毒
DPP-4i[e] • 利格列汀 • 沙格列汀 • 西格列汀 • 维格列汀 • 阿格列汀	–抑制 DPP-4 活性 –提高餐后肠促胰岛素活性 –增加胰岛素分泌 –降低胰高血糖素分泌	0.6~0.9	↓	↔	↔	↔LDL ↔HDL ↓甘油三酯	–不改变体重 –刺激性小 –耐受性好	–干扰免疫功能 –增加上呼吸道感染风险 –血管神经性水肿或荨麻疹
α-葡萄糖苷酶抑制剂 • 阿卡波糖 • 米格列醇	• 降低多糖分解率 • 抑制肠 α-葡萄糖苷酶 • 降低餐后葡萄糖	0.5~0.8	↓↓	↔	↔	↔	–刺激性小 –降低餐后血糖 –减少 CVD 事件 –非全身性作用	–肠道产气量增加 –GI –剂量调整频繁

图 11.11　2 型糖尿病的降糖治疗总结。Adapted Silvio E. Inzucchi et al. Diabetes Care 2015；38（1）：140-149；Alvarez et al.（2015）；Nathan et al.（2009）.（待续）

| 淀粉不溶素类似物
• 普兰林肽 | 合成淀粉不溶素类似物（β-细胞激素），作用机制与GLP-1 RA类似 | 0.5~0.7 | ↓↓ | ↓↓ | ↓ | ↓LDL
↔HDL
↓甘油三酯 | -减重(约6个月1~1.5kg)
-降低餐后血糖 | -GI副作用
-低血糖
-剂量调整频繁
-注射困难
-患者依从性差 |
| 格列奈类
• 瑞格列奈
• 那格列奈 | -关闭K+-通道
-增加胰岛素分泌 | 未知 | ↓↓ | ↑↑ | ↔ | ↔ | -降低餐后血糖
-剂量灵活 | -低血糖
-体重增加
-剂量调整频繁 |

aBP,血压;bTrigly,甘油三酯;cGLP-1 RA,胰高血糖素样肽-1激动剂;dSGLT-2,钠-葡萄糖协同转运蛋白-2;eDPP-4i,二肽基肽酶-4抑制剂

图 11.11(续)

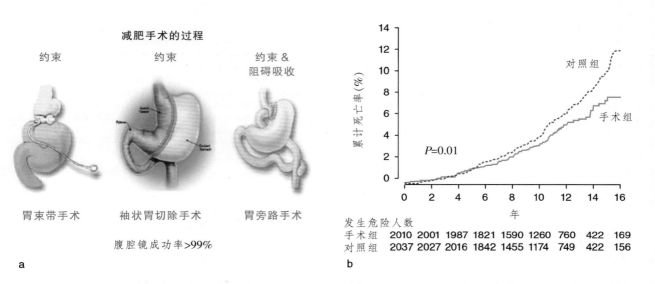

图 11.12　(a)常见的不同类型的减肥手术。(b)试验数据表明,接受减肥手术的肥胖患者生存时间更长。Sjostrom et al. N Engl. J. Med. 2004;351:2683-2693.

病例记录

患者 54 岁,2 型糖尿病史 5 年,每年进行全科复查。在最大耐受剂量二甲双胍(1g bid)和格列齐特(80mg bid)治疗时的 BMI 为 32kg/m²、BP 为 156/94 mmHg、HbA1c 为 7.8%。该患者有视网膜病变和心肌梗死病史。他平时做一些锻炼,但运动时受到关节炎的限制。未见明显症状,使用他汀类药物后低密度脂蛋白(LDL)-胆固醇为 3.1mmol/L。有疲倦和夜尿的症状。

点评:如果不能进一步改善他的饮食和锻炼的依从性,需要对该患者进行并发症的治疗。可以选择使用基础胰岛素、GLP-1 类似物、吡格列酮、SGLT-2 抑制剂或 DPP-4 抑制剂治疗。治疗需要根据患者的情况和并发症进行个体化治疗。鉴于他的体重超标,需要考虑使用可以使体重减轻的药物, 如 SGLT-2 抑制剂或 GLP-1 类似物。在一项随机对照试验中,这两类药物也被证明可以降低心血管疾病高风险患者的心血管死亡率。吡格列酮是一种有效的胰岛素增敏剂,但可能会加重他的肥胖。也可以选择 DPP-4 抑制剂,既可以用来代替 SU(如果其刺激性较大),也可以与 SU 其合用。DPP-4 抑制剂也有不改变体重的优势,通常也有很好的耐受性。

关键性研究

Look AHEAD Research Group. Reduction in weight and cardiovascular disease risk factors in individuals with type 2 diabetes: one year results of the Look AHEAD trial. Diabetes Care 2007; 30: 1374–83.

The ACCORD study group. Effects of intensive glucose lowering in type 2 diabetes. N. Engl. J. Med. 2008; 358: 2545–59.

Marso SP, Daniels GH, Brown-Frandsen K, et al. Liraglutide and Cardiovascular Outcomes in Type 2 Diabetes. New England Journal of Medicine 2016; 375(4): 311–22.

Turnbull FM, Abraira C, Anderson RJ, et al. Intensive glucose control and macrovascular outcomes in type 2 diabetes. Diabetologia 2009; 52(11): 2288–98.

The ADVANCE Collaborative Group.Intensive Blood Glucose Control and Vascular Outcomes in Patients with Type 2 Diabetes. New England Journal of Medicine 2008; 358(24): 2560–72.

UK Prospective Diabetes Study (UKPDS) Group. Intensive blood-glucose control with sulfonylureas or insulin compared with conventional treatment and risk of complications in patients with type 2 diabetes (UKPDS 33). The Lancet 1998; 352(9131): 837–53.

Zinman B, Wanner C, Lachin JM et al., for the EMPA-REG OUTCOME Investigators Empagliflozin, Cardiovascular Outcomes, and Mortality in Type 2 Diabetes NEJM 2015; 373: 2117–2128 November 26, 2015 DOI: 10.1056/NEJMoa1504720

Perkovic V, Jardine MJ, Neal B et al. Canaglflozin and renal outcomes in type 2 diabetes and nephropathy. NEJM 2019; 380: 2295–2306

Wiviott SD, Raz I, Bonaca MP et al. Dapaglflozin and cardiovascular outcomes in type 2 diabetes. NEJM 2019; 380: 347–357

Marso SP, McGuire DK, Zinman B, et al. Efficacy and Safety of Degludec versus Glargine in Type 2 Diabetes. New England Journal of Medicine 2017; 377: 723–732 August 24, 2017 DOI: 10.1056/NEJMoa1615692l.

Lean MEJ, Leslie WS, Barnes AC et al. Primary care-led weight management for remission of type 2 diabetes (DiRECT): an open-label, cluster-randomised trial. Lancet. 2017; 391: 541–551

关键网站

- www.nice.org.uk/guidance/cg87/chapter/1 Guidance
- http://www.who.int/diabetes/facts/world_figures/en/
- www.idf.org/diabetesatlas

拓展阅读

Davies MJ Diabetes Care Consensus statement from the American Diabetes Association (ADA) and the European Association for the Study of Diabetes (EASD) 2018 Diabetes Dec; 41(12): 2669–2701

Inzucchi SE, Bergenstal RM, Buse JB, et al. Management of Hyperglycemia in Type 2 Diabetes, 2015: A Patient-Centered Approach: Update to a Position Statement of the American Diabetes Association and the European Association for the Study of Diabetes. Diabetes Care 2015; 38(1): 140–9.

Riddle MC, Ambrosius WT, Brillon DJ, et al. Epidemiologic relationships between A1C and all-cause mortality during a median 3.4-year follow-up of glycemic treatment in the ACCORD trial. Diabetes Care 2010; 33(5): 983–90.

（孙露 译　周瑾 审校）

第 12 章

糖尿病酮症酸中毒(DKA)、高渗性高血糖状态 (HHS)和乳酸酸中毒

要点

- 糖尿病酮症酸中毒(DKA)是在绝对胰岛素缺乏的情况下,以高血糖、高酮血症和代谢性酸中毒为特征的一种严重的、无法控制的糖尿病状态。

- 尤其是在儿童中,诊断时 DKA 的诊断率可能会增加。2014 年,美国 DKA 的发病率为 7.7/1000 例糖尿病患者。据报道,成年人 1 型糖尿病患病率在 50~100/1000。

- 报告的死亡率为 0.7%~5.0%,但已从 1990 年美国糖尿病患者的 4.2/10 000 降至 2010 年的 1.5/10 000。占 30 岁以下因 DKA 死亡的患者占 1 型糖尿病患者死亡人数的 54%~76%。

- 治疗需要输液和电解质,小心地补充钾,并通过静脉输注或肌内注射或皮下注射(在病情较轻的情况下)注射胰岛素。

- 高渗性高血糖状态(HHS)曾被称为 HONK。其特征是极度高血糖和脱水,无酸中毒。治疗方法与 DKA 相似,但明显不同的是补液后开始使用胰岛素。死亡率较高,反映了老年人口的发病率和潜在诱发原因的严重程度。

- 乳酸酸中毒是一种罕见但严重的代谢危机,可能在糖尿病患者中更为常见。治疗需要静脉输注碳酸氢盐,除了需要补液外,其死亡率很高。

糖尿病酮症酸中毒(DKA)是由胰岛素缺乏引起的一种严重的、无法控制的糖尿病状态。其特点是高血糖、高酮血症和代谢性酸中毒。关于 DKA 的诊断标准和严重程度的分级没有普遍的共识,但在美国,根据 DKA 的生化和临床特征,将 DKA 任意分为轻度、中度和重度(表 12.1)。

在 1996—2006 年的 10 年间,DKA 的频率在美国增加了 35%。2014 年有 188 965 例患者入院,花费超过 51 亿美元。全世界已报道 1%~5% 的发病率,在较年轻的 1 型糖尿病患者和女性中发病率较高。在英国,截至 2007 年 3 月的 12 个月里,共有 12 326 例紧急入院病例,编码为 DKA。根据 2014 年的审计,每次入院的预估费用为 2064 英镑。在英国,15 岁以下儿童中,每例患者每年的住院率在 0.05~0.38;在国际上,所有新诊断为 1 型糖尿病的儿童中,12.8%(瑞典)至

80.0%(中东)的患者表现为 DKA。据报道,发达国家的总死亡率较低(<5%),但老年患者的总死亡率要高得多,可能是由于潜在原因(通常是心血管疾病)(图12.1)。在美国,由高血糖(包括 DKA 和 HHS)引起的死亡从 1990 年的 4.2/10 000 糖尿病患者下降到 2010 年的 1.5/10 000。特别是 DKA,死亡率从 2003 年的 0.51% 下降到 2014 年的 0.30%。然而,在美国>24 岁的 1 型糖尿病患者中,因 DKA 死亡的人数占所有死亡的 50% 以上;在苏格兰,据记载,50 岁以下的糖尿病患者中,有 29.4% 的男性患者和 21.7% 的女性患者死于糖尿病。

虽然 DKA 主要发生在 1 型糖尿病患者中,但它也可能发生在无须胰岛素治疗的非裔美国人和西班牙裔 2 型糖尿病患者身上。这种现象现在被称为"酮症易发型 2 型糖尿病";它可以占非裔美国人或西班牙裔 DKA

表 12.1   英国和美国 DKA 和 HHS 诊断标准

	DKA				NHS	
	英国	美国 轻度	美国 中度	美国 重度	英国	美国
血浆葡萄糖 (mmol/L)	≥11.0 或者已 知糖尿病	≥13.9 (250mg/dL)	≥13.9 (250mg/dL)	≥ 13.9 (250mg/dL)	≥30.0	≥33.3 (600mg/dL)
pH 值	≤ 7.30	7.25~7.30	7.00~7.24	≤ 7.00	≥ 7.30	≥ 7.30
血浆重碳酸盐 (mmol/L)	≤ 15	15~18	10~15	≤ 10	≥ 15	≥ 20
血酮(mmol/L)	≥ 3.0	阳性	阳性	阳性	<3.0	<3.0
尿酮	NA	Positive(≥2+)	Positive(≥2+)	Positive(≥2+)	≤2+	低
阴离子间隙	NA	≥ 10	≥ 12	≥ 12	NA	易变的
渗透压(mOsm/kg)	多变的	多变的	多变的	多变的	≥ 320	≥ 320

阴离子间隙=(血浆钠)-(血浆氯离子+血浆碳酸氢盐)。正常情况因实验室而异,但通常在 8~14。
渗透压(英国)=2(血浆钠)+血浆葡萄糖+血浆尿素;渗透压(美国)=2(血浆钠)+血糖。
NB 约 10% 的 DKA 可表现为接近正常的血糖(尤其是妊娠期)。HHS 中精神状态的改变几乎不变,而 DKA 则是一种不祥的发展。
Adapted from Kitabchi et al. *Diabetes Care* 2009;32:1335–1343.

病例的 25%~50%。其临床特征见框 12.1。

糖尿病酮症酸中毒的诱发因素

最常见的诱发因素是治疗依从性差(国际报道的调查中为 13%~60%)。并发感染也很常见(14%~58%),

但重要的是要记住,多形核细胞增多症在 DKA 中很常见,可能继发于生理应激,并不一定意味着患者患有脓毒症。其他 DKA 的原因及其所报道系列的频率范围见表 12.2。发病的频率因年龄和种族而异。常见的情况是找不到明显的原因。

一些糖尿病患者会经历 DKA 的反复发作。在英国最近对 72 家医院的 5 例 DKA 连续病例进行的国家审计中,超过 1/3 的人在过去 12 个月内曾入院。在美国芝加哥地区,2006—2012 年期间,3615 例因 DKA 住院的患者中,211 人有超过 4 人发作。这两个国家的患者有共同的特点:他(她)们更有可能是女性,在很早就被诊断出来,而且比那些单独入院的患者更年

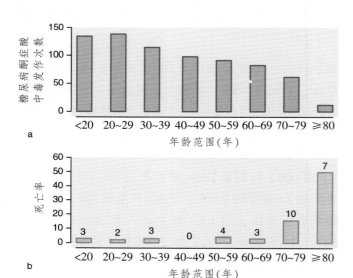

图 12.1   (a)746 例糖尿病酮症酸中毒患者的年龄分布(不包括儿科病例)。(b)与糖尿病酮症酸中毒有关的死亡年龄分布(*n*=32)。每个年龄段的死亡人数也显示出来。来自 1971—1985 年伯明翰总医院 746 例 DKA 连续病例的数据。2000—2009 年的最新数据显示,137 例患者的总死亡率为 1.8%。Courtesy of Dr M Nattrass.

框 12.1   有酮症倾向的 2 型糖尿病的特征

- 急性症状。
- 平均年龄>40 岁。
- 男性易发生。
- 体重指数 ≥ 28(非裔美国人、西班牙裔和中国台湾地区的人更少)。
- 大多是新近诊断出的糖尿病患者。
- 2 型糖尿病家族史。
- 表现时糖化血红蛋白>12%(> 108mmol/mol)。
- 1 型糖尿病自身免疫标志物阴性。
- 可检测到空腹 C-肽。
- 大多数无须长期胰岛素治疗。

表 12.2　促成 DKA 发生的原因

原因	报告的频率
感染	14%~58%
胰岛素错误、遗漏	13%~60%
新诊断	3%~24%
心血管(心肌梗死、脑卒中)	
胰腺炎	
肺栓塞	<10%
酒精过量	
使用类固醇	

轻。他们的血糖控制也较差,就诊记录也较差。他们中的许多人也有心理问题的历史,50%的人在英国的某个系列中接受过抗抑郁药的处方,他们往往有不佳的社会经济和教育背景。缺乏医疗保险是美国出现这一情况的重要因素。令人担忧的是,这一群体的"出院"死亡率高得令人担忧, 在随访的 2~3.8 年间, 美国为13.6%,英国为 23.4%。我们迫切需要找到策略,让这些易受伤害的年轻人重新获得糖尿病护理服务。

病理生理学

在分解代谢反调节应激激素(特别是胰高血糖素和儿茶酚胺,但也有生长激素和皮质醇)存在的情况下,相对或绝对胰岛素缺乏会导致肝脏葡萄糖和酮体的过度生产。缺乏胰岛素和过量的应激激素会促进脂肪分解,将 NEFA 从脂肪组织释放到循环中。在肝脏中, 脂肪酸部分被氧化成酮体乙酰乙酸和 β-羟基丁酸,导致酸中毒以及丙酮(由乙酰乙酸非酶解脱羧形成)(图 12.2)。后者是挥发性的,通过肺部排出。

高血糖是由 4 个主要机制引起的:①胰高血糖素过量引起的糖原分解增加;②脂肪分解和蛋白质分解增加导致的糖异生;③胰岛素刺激摄取缺失导致外周葡萄糖摄取减少;④利用替代燃料,如 NEFA 和酮体,而不是葡萄糖。

高血糖引起渗透性利尿, 导致脱水和电解质流

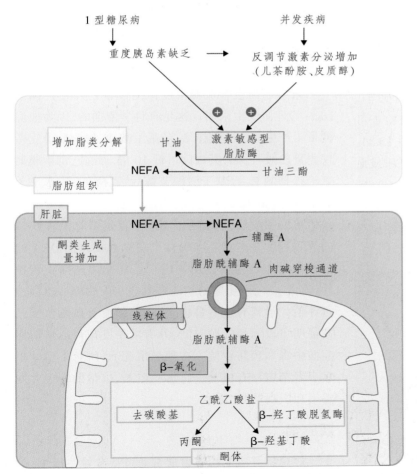

图 12.2　酮症酸中毒的机制。NEFA,非酯化脂肪酸。

失。由于胰岛素缺乏引起的肾钠再吸收减少,钠的消耗会加重。代谢性酸中毒导致细胞内钾离子与氢离子交换丢失,胰岛素缺乏也导致细胞钾离子丢失。这些过程会导致相对较高的血浆钾循环,掩盖了潜在的全身功能不全。

DKA 的症状包括多尿和口渴增多、体重减轻、虚弱、嗜睡,最终昏迷(约 10% 的病例)(框 12.2)。腹部疼痛可能发生,特别是年轻人,应该在 24 小时内消除。如果没有,则应寻找其他原因。身体体征包括脱水、低血压、心动过速和体温过低。酸中毒刺激呼吸中枢,导致深而快速(库斯莫尔)呼吸。患者呼吸中的丙酮气味(类似于指甲油去除剂)可能对一些人来说是显而易见的,但很多人却检测不到。

DKA 诱导昏迷的机制尚不清楚,但意识损害一般与血糖浓度和渗透压有关;临床表现为昏迷,预后较差。这是因为无意识的大脑停止利用循环中的酮体,从而加快酮体的积累,导致代谢性酸中毒的恶化。同时存在的昏迷原因,如脑卒中、脑损伤、脑膜炎和药物过量,如果临床症状表明其中一种诊断,应考虑并排除。当治疗期间意识水平下降时,应怀疑为脑水肿(见下文)。

治疗

糖尿病酮症酸中毒是一种急症(图 12.3 和图 12.4)。快速地询问病史、体格检查、床边血液和尿液检查可以在急诊科做出临时诊断,避免延误治疗(图 12.3)。立即床边检查应包括血糖浓度,用试剂条检测尿或血酮的存在,然后实验室测量血糖、尿素、Na^+、K^+、Cl^-、碳酸氢盐(用于计算负离子间隙)、镁、磷酸盐、静脉血 pH 值、血计数,还有血液和尿液培养。如果诱发原因

框 12.2　糖尿病酮症酸中毒的临床特点

- 多尿症和夜尿症;渴。
- 体重减轻。
- 虚弱。
- 视力模糊。
- 酸中毒的(库斯莫尔)呼吸。
- 腹痛,尤指儿童。
- 腿抽筋。
- 恶心和呕吐。
- 混乱和困倦。
- 昏迷(10% 的病例)。

是呼吸系统疾病(如肺炎)或需要氧合评估(如昏迷),则可进行动脉血气评估。了解可能的液体和电解质缺乏对于指导治疗很重要(表 12.3)。

补液治疗

初始治疗包括用 0.9% 的氯化钠 (正常或等渗盐水)补液。但是担心延长 0.9% 的氯化钠输注时间可能会引起高氯血症性酸中毒,这可能会影响对治疗的反应指标,如血液 pH 值和碳酸氢盐。比较 0.9% 的氯化钠和乳酸林格液的试验显示后者没有任何优势,所以,目前的指导建议选择等渗盐水作为液体。

钾

尽管初始血清钾水平可能正常甚至偏高,但仍会出现全面缺乏症(表 12.3),除非有显著的肾功能损害(急性或慢性)或高钾血症 (>5.5mmol/L),否则应在 40mmol/L 左右立即开始补钾。由于酸中毒的纠正和胰岛素的使用,血清钾会随着治疗而下降,这两者都会增加细胞对其的摄取。仔细和定期监测血清钾是必要的,因为治疗引起的低钾血症是心律失常甚至死亡的一个重要原因。

酮监控

床边毛细血管血酮浓度监测设备已经在英国的 DKA 管理协议中采用。这是有科学依据的,因为他们测量了产生的主要酮体 β-羟基丁酸盐。尿酮斯蒂克斯仅测量乙酸-乙酯,其浓度可低 10 倍。此外,毒素胰岛素治疗抑制 β-羟基丁酸脱氢酶后,乙酸-乙酯水平矛盾地上升(图 12.2)。然而,当血药浓度>3mmol/L 测试条的精确度要低得多,所以不应该仅仅用此评估 DKA 的严重程度。这种不准确性也意味着在评估 DKA 的改善率时应该谨慎使用它们,需要使用包括临床条件、血液 pH 值、葡萄糖和碳酸氢盐在内的综合指标进行评估。尽管有这些警告,使用毛细血管血酮监测已被证明可以缩短住院时间,并有助于发现社区早期酮症酸中毒和预防住院。在理想情况下,所有 1 型糖尿病患者都应该有机会进行血酮监测,以帮助管理并发感染和识别早期 DKA。

胰岛素

常规、可溶性胰岛素通常通过持续输注给予;英国和美国的指南建议成年人剂量为 0.1IU/(kg·h),儿

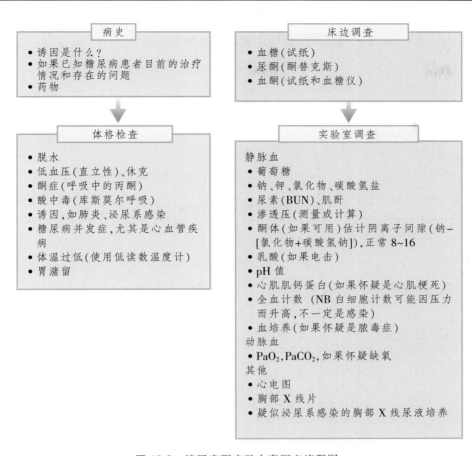

图 12.3 糖尿病酮症酸中毒调查流程图。

童剂量为 0.05IU/(kg·h)。如果没有输液泵,胰岛素也可以每小时注射一次。常规皮下注射 0.2IU/kg 体重的短效胰岛素类似物,每 2 小时注射一次,已被证明与静脉注射轻至中度 DKA 一样有效。总的治疗目标是降低血糖不超过 3~5mmol/(L·h),血液 β-羟基丁酸 0.5mmol/(L·h),渗透压降低3mOsm/(kg·h)。

碳酸氢盐

静脉注射碳酸氢盐的作用是有争议的。对于动脉 pH 值≥6.9 的患者,尚无证据证明其益处。一个很好的理由说明不应该静脉注射碳酸氢盐,是因为其与脑水肿的发展有关。美国糖尿病协会指南建议对于 pH 值<6.9 或因酸中毒被认为是导致其临床状态的患者应将药物稀释 100mmol 并给予治疗 2 小时以上。

其他电解质

虽然也存在磷酸盐和镁的消耗(表 12.3),但没有证据表明常规的替代是有益的。而血清磷水平<0.35mmol/L 可引起肌无力和心肌功能障碍,需要纠

正。同样,血清镁水平<0.7mmol/L 也应予以治疗。

血糖酮症酸中毒

在相对较低甚至正常的血糖水平下的 DKA 已经被描述过,特别是在妊娠的背景下(见病史)。同样重要的是要认识到毛细血管血糖测试在酸中毒患者中不那么准确。在 2014 年英国对医院病例的审计中,3.5%发生在血糖<12mmol/L(220mg/dL)的患者中。部分由于这个原因,血糖浓度不应作为糖尿病患者代谢失代偿的唯一指标。

糖尿病酮症酸中毒的并发症

其中包括脑水肿,这是一个特别的儿童问题。这可能会导致"锥进",即颅骨封闭空间内的大脑肿胀,迫使髓质和脑干通过枕骨大孔疝出,导致心肺骤停。脑水肿通常是致命的,占儿童新出现 DKA 死亡人数的 50%。DKA 脑水肿的细胞机制尚不清楚,但在临床上,DKA 与快速补水、较高的血清尿素和较低的动脉

成年人糖尿病酮症酸中毒的急诊护理路径

DKA 路径：使用指南

初步结果和对该路径的使用的指南：

地址记录标签

基本的初始结果，所有都必须记录
血酮 ＿＿＿＿＿mmol/L　血糖 ＿＿＿＿＿mmol/L
静脉碳酸氢盐 ＿＿＿＿mmol/L　静脉(或动脉)pH 值 ＿＿＿＿
血钾 ＿＿＿＿mmol/L[注意初始低 K⁺，如果较低(<3.5 mmol/L)，请立即请示上级]
肌酐 ＿＿＿＿μmol/L

早期的管理——第 1 小时的液体/钾/胰岛素

静脉补液	• 如果收缩压<90mmHg： 　• 在 15 分钟内补充 1L 0.9%的氯化钠溶液 　• 如果重复操作，收缩压始终保持<90mmHg，请请示上级 　• 脓毒性休克/心力衰竭是诱因之一 　• 考虑呼叫 HDU/TU 的重症护理外展团队 　不要使用血浆扩容剂 • 如果收缩压>90mmHg： 液体置换率取决于患者的年龄、健康状况、脱水情况。 一般来说： 　• 补充 1L 0.9%的氯化钠溶液和氯化钾，持续 2 小时 　• 补充 1L 0.9%的氯化钠溶液和氯化钾，持续 2 小时 　• 补充 1L 0.9%的氯化钠溶液和氯化钾，持续 4 小时 　• 如果血糖低于 14mmol/L，添加 10%的葡萄糖 125mL/h 18~25 岁的年轻人、老年人、妊娠女性、心力衰竭或肾衰竭患者应更谨慎地考虑补充液体。[考虑 HDU 和(或)中线] 减少老年人/心脏病患者/轻度 DKA 患者的补液率（碳酸氢盐> 10 mmol/L）。更快速地输注会增加呼吸窘迫综合征和脑水肿的风险
钾 注:低钾致死	血钾含量通常在开始时正常或高，但全身钾含量低 　• 需要按以下的步骤进行补钾操作： 　　○ >5.5mmol/L——无须操作 　　○ 3.5~5.5mmol/L——20mmol/500mL(如 40mmol/L) 　　○ <3.5mmol/L——需要进行进一步治疗，并且可能涉及其他药物 此外，患者须在高护区进行护理 一旦第一次血钾结果已知，预期钾下降并更换(见附录 1)

图 12.4　成年人糖尿病酮症酸中毒初始治疗指南。Reproduced with permission from the Joint British Diabetes Societies Inpatient Care Group–Management of Diabetic Ketoacidosis in Adults; Second Edition 2013.(待续)

成年人糖尿病酮症酸中毒的急诊护理路径

地址记录标签

胰岛素	不要停止使用注射 NPH 胰岛素(诺和灵 N®、优泌林®、重组胰岛素®)或胰岛素类似物(来得时®,诺和平®或诺和达®) 确认断开持续皮下胰岛素输注(CSⅡ)泵,并且不要试图在没有糖尿病专业人员参与的情况下使用 固定速率静脉胰岛素输注(FRIVII)以 0.1IU/kg 患者体重使用 在 50mL 的注射器中,添加 50IU 的可溶性胰岛素和 50mL 0.9% 的氯化钠溶液 称重或确认患者的体重(kg),如果妊娠,使用当前妊娠的体重 静脉注射胰岛素需要使用批准的注射器 理想的范围是将酮体含量降低至少 0.5mmol/(L·h)。在血酮<0.6mmol/L 之前,不可改变静脉胰岛素输注速率
其他重要的注意事项和措施	尽快联系糖尿病专科团队或糖尿病住院专科护士 一旦酮体和(或)葡萄糖水平未如预期下降,建议联系上级 如果出现以下情况可进行高级护理(HDU 或专用床): • 入院时出现低钾血症(K+<3.5mmol/L) • 年轻(18~25 岁) • 在未来 4 小时补充 1L 0.9% 的氯化钠溶液和氯化钾 • GCS 评分<12 • 妊娠.联系上级产科急诊,终止婴儿生命的是酮体,而不是血糖 • 休克:脉搏>100 次/分或收缩压<90mmHg 如果 2 小时后没有排尿或大小便失禁,考虑导尿 如果患者对指令无反应,则考虑鼻胃管和抽吸(注:保护气道) 除非有禁忌证,否则考虑在老年或高危患者中使用低分子肝素预防血栓。如果患者处于高渗状态,除非有禁忌证,使用低分子肝素抗凝;参考 BNF 和《国家卫生与健康管理指南》对 HHS 的管理 筛查感染,如果有感染的临床证据,则给予抗生素(注意,白细胞计数没有实际意义,因为单靠 DKA 白细胞计数可能也会显著升高) 继续给予 FRⅢ和补液,直到酸中毒症状逆转,继续给予 VRⅢ,直到患者可以进食和饮水 皮下注射胰岛素 30~60 分钟后停用 VRⅢ
碳酸氢盐给药	在大多数情况下,碳酸氢盐没有帮助,而且有潜在的危险 如果考虑使用碳酸氢盐,患者应处于 2 级(HDU / ITU)环境中 只有在与负责患者护理的人员讨论后才考虑使用
重启皮下胰岛素	你是否有足够的信心,在没有糖尿病专业团队的基础上重新启用皮下注射胰岛素 输入如下内容(首先确保长效胰岛素类似物,如果患者之前使用过,且未停药): • 允许患者进食 • 如无不适,注射正常餐时胰岛素,30~60 分钟后停止静脉注射胰岛素 否则,请等待糖尿病专业团队的意见

图 12.4(续)

表 12.3   DKA 和 HHS 的水电解质缺乏

	DKA	NHS
水 mL/kg	约 100	100~200
钠 mmol/kg	7~10	5~13
钾 mmol/kg	3~5	4~6
磷酸盐 mmol/kg	1~1.5	1~2
镁 mmol/kg	1~2	1~2

CO_2 张力有关,在某些情况下,用静脉注射碳酸氢盐替代。因此,现在建议更加谨慎地补充液体(见 NICE 指南 NG18)。

脑水肿表现为意识水平下降,并迅速发展为昏迷。应通过计算机断层扫描或脑部磁共振扫描来确认诊断。合理的治疗方法包括减慢静脉输液速度、避免低渗液、降低胰岛素给药速度、静脉给予甘露醇(0.2g/kg 超过 30 分钟,如无改善,每小时重复注射一次,或单次 1g/kg)。机械通气去除二氧化碳和改善酸中毒也被提倡。

成年人呼吸窘迫综合征偶见于 DKA 患者,多见于 50 岁以下患者。其特征包括呼吸困难、呼吸急促、中央发绀和动脉缺氧。胸部 X 线片显示双侧浸润,类似于肺水肿。管理包括机械通气和避免流体过载。

血栓栓塞是另一种潜在的致命并发症,通常与严重脱水、血液黏度增加和高凝性有关。DKA 患者不推荐常规预防性抗凝,但高危患者应考虑肝素治疗。

高渗性高血糖状态

高渗性高血糖状态(HHS)过去被称为高渗性非酮症性高血糖昏迷(HONK),但现在被称为 HHS,因为可能存在轻度酮症,而且并非所有患者都处于昏迷状态。它过去常出现在老年糖尿病患者身上,但现在已在青少年和年轻的成年人身上发现。大约 20% 的病例发生在以前不知道患有糖尿病的人身上。目前没有统一的诊断标准,但所有患者都表现出非常不适的症状,表现为高渗透压、非常高的血糖浓度和严重脱水。将诊断生化标准与表 12.1 中的 DKA 和表 12.3 中的液体和电解质不足进行对比。它倾向于逐渐发生,并常与药物相关(特别是噻嗪类和环类利尿剂、β 受体阻滞剂、类固醇和非典型抗精神病药物)。由于它是随着口渴逐渐发作的,许多患者在无意中通过饮用果汁或高糖饮料加重了这一问题。KET 是不是 HHS 一个确切的特征尚不清楚,但是因为胰岛素相对缺乏和胰高血糖素水平普遍低于 DKA,门静脉胰岛素的浓度可能足以防止肝酮生成,但外周胰岛素水平又不足以刺激葡萄糖摄取。

大约 25% 的 HHS 患者被新诊断为糖尿病。然而,HHS 是不多见的,在英国因糖尿病住院的人数中占不到 1%。死亡率很高(5%~20%),部分原因是年龄和潜在原因——往往是心血管疾病或严重感染。此外,血栓栓塞并发症可能继发于明显的高渗,英国指南建议预防性肝素化。

治疗的第一个目标是纠正高渗透压,但这必须谨慎地做,以避免快速液体转移和循环衰竭。最新的英国指南建议,在前 12 小时内使用 0.9% 的氯化钠纠正 50% 的估计液体不足。减渗目标为 3~8mOsm/(kg·h)。就其本身而言,这应该可以纠正高血糖,而无须立即静脉注射胰岛素,血糖下降的建议速率为 4~6mmol/(L·h)。随着葡萄糖含量的下降,血浆钠含量可能会随着水进入细胞而上升。这不是一个问题,除非有效的血浆渗透压也开始上升。这种情况是低渗 0.45% 氯化钠的唯一指征,必须特别注意避免血钠>在最初 24 小时内下降超过 10mmol/L。(这是美国指南的不同之处,如果患者有高钠血症,并在初始使用 0.9% 氯化钠溶液好转后,建议使用 0.45% 氯化钠溶液。)一旦血糖保持稳定,就可以开始使用 0.05IU/(kg·h) 的胰岛素,但目标应该是 10~15mmol/L,这并非正常血糖。大约 20% 的患者可能伴有酮症酸中毒,在这种情况下需要更早地开始使用胰岛素。

钾的替代与 DKA 一样,但在 HHS 中总损失较少,而且由于许多老年患者会有慢性肾病,必须注意不要引起高钾血症。没有证据表明需要常规的磷酸盐替代,但许多患者可能会出现营养不良和恶病质,因此,一旦开始使用胰岛素,就容易出现再喂养综合征和低磷血症。一旦患者代谢稳定,最终可以在没有胰岛素的情况下进行控制。

乳酸酸中毒

这是一种罕见但非常严重且威胁生命的代谢危机,据说在糖尿病患者中更为常见。有两种类型(A 型为厌氧型,B 型为需氧型),其原因见表 12.4。

虽然有很好的证据表明双胍类如苯甲双胍的致病作用不再存在，但关于使用二甲双胍本身是否与乳酸性酸中毒有关仍存在相当大的争议。Cochrane 对所有报告的试验进行了系统回顾，发现 59 321 例患者/年接受了二甲双胍治疗，51 627 例患者/年未接受二甲双胍治疗。大多数糖尿病患者(服用二甲双胍或不服用二甲双胍)的报告病例都是表中列出的严重潜在疾病之一。

大多数患者表现为严重的代谢性酸中毒，伴有大量的阴离子隙。治疗是根据病情(这通常决定预后)，如果动脉 pH 值≤7.15，建议静脉注射大量碳酸氢盐。这一建议的证据基础薄弱，也没有动物或人类数据支持它。由于新陈代谢的原因，服用碳酸氢盐可能是有害的，但在没有任何控制数据的情况下，建议仍然有效。透析或超滤的作用同样没有证据证明，但往往在极端情况下进行。大多数患者需要国际电联监测和护理，结果取决于潜在病因。

表 12.4 乳酸酸中毒的原因

A 型(厌氧)		B 型(需氧)	
休克	心源性	系统性疾病	糖尿病
	内毒素的		肿瘤
	血容量过低的		肝衰竭
			肾衰竭
心力衰竭		药物	苯乙双胍(可能是二甲双胍)
窒息			乙醇/甲醇/水杨酸乙二醇酯/对乙酰氨基酚过量
一氧化碳中毒		代谢性先天缺陷	

病例记录

一例患有 1 型糖尿病的 32 岁女性妊娠 30 周。她一直感到排尿困难和模糊的腹痛，并感到恶心。她在产科日间病房做了介绍，被发现有轻微的呼吸困难和轻度发烧(37.9℃)，尿检显示 3+酮，微量蛋白尿和 55mmol/L(990mg/dL)的糖尿。她的毛细血管血糖为 11.9mmol/L(214mg/dL)。诊断为尿路感染，她开始口服头孢氨苄，然后出院。

12 小时后，她被送往急诊室，严重呼吸困难、呕吐，并伴有剧烈的腹痛。她心动过速(脉搏 120 次/分，正常)，低血压(卧位血压 90/50mmHg，坐位血压 70/40mmHg)，脱水，身体不适。实验室血糖 35.6mmoL/L(641mg/dL)，血 β-羟丁酸 8.1mmol/L，动脉 pH 值为 7.0。

她开始静脉注射 0.9%氯化钠和胰岛素。在接下来的 24 小时里，她很快就康复了。她的腹痛缓解了，胎儿超声正常。患者在妊娠 36 周时通过选择性剖宫产分娩。

点评：妊娠被认为是原酮状态。正常妊娠时，血清碳酸氢盐通常会下降，正常范围为 16~19mmol/L，这意味着 DKA 可以发生在相对较低的血糖水平，已有大量的血糖正常的 DKA 病例被报道。这例患者的线索是严重的酮尿症和她最初出现的呼吸困难。在这一案例之后，制定了新的指南，强制要求所有到产科就诊的患有酮尿症的糖尿病女性进行血清电解质样本和全血酮测试，而不管血糖结果如何。

尿路感染很少在尿亚硝酸盐或白细胞呈阳性的情况下发生；蛋白尿本身不能诊断。

关键性研究

Alberti KGMM, Hockaday TDR, Turner RC. Small doses of intra-muscular insulin in the treatment of diabetic coma. Lancet 1973; 302: 515–522.

本研究对 14 例 DKA 患者[平均血糖35.4mmol/L(637mg/dL)和血酮 12.1mmol/L]，用 16 单位的可溶性单组分猪胰岛素肌注治疗，此后每小时 5~10IU。结果表明，比目前使用的胰岛素剂量低得多的胰岛素可以安全地纠正 DKA。这项工作建立在桑克森等前一年的观察基础上。小剂量静脉滴注可安全、渐进地纠正高血糖。在这项研究之前，大剂量静脉推注的代谢反应是不可预测的。同年晚些时候，美国发表了一项研究，在 11 例 DKA 患者中使用了 50IU 的静脉推注，然后以 50IU/h 的速度输注。在国际上确立低剂量胰岛素输注原则之前，大西洋两岸就展开了长时间的争论。

关键网站

- 英国糖尿病协会的 DKA 指南网站：www.diabetes.org.uk
- 成年人 NG17 1 型糖尿病和儿童 NG18 1 型糖尿病：www.nice.org.uk
- 儿科 DKA 和 HHS 指南：https://www.bsped.org.uk/media/1745/bsped-dka-guidelines-no-dka-link.pdf
- 美国疾病控制中心的糖尿病网站：https://www.cdc.gov/diabetes/data/index.html
- 英国卫生和公众服务部指南：www.diabetologists-abcd.org.uk/JBDS/JBDS_IP_ HHS_Adults.pdf

---

拓展阅读

Angus VC, Waugh N. Hospital admission patterns subsequent to diagnosis of type 1 diabetes in children: a systematic review. BMC Health Serv Res 2007; 7: 199. Available from: www.biomedcentral.com/1472-6963/7/199.

Desai D, Mehta D, Mathias P, Menon G, Schubert UK. Health care utilisation and burden of diabetic ketoacidosis in the U.S. over the past decade: a nationwide analysis. Diabetes Care 2018: https://doi.org/10.2337/dc17-1379

Dhatariya KK, Nunney I, Higgins K, Sampson MJ, Iceton G. National survey of the management of diabetic ketoacidosis in the UK in 2014. Diabetic Med 2016; 33: 252–60 doi 10.1111/dme.12875

Dhatariya KK, Vellanki P. Treatment of diabetic ketoacidosis (DKA) / hyperglycemic hyperosmolar state (HHS): novel advances in the management of hyperglycaemic crises (UK versus USA). Current Diabetes Rep 2017; 17: 33 doi 10.1007/s11892-017-0857-4

English P, Williams G. Hyperglycaemic crises and lactic acidosis in diabetes mellitus. Postgrad Med J 2004; 80: 253–261.

Farsani SF, Brodovicz K, Soleymanlu N, Marquard J, Wissinger E, Maiese BA. Incidence and prevalence of diabetic ketoacidosis (DKA) among adults with type 1 diabetes (T1D): a systematic literature review. BMJ Open 2017; 7: e016587. doi: 10.1136/bmjopen-2017-016587

Gibb F, Toen WL, Graham J, Lockman KA. Risk of death following admission to a UK hospital with diabetic ketoacidosis. Diabetologia 2016; 59: 2082–87 doi 10.1007/s00126-016-4034-0

Gregg EW, Li Y, Wang J, Burrows NR, Ali MK, Rolka D, Williams DE, Geiss L. Changes in diabetes complications in the United States, 1990–2010. NEJM 2014; 370: 1514–23 doi 10.1056/NEJMoa1310799

Joint British Diabetes Societies Inpatient Care Group. The management of diabetic ketoacidosis in adults. Second Edition. Available at: www.diabetologists-abcd.org.uk/JBDS/JBDS.htm and at www.diabetes.org.uk. Accessed May 2020

Kitabchi AE, Miles JM, Umpierrez GE, Fisher JW. Hyperglycaemic crises in adult patients with diabetes. Diabetes Care 2009; 32: 1335–1343.

Misra S & Oliver NS. Utility of ketone measurement in the prevention, diagnosis and management of diabetic ketoacidosis. Diabetic Med 2015; 32: 14–23 doi 10.1111/dme.12604

Scott AR on behalf of the Joint British Diabetes Societies (JBDS). Management of hyperglycaemic hyperosmolar state in adults with diabetes. Diabetic Med 2015; 32: 714–24 doi 10.1111/dme.12757

Umpierrez GE, Smiley D, Kitabchi AE. Narrative review: ketosis prone type 2 diabetes mellitus: Ann Intern Med 2006; 144: 350–357.

（陈梦影 译　周瑾 审校）

第 13 章

低血糖

低血糖是胰岛素和磺酰脲类药物治疗的常见副作用,也是阻止 1 型和 2 型糖尿病患者接近正常血糖的主要因素。出于实际目的,它被定义为指血糖<3.9mmol/L,在此期间,患者需要采取行动,以避免血糖值进一步下降。对于使用传感器监测血糖的患者,如果传感器显示他们低血糖或变得低血糖,他们需要用指血读数重新检查他们的血糖值。大脑依赖于持续的葡萄糖供应,超过几分钟的中断会导致中枢神经系统功能障碍,认知受损,最终昏迷。大脑不能合成葡萄糖,也不能储存超过 5 分钟的糖原。低血糖在幼儿中更为常见,可能是 5 岁以下被诊断为糖尿病的儿童认知障碍和学习成绩下降的原因——发育中的大脑对低血糖特别敏感。

医源性低血糖通常会导致生理和心理社会疾病,有时还会导致死亡("卧床"综合征可能是由夜间低血糖继发的心律失常所致)(图 13.1)。

在非糖尿病患者中,低血糖的部分原因是抑制了胰腺 β 细胞的胰岛素释放和刺激了 α 细胞的胰高血糖素。对低血糖的主要生理反应是由下丘脑内侧区和大脑其他部位的神经元激活所致;这些神经元感觉到血糖水平降低,激活自主神经系统,刺激垂体反调节激素释放(图 13.2)。胰高血糖素和肾上腺素(肾上腺素)的释放可能是避免正常受试者低血糖和确保血糖

糖尿病患者低血糖的一些后果

- 实现血糖正常的障碍。
- 禁用症状。
- 猝死综合征。
- 儿童认知障碍。
- 患者焦虑的主要来源。

图 13.1 糖尿病患者低血糖的一些后果。

恢复的主要因素。

对血糖水平下降的生理反应会产生一系列症状,帮助个体识别低血糖并采取纠正措施。低血糖症状可归类为"自主神经",由交感或副交感神经系统激活(如震颤、心悸或出汗)引起,或"神经降糖",缺糖会对大脑产生影响(如嗜睡、神志不清和意识丧失)。头痛和恶心可能是不适的非特异性表现。糖尿病病程短的受试者自主神经症状显著,但随着病程的延长而减弱(图 13.3)。

在 1 型糖尿病患者中,无症状低血糖发作是很常见的。通常,夜间 2%~5% 的时间会持续低血糖。丹麦先前的一项研究中,结果显示,对低血糖有良好认识的患者在盲法连续血糖监测(CGM)中捕捉到的低血糖发作中,几乎有 2/3 是没有被意识到的。然而,随着现代传感器技术的发展,可以很容易地检测到低于范围的时间百分比(TBR),从而可以个性化治疗方案,以降低 TBR 的百分比。一般来说,TBR>10% 被认为是过量的低血糖,这与伤害风险的增加有关。患者应努力将<70mg/dL(<3.9mmol/L)的时间减少到每天 1 小时(4%)以下,将<54mg/dL(<3mmol/L)的时间减少到 15 分钟(1%)/天。此前的数据显示,1 型糖尿病患者中有 2%~4% 的死亡归因于低血糖。低血糖会引起不舒服的表现,如焦虑、心悸、出汗,其神经后果包括行为改变、认知功能障碍、癫痫发作和昏迷。

2 型糖尿病患者医源性低血糖的发生率要低得多。例如,在积极接受胰岛素治疗的 1 型糖尿病患者中,发表的严重低血糖发生率从每 100 人每年 60~170 次不等。接受胰岛素治疗的 2 型糖尿病患者的相应发病率从每 100 人每年 3~70 次不等。即使在积极的胰岛素治疗期间,2 型糖尿病的严重低血糖发生率也只有 1 型糖尿病的 10%。在 UKPDS 的 6 年随访中,只有

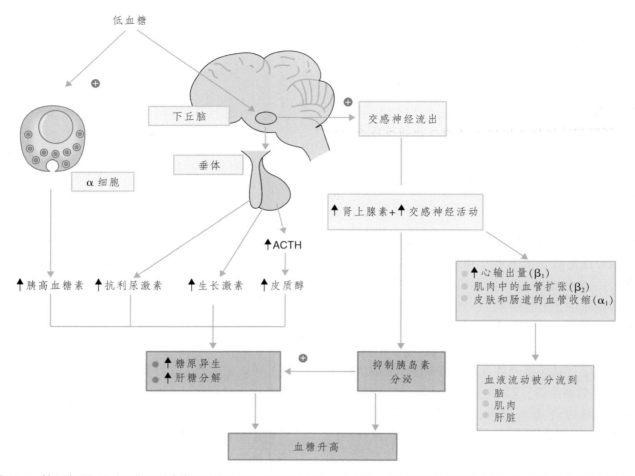

图 13.2　低血糖引起的逆调节和交感神经系统反应的主要组成部分。加压素本身有微弱的反调节作用,但与其他激素有协同作用。

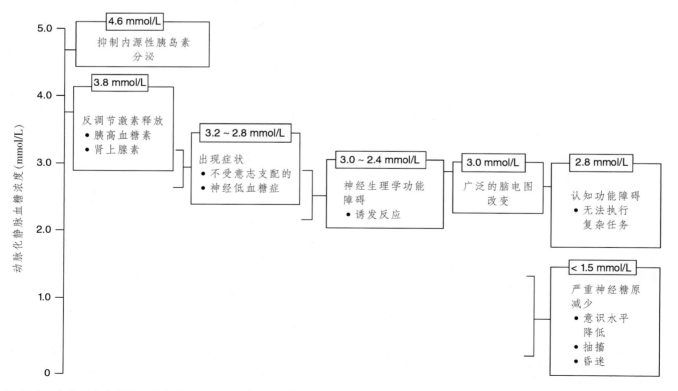

图 13.3　非糖尿病患者的血糖阈值:分泌反调节激素和低血糖引起的生理、症状和认知变化。Reproduced from Zammitt and Frier. *Diabetes Care* 2005;28:2948–2961.

2.4%的二甲双胍治疗患者、3.3%的磺脲治疗患者和11.2%的胰岛素治疗患者报告了严重的低血糖事件（需要第三方的帮助）。现代疗法,包括长效胰岛素类似物和第三代磺酰脲类药物,更少会发生低血糖现象（图 13.4）。

糖尿病低血糖是由绝对或相对胰岛素过多引起的,但葡萄糖逆向调节机制的完整性对临床结局有重要影响。因此,在 1 型糖尿病中很好地认识到受损的葡萄糖反调节, 在晚期 2 型糖尿病中可能也会发生。葡萄糖逆向调节受损的危险因素包括:①胰岛素缺乏状态;②有严重低血糖、无意识低血糖或两者兼有的病史;③积极的抗糖尿病治疗,如较低的 HbA1c 所示（表 13.1）。

对低血糖的最初反应是在血糖浓度为 3.6~3.8mmol/L（65~68mg/dL）时急性释放反调节激素（特别是胰高血糖素和肾上腺素）。自主神经症状大约在3.2mmol/L（58mg/dL）时出现,认知功能约在 3mmol/L（54mg/dL）时开始恶化（图 13.5）。因此,那些保持低血糖意识的患者在严重的大脑功能障碍发生之前就会得到提醒。然而,无法识别即将发生的低血糖症状,也就是所谓的"无意识低血糖",是胰岛素治疗糖尿病患者的主要临床问题。大约 25%的 1 型糖尿病患者会受到低血糖意识的影响。在这些患者中,交感-肾上腺激活在比认知障碍患者更低的血糖水平发生。在没有意识到低血糖的患者中,发生严重低血糖的风险增加了6~7 倍。

几乎所有接受胰岛素治疗的糖尿病患者在保护他们免受低血糖的机制上都存在一些缺陷,尽管这种损害在 2 型糖尿病中是轻微的。胰高血糖素对低血糖

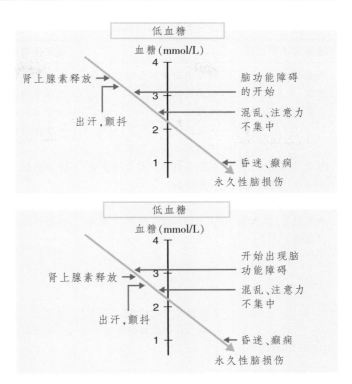

图 13.5　在意识到或没意识到低血糖的糖尿病受试者中,肾上腺素的释放和自主神经症状的激活,以及神经降糖效应的血糖阈值。请注意,在那些没有意识到低血糖的人中,自主神经症状的激活发生在低于认知障碍的血糖阈值。

的反应在 1 型糖尿病的 1~2 年内开始失效,可能是因为胰岛内串扰的旁分泌机制被破坏,因为内源性胰岛素的产生减少。交感-肾上腺反应降低在长期的 1 型糖尿病中很常见;那些同时表现出胰高血糖素和肾上腺素受损的人特别容易发生低血糖,因为葡萄糖反调节受损和低血糖意识受损（图 13.6）。自主神经病变是低血糖意识不清的主要原因。

肠道因食物摄入而释放的胰岛素样生长因子-1（GLP-1）作用于体内胰岛的 β 和 α 细胞,它们分别负责增加胰岛素分泌和减少胰高血糖素分泌。GLP-1 的降糖作用依赖于葡萄糖。这意味着在较低的血糖浓度下,GLP-1 的影响会减弱。因此,GLP-1 类似物和DPP-IV 抑制剂通过 GLP-1 的介导作用降低血糖水平, 在临床试验中低血糖发生率似乎非常低。同样,SGLT-2 抑制剂治疗促进的尿糖排出依赖于通过肾小球过滤的葡萄糖,而肾小球过滤的葡萄糖又依赖于循环中的血糖。因此,避免低血糖,特别是与磺酰脲类药物和胰岛素相比,可能是这些新的 2 型糖尿病治疗方法的主要优势。

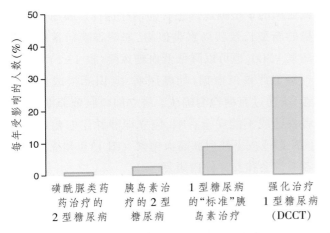

图 13.4　不同糖尿病治疗相关的严重低血糖风险。

表 13.1 糖尿病患者发生低血糖的诱因或易感因素

胰岛素水平过高		胰岛素增强效应		
剂量过大 患者、医生或药剂 师的错误	提高胰岛素的生物利用度 加速吸收 ● 锻炼 ● 腹腔注射 ● 换为成年人胰岛素	胰岛素敏感性增加 反调节激素缺乏 ● 艾迪生病 ● 垂体功能减退	碳水化合物摄入不足 错过的、少量的或延 误的餐点	其他因素 运动 ● 急性:加速吸收 ● 晚期:肌糖原耗竭
与患者需求或生 活方式需求的 匹配性差	胰岛素抗体（结合胰岛素 的释放）	体重减轻	减肥食谱	酒精(抑制肝脏葡萄糖的产生)
故意过量(虚构低 血糖)	肾衰竭(胰岛素清除率降 低)	体能锻炼	神经性厌食症	药物 ● 增强磺酰脲作用（水杨酸 盐、磺胺类） ● 阻断反调节（非选择性 β 受体阻滞剂）
	1 型糖尿病患者的"蜜月 期"(B 细胞部分恢复)	妇产 月经周期变异	呕吐,包括胃排空障碍 母乳喂养 不能支撑运动（早期 或延迟性低血糖）	

严格的血糖控制是受损的血糖对抗调节受损和低血糖意识不足的一个危险因素——较低的 HbA1c 水平会导致在较低的葡萄糖浓度下对低血糖的反调节和症状性反应的阈值重置。此外,反复低血糖会加剧对后续低血糖的缺陷反应,从而导致意识下降、易损性增加和进一步发生低血糖的恶性循环。启动自主神经反应的神经元可以通过增加葡萄糖转运蛋白的表达和葡萄糖摄取来适应慢性低血糖。随后的低血糖不能产生足够的细胞内血糖,因此不再引起反应。还有证据表明,皮质醇(在对低血糖的反调节反应中释放的)会抑制下丘脑对葡萄糖的感觉(图 13.7)。

最近的一项大规模随机对照试验的证据,调查了严格控制血糖和更严格控制血糖之间的心血管联系,重新激发了人们对低血糖引起的潜在不良心血管后果的兴趣(图 13.8)。

大多数低血糖发作可以通过摄入葡萄糖药片、果冻或果汁、饼干或碳水化合物来自我治疗。如果患者出现低血糖症状,但尚未出现低血糖,患者应考虑服用 5~10g 碳水化合物（1~2 个做成娃娃形状的凝胶软糖或葡萄糖片剂）。如果血糖<3.5mmol/L:患者应服用 15~20g 速效碳水化合物(150mL Lucozade、橙汁或 3~4 片葡萄糖),并在 15 分钟内复查。当低血糖患者不能或不愿意(由于神经性低血糖)口服碳水化合物时,需要进行肠外治疗。1 型糖尿病患者的家庭成员或照顾者需要为其肌内注射胰高血糖素;胰高血糖素对 2 型糖尿病不太有用, 因为它刺激胰岛素分泌和糖原分解。CSII 见第 10 章)与多次注射胰岛素治疗相比,低血糖发生率较低,应考虑作为那些经常发生不可预测的低血糖的 1 型糖尿病患者的治疗选择。胰岛素中更平稳的新型长效胰岛素类似物,如德谷胰岛素或甘精胰岛素 V300,也可以降低低血糖风险(框 13.1)。

疑似严重低血糖(如糖尿病、意识受损或昏迷的患者)应通过血糖检测确认。应立即口服葡萄糖,如果患者昏迷或不能安全吞咽,应立即静脉注射葡萄糖或肌内注射或皮下注射胰高血糖素 (图 13.9 和框 13.2)。患者通常会在几分钟内康复。

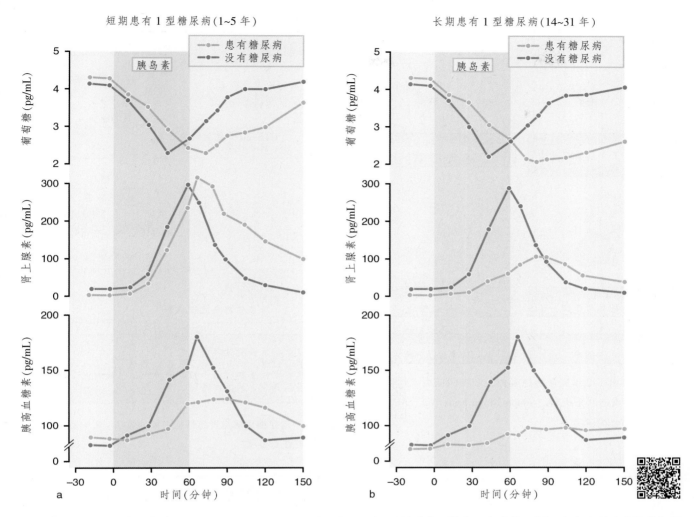

图 13.6 1 型糖尿病患者的反调节反应受损。(a)患 1 型糖尿病 1~5 年,平均胰高血糖素反应减弱(下图),但肾上腺素分泌增加得以保留(中图),血糖恢复延迟(上图)。(b)长期患有 2 型糖尿病,胰高血糖素和肾上腺素的反应均严重受损,血糖恢复明显延迟和减慢。From Boli et al. *Diabetes* 1983;32:134–141.

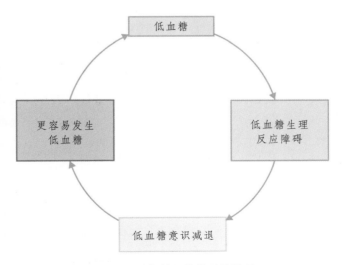

图 13.7 反复低血糖的恶性循环。

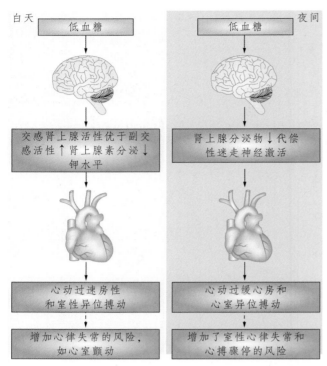

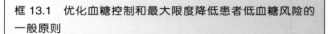

图 13.8 提出了 2 型糖尿病患者白天和夜间低血糖和心律失常的联系机制。Adapted from Frier. *Nat Reviews Endo*, 2014.

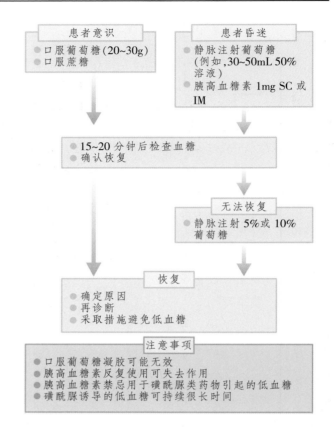

图 13.9 治疗糖尿病患者急性低血糖的算法。文中还指出了一些重要的注意事项。

框 13.1 优化血糖控制和最大限度降低患者低血糖风险的一般原则

- 结构化的患者教育和授权。
- 使用 GOLD 评分或 Clarke 评分评估低血糖意识。
- 使用传感器技术得出动态血糖曲线，以突出风险时间和低于范围的时间百分比。
- 找出低血糖的原因（例如，运动、饮酒时基础胰岛素降幅不足；对高血糖的过度纠正，对碳水化合物的高估，胰岛素纠正过快）。
- 灵活的胰岛素方案，使用胰岛素泵疗法，使用带警报或传感器的连续血糖监测加强胰岛素泵疗法。
- 血糖靶点的个体化研究。
- 持续的专业建议和支持。

框 13.2 低血糖管理不自觉

- 如果患者尚未接受专科治疗，请咨询糖尿病专科团队。
- 回顾每日总剂量（TDD）的 50% 作为基础胰岛素，其余作为膳食胰岛素的胰岛素方案。
- 回顾胰岛素技术（包括注射部位）。
- 如果尚未访问，建议进行结构化的 1 型糖尿病教育。
- 如果已经提供了结构化的教育，则提供特定的低血糖避免培训（例如，连续 6 个月的每月频繁接触已被证明是有效的）。
- 建议将空腹血糖维持在 5mmol/L 以上，以降低夜间低血糖的风险。
- 确保定期监控，特别是在驾驶时。
- 让员工了解有关严重低血糖的国家驾驶法规（需要第三方协助）。
- 提供 CSII 服务。
- 考虑实时连续血糖监测（CGM）。
- 如果上述所有措施都不能有效地解决问题，请考虑在可行的情况下进行第三次转介，以确定是否有可能进行胰岛移植。

Adapted from The Association of British Clinical Diabetologists (ABCD)Standards of care for management of adults with type 1 diabetes.

病例记录

一例 36 岁的女性患者，有 25 年以上的 1 型糖尿病病史，表现为反复出现严重的低血糖，通常在凌晨发作。她有多种微血管病变并发症，包括增生性视网膜病变（激光光凝治疗）、痛性神经病变、微量蛋白尿和胃轻瘫。使用基础胰岛素治疗方案，其 HbA1c 为 8.4%。她对低血糖有相当大的焦虑，因为她在工作中常因发生低血糖相关的奇怪行为而感到尴尬。她几乎已经失去了低血糖症状的意识，并且不愿意修改她的胰岛素剂量（以改善 HbA1c），因为有低血糖的风险。在入院时，她报告在过去的一年里至少有 6 次严重的低血压需要第三方的帮助。

点评：低血糖无意识在长期 1 型糖尿病患者中很常见，特别是当存在自主神经功能障碍时。对严重低血糖的恐惧与行为障碍和认知改变有关，这是改善血糖控制的一个可以理解的障碍，但由于晚期微血管并发症，从长远来看，这例女性患者将从较低的 HbA1c 水平中受益。这是一个复杂的管理问题。她应该接受有组织的糖尿病教育，是使用泵进行 CSII 的人选，最好是使用传感器设备。

关键性研究

Pickup JC, et al. Severe hypoglycaemia and glycaemic control in type 1 diabetes: meta-analysis of multiple daily insulin injections compared with continuous subcutaneous insulin infusion. Diabetic Med. 2008; 25: 765–774.

Amiel SA et al. Defective glucose counterregulation after strict glycemic control of insulin-dependent diabetes mellitus. N Engl J Med. 1987 May 28; 316(22): 1376–83

The ADVANCE Collaborative Group. Intensive blood glucose control and vascular outcomes in patients with type 2 diabetes. N. Engl. J. Med. 2008; 358: 2560–72.

Riddle MC et al.Action to Control Cardiovascular Risk in Diabetes Investigators. Epidemiologic relationships between A1C and all-cause mortality during a median 3.4-year follow-up of glycaemic treatment in the ACCORD trial. Diabetes Care. 2010; 33(5): 983–990

van Beers CA et al. Continuous glucose monitoring for patients with type 1 diabetes and impaired awareness of hypoglycaemia (IN CONTROL): a randomised, open-label, crossover trial. Lancet Diabetes Endocrinol. 2016 Nov;4(11): 893–902. doi: 10.1016/S2213–8587(16)30193–0

Bolinder J. et al. Novel glucose-sensing technology and hypoglycaemia in type 1 diabetes: a multicentre, non-masked, randomised controlled trial. Lancet. 2016; 388(10057): 2254–2263.

关键网站

- http://www.diabetes.co.uk/Diabetes–and–Hypoglycaemia.html
- http://www.gpnotebook.co.uk/simplepage.cfm?ID=–19922936
- https://www.niddk.nih.gov/health–information/diabetes/overview/preventing–problems/low–blood–glucose–hypoglycemia
- http://www.diabetes.org/type –1 –diabetes/hypoglycemia.jsp

拓展阅读

Seaquist ER et al. Hypoglycemia and diabetes: a report of a workgroup of the American Diabetes Association and the Endocrine Society. Diabetes Care. 2013; 36(5): 1384–95.

Cryer PE, et al. Hypoglycaemia in diabetes. Diabetes Care 2003; 26: 1902–1912.

Cryer PE. The barrier of hypoglycaemia in diabetes. Diabetes 2008; 57: 3169–76.

Hoe FM. Hypoglycaemia in infants and children. Adv. Paediatr. 2008; 55: 367–84.

Gough SC. A review of human and analogue insulin trials. Diab. Res. Clin. Pract. 2007; 77: 1–15.

Goto A. et al. Severe hypoglycaemia and cardiovascular disease: systematic review and meta-analysis with bias analysis BMJ. 2013 Jul 29; 347: f4533

Villani M et al. Emergency treatment of hypoglycaemia: a guideline and evidence review. Diabetic Medicine. 2017; doi:10.1111/dme.13379

Eldridge CL et al. Prevalence and Incidence of Hypoglycaemia in 532,542 People with Type 2 Diabetes on Oral Therapies and Insulin: A Systematic Review and Meta-Analysis of Population Based Studies. PLoS One. 2015; 10(6): e0126427. doi: 10.1371/journal.pone.0126427. eCollection 2015. Review.

Rodband D. Continuous glucose monitoring; a review of recent studies demonstrating improved glycaemic outcomes. Diabetes, Technol Ther 2017; 19(S3): S25–37

（陈梦影 译　周瑾 审校）

第 14 章
糖尿病并发症的病因

要点

• 糖尿病并发症的组织特异性：眼、肾或周围神经的微血管损伤分别造成糖尿病视网膜病变、糖尿病肾病或糖尿病神经病变；非组织特异性：大血管病变，造成动脉粥样硬化的加速。

• 现有确切证据表明高血糖与微血管并发症的发生有关，调控血糖可以预防或减缓其进展。

• 大血管病变的证据可靠性较低，在 1 型糖尿病患者中，强化治疗可减少心血管事件，在 2 型糖尿病患者中未得到一致性结果。

• 高血糖通过多种潜在机制引起并发症，包括多醇和己糖胺通路的激活、蛋白激酶 C 酶的刺激，以及晚期糖基化终产物的产生。每个过程均产生活性氧，所以氧化应激可能是最终导致并发症的共同途径。

慢性糖尿病的影响大部分来自组织并发症的发展，主要是微血管病变（视网膜病变、肾脏病变和神经病变）以及大血管病变（动脉粥样硬化）。糖尿病微血管病变的特点是毛细血管腔逐渐闭塞，随后组织灌注受损，血管通透性增加，血管周围细胞产生细胞外物质增加，导致基底膜增厚。糖尿病大血管病变的特点是动脉粥样硬化加速，糖尿病特有的病理特征较少。代谢和血流动力学因素在糖尿病并发症的发病机制中均起作用（图 14.1）。本章将讨论这些因素，并概述导致糖尿病组织损伤的细胞过程。

高血糖

微血管并发症

已有确切证据表明，1 型和 2 型糖尿病微血管病变与高血糖的持续时间和严重程度有关。Pirart 通过一项经典的观察性研究，对 4400 例 1 型和 2 型糖尿病患者长达 25 年的随访证实了这种关联（图 14.2）。随着糖尿病病程的延长，在血糖控制最差的人群中，视网膜病变、肾脏病变和神经病变的发病率最高，而在血糖控制最好的人群中患病率最低。

许多其他流行病学研究也支持这一关联。在威斯康星州糖尿病视网膜病变流行病学研究（WESDR）中，1 型（"年轻发病"）和 2 型（"老年发病"）糖尿病受试者的视网膜病变发病率和进展情况与血糖状态明显相关。

1993 年报道的糖尿病控制和并发症试验（DCCT）有力地证明了良好的血糖控制可以预防 1 型糖尿病并发症。这项研究常被认为是糖尿病研究的里程碑，研究纳入了北美 29 个中心的 1441 例患者，他们被随机分配到常规治疗组：每天注射 1~2 次胰岛素，每 3 个月进行门诊随访，根据自我监测血糖数据来进行胰岛素剂量的调整；强化治疗组：每天注射至少 3 次胰岛素，或使用胰岛素泵治疗，每月门诊随访及每周电话随访，经常进行血糖自我监测，并调整胰岛素剂量，另外有饮食和锻炼计划。在整个 9 年的研究中，强化治疗组的血糖控制明显更好。经过平均 6.5 年的随访，强化治疗组的糖化血红蛋白为 7.4%，而常规治疗组的糖化血红蛋白为 9.1%（56 对 76mmol/mol）。不过，在强化治疗组中，只有不到 5% 的人平均糖化血红蛋白始终在正常范围内。

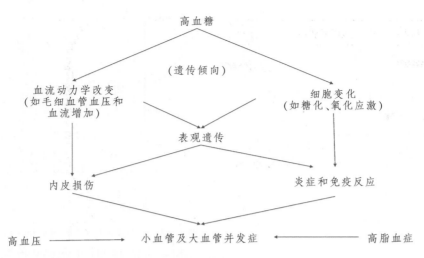

图 14.1　血流动力学和细胞因子在糖尿病并发症发病机制中的相互作用。

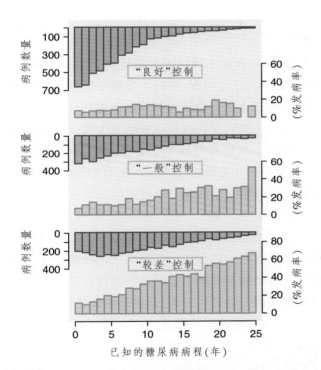

图 14.2　"良好""一般"和"较差"控制患者糖尿病神经病变的患病率与糖尿病病程的关系。From Pirart. Diabetes Care1978; 1: 168–188, 262–261.

DCCT 研究中,患者被分为两组:基线为无视网膜病变组(一级预防组)和轻至中度视网膜病变组(二级预防组)。这项研究针对视网膜终点,而非肾脏或神经病变终点。

然而,此研究表明,在强化治疗组,视网膜病变、肾脏病变(以尿白蛋白排泄率为标准)和神经病变在临床上显著减少。通过 7 张眼底立体照片评估视网膜病变,并根据糖尿病性视网膜病变的早期治疗研究

(ETDRS)量表进行分类,认为变化三级具有意义(见第 15 章)。

一级预防组视网膜病变风险降低了 76%,二级预防组风险降低了 54%, 两组合并后风险降低了 63%。此外,在常规治疗组中,高血糖严重程度的加重与视网膜病变进展风险之间的关联得到了决定性的证实(图 14.3)。

2 型糖尿病方面类似的证据来自 1998 年英国前瞻性糖尿病研究(UKPDS)。这是一项为期 20 年的研究,在全英国 23 个中心招募了 5000 多例 2 型糖尿病患者。其中的主要研究为 3867 例新诊断的 2 型糖尿病患者,随机分配到强化治疗组或常规治疗组,强化治疗组为磺酰脲类药物(如氯丙胺或格列本脲)或胰岛素治疗,常规治疗组最初为饮食控制,如果患者出现症状或空腹血糖在 15mmol/L 以上, 后期会应用片剂或胰岛素治疗。

随访 10 年后, 强化治疗组的糖化血红蛋白为 7.0%, 而常规治疗组的糖化血红蛋白为 7.9%(53 对 63mmol/mol)。强化治疗可显著降低 25%的微血管病变终点,包括玻璃体积血、激光光凝、肾衰竭(血清肌酐>250 μmol/L 或肾衰竭死亡)(图 14.4)。在第 12 年使用 ETDRS 量表评估发现, 强化治疗组视网膜病变出现两级变化的患者减少了 21%。最近的控制糖尿病患者的血管疾病风险行动(ACCORD)、ADVANCE 和 VADT 试验也显示了血糖控制得到改善后眼(AC-CORD)和肾脏微血管并发症的获益。这些研究大多数展示了在预防微血管并发症的发展或早期进展的一

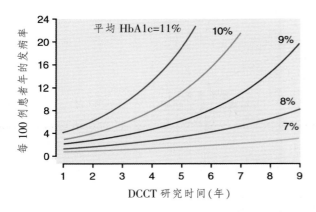

图 14.3　DCCT 常规治疗组中视网膜病变进展的风险和糖化血红蛋白的平均值。

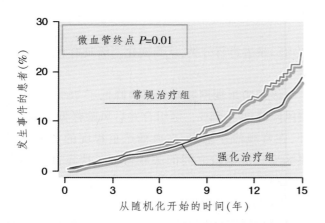

图 14.4　强化血糖控制对 2 型糖尿病微血管并发症的影响（UKPDS）。From UKPDS Group. Lancet 1998;352:837–854.

致性效果，但对已形成或晚期疾病的影响较小，这一现象可能与研究的持续时间有关。对接受全胰腺移植的患者进行肾活检的研究证据表明，只有在血糖正常 10 年或更久后才能检测到肾小球病变的改善。

大血管并发症

流行病学研究表明，在普通人群中，血糖和大血管病变之间存在明显的正相关关系。例如，欧洲癌症与营养的前瞻性调查（EPIC）研究发现，在 4600 例英国男性中，无论 HbA1c<31mmol/mol（<5%）还是 >53mmol/mol（>7%），HbA1c 均与心血管的死亡率持续相关，在自我报告的糖尿病患者中，HbA1c 与心血管疾病的死亡率也持续相关（图 14.5）。

然而，在 UKPDS 中，强化血糖控制对大血管并发症并没有显著影响，但随访 10 年时观察到心肌梗死的相对风险降低了 16%，不过未达到统计学意义（P=

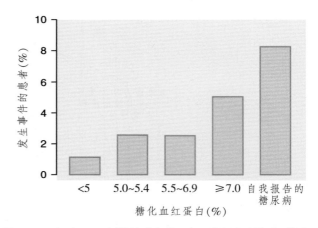

图 14.5　在对 4662 例男性进行的 EPIC 诺福克研究中，糖化血红蛋白百分比与心血管疾病（CVD）的关系。From Khaw et al. BMJ 2001; 322:15–18.

0.052）。

2008 年报道了 3 项大型随机对照试验的研究结果，研究纳入了 23 000 多例 2 型糖尿病患者，他们被分配到强化血糖控制组与标准血糖控制组，主要结局变量是大血管病变。这些试验结果表明，在致死性和非致死性心肌梗死与脑卒中的标准联合心血管终点上，血糖控制并无获益。此外，尽管 ACCORD 试验的强化治疗组和常规治疗组心肌梗死的总数几乎相同，但强化治疗组心源性死亡率略有增加（表 14.1）。

强化血糖的控制结果在微血管疾病上的差异可能与微血管疾病的发病机制有关。视网膜病变、肾脏病变和神经病变实际上是糖尿病所特有的，高血糖是其主要病因。而另一方面，动脉粥样硬化的病因是多因素的，尽管血糖也很重要，但它只是众多因素之一。此外，大血管结局试验，如 DCCT 和 UKPDS，其中许多受试者已确定有心血管疾病，这可能是因为严格控制血糖作为动脉粥样硬化的主要预防措施更为有效。

血压

在 DCCT 研究中，患者入院时血压正常。然而，在 UKPDS 研究中，近 1/3 的患者在入院时患有高血压。试验中纳入了一项降压研究，其中 1148 例高血压患者被分配到强化血压控制组（目标<150/<85mmHg）或标准血压控制组（目标<180/<105mmHg）（图 14.6）。此外，强化血压控制组进一步随机接受卡托普利或阿替洛尔治疗。

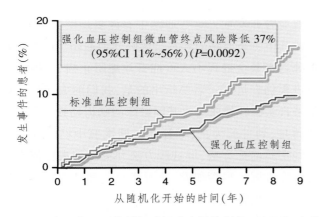

图 14.6　在强化血压控制组或标准血压控制组(UKPDS),出现微血管终点(主要是视网膜光凝)患者比例的 Kaplan–Meier 图。From UKPDS Group. BMJ 1998; 317: 703–713.

使用与血糖控制研究相同的综合性微血管终点,强化血压控制组的微血管事件风险降低了 37%。阿替洛尔和卡托普利治疗组无明显差异。血压的降低还与大血管事件的减少有关,特别是脑卒中。

然而,在 ACCORD 试验的血压研究中,强化血压控制的患者(目标收缩压<120mmhg)在视网膜病变或心肌梗死方面没有获益。脑卒中的发生率有所降低,但这是以副作用增加为代价的。

有证据表明,肾素血管紧张素系统抑制剂在预防视网膜病变和肾脏病变的进展方面可能比其降压作用获益更大(详见第 15 章和第 16 章)。有关血压的更多信息请参阅第 19 章。

代谢记忆

DCCT 和 UKPDS 公布了参与原始研究的患者的随访情况。在各试验研究结束后,对患者继续进行随访,但无须被随机分配到不同的血糖控制组。

大多数 DCCT 患者参加了 EDIC。DCCT 结束 8 年后,强化控制组新发微白蛋白尿的相对风险为 49%(95% CI 32%~62%),临床或显性肾病组(重度白蛋白尿)新发微白蛋白尿的相对风险为 85%(95% CI 68%~92%)。EDIC 随访第 18 年时,强化治疗的视网膜病变风险降低了 46%(95% CI 36~54)(图 14.7)。尽管初始强化治疗组和常规治疗组的 HbA1c 水平分别为 64 和 67mmol/mol(8.0% 和 8.2%),几乎重合。在 EDIC 18 年的随访中,强化治疗对视网膜病变仍有获益,尽管强化治疗组和常规治疗组的发病率逐年相似,但这主要是由于最初常规治疗组患者的发病率降低了。

同样,在 UKPDS 中,试验结束后的 10 年随访显示,强化治疗组和常规治疗组的血糖水平几乎相同(HbA1c 约为 7.8%;62mmol/mol),但强化治疗组的联合微血管病变终点的相对危险度为 0.76 (95% CI 0.64~0.89)。

有趣的是,在 UKPDS 中,强化治疗组心肌梗死的相对风险显著降低 0.85(0.74~0.97),DCCT/EDIC 研究

表 14.1　控制糖尿病患者心血管疾病风险行动(ACCORD)、包括 Preterax 和 Diamicron MR 对照评估(ADVANCE)、退伍军人糖尿病试验(VADT)的主要特征

	ACCORD	ADVANCE	VADT
患者特征 *n*(男性%)	10 251(39%)	11 140(42%)	1791(97%)
平均年龄(岁)	62	66	60
已知糖尿病病程(年)	10	8	11.5
心血管病史(%)	35	32	40
BMI kg/m²	32	28	31
基线平均糖化血红蛋白(%)	8.1	7.2	9.4
糖化血红蛋白目标值(%)	<6.0 对 7.0~7.9	<6.5	<6.0 对预计两组间差异为 1.5
研究特点			
随访时间中位数(年)	3.5	5.0	5.6
最终中位糖化血红蛋白(%)*	6.4 对 7.5	6.3 对 7.0	6.9 对 8.5
体重变化(kg)*	+3.5 对 +0.4	−0.1 对−1.0	+7.8 对+3.4
有一个或多个严重低血糖反应的受试者(%)*	16.2 对 5.1	2.7 对 1.5	21.2 对 9.9
原发性大血管结局的风险比(95% CI)	0.90(0.78~1.04)	0.94(0.84~1.06)	0.88(0.74~1.05)

* 强化治疗与常规治疗组。Adapted from Skyler et al. Diabetes Care 2009;32:187–192.

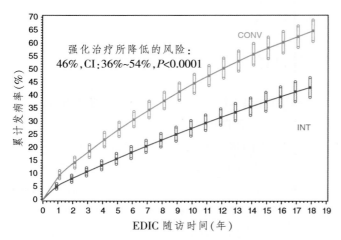

图 14.7　原试验完成 18 年后，DCCT/EDIC 队列中 ETDRS 视网膜病变严重程度三级变化的累积发生率。尽管常规治疗组（CONV）与强化治疗组（INT）随访期间 HbA1c 水平接近，但与强化治疗组相比，常规治疗组视网膜病变的累积发病率持续增加。Reproduced from DCCT/EDIC Research Group. Diabetes 2015; 64:631–642 with permission.

也显示，在原始研究结束 8 年后，强化治疗组在心血管事件方面也有获益（风险降低 42%；9%~68%），尽管事件数量非常少（46 例对 98 例）。在 DCCT/EDIC 30 年的联合随访中，强化治疗组 82 例受试者共发生 149 起心血管事件，常规治疗组 102 例受试者共发生 217 起心血管事件。

尽管长期来看，强化治疗组与常规治疗组间没有出现血糖水平的差异性分离，但强化控制的长期获益仍未得到解释。目前还不清楚这对强化治疗组来说是否仅是一种最终会赶上的延迟，或者说，确实是一项长期获益。一段时期的高血糖也可能引起结构（如胶原蛋白这种基质蛋白的糖基化）和功能变化（如表观遗传），这些变化甚至在血糖纠正后也可能持续存在。由于 DCCT 受试者糖尿病病程相对较短，UKPDS 包括新诊断 2 型糖尿病患者，所以糖尿病早期血糖控制得越好，微血管及大血管并发症越不易发生。

高血糖是如何引起组织并发症的？

微血管和大血管并发症导致细胞及组织在高血糖的情况下无法限制葡萄糖的运输（特别是视网膜、肾系膜、施万细胞和上皮细胞）。由细胞内葡萄糖增加引发的一系列变化，启动或上调各种代谢通路，从而导致血管并发症。这些通路中有许多是密切相关的，因此其中一条通路的异常会影响其他通路。这意味着单独封锁某个进程不太可能有效地阻止损害，因为其他进程仍在进行。需要指出的是，我们的大部分认识都来自实验性糖尿病或基因敲除的啮齿动物。令人失望的是，到目前为止，尽管在二期试验中已经探索了一些实验治疗方法，但这些方法并没有带来任何重大的治疗进展。尽管如此，这对于我们理解糖尿病并发症的发病机制仍然至关重要。

多元醇通路

在这一通路中，限速酶醛糖还原酶将葡萄糖还原为它的糖醇——山梨醇。然后被山梨醇脱氢酶氧化成果糖。醛糖还原酶是一种普遍存在于许多组织中的酶，特别是神经细胞、视网膜细胞、肾小球、肾小管和血管细胞。它也可以使用替代葡萄糖的底物，如糖酵解代谢产物甘油醛-3-磷酸。该通路通常是不活跃的，但在高血糖的情况下，细胞内葡萄糖和葡萄糖衍生物质（如乙二醛和乙酰醇）累积，这些物质可以迅速糖化蛋白质（图 14.8）。山梨醇不易透过细胞膜扩散，可能会因渗透压而造成损害（目前认为这种情况不太可能发生，除非在眼的晶状体中形成白内障）。更有可能的是，烟酰胺腺嘌呤二核苷酸磷酸氢（NADPH）水平的降低导致还原型谷胱甘肽（GSH）再生受损，而 GSH 是活性氧（ROS）的重要清除剂。山梨醇脱氢酶作用也增加了烟酰胺腺嘌呤二核苷酸加氢（NADH）的产生。这两种变化导致了氧化应激的增加（见下文）。

晚期糖基化终产物

晚期糖基化终产物（AGE）是由葡萄糖和其他糖基化合物（如乙二醛、甲基乙二醛和 3-脱氧葡萄糖）与蛋白质（类似于糖化血红蛋白的形成过程）和其他长寿分子（如核酸）的非酶促反应形成的。早期糖基化产物是可逆的，但最终它们通过交联发生不可逆的变化（图 14.9）。

晚期糖基化终产物可通过 3 种方式造成损害并最终导致糖尿病并发症：首先，由于基质蛋白的交叉连接，如胶原蛋白和层粘连蛋白，导致血管增厚和硬化，进而影响血管的通透性和弹性。这些基质的改变影响与受体（如整合素）的反应。其次，细胞内蛋白质的 AGE 修饰改变了其功能。最后，AGE 修饰的循环蛋

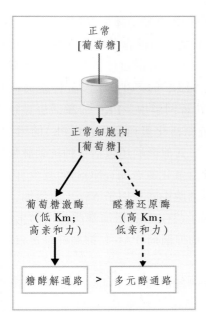
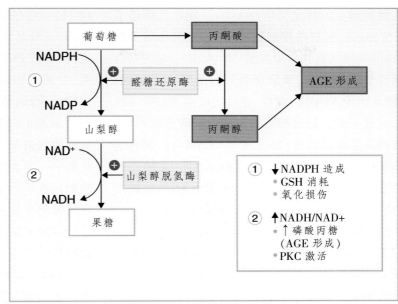

图 14.8　多元醇通路。(左)这一通路通常不活跃,但当细胞内葡萄糖水平增加时变得活跃。(右)通过多元醇通路增加葡萄糖通量导致强糖基化糖(丙酮酸、丙酮醇和磷酸丙糖)产生、氧化损伤和蛋白激酶 C(PKC)活化增强。AGE,糖基化终末产物;GSH,还原型谷胱甘肽;NAD,烟酰胺腺嘌呤二核苷酸。

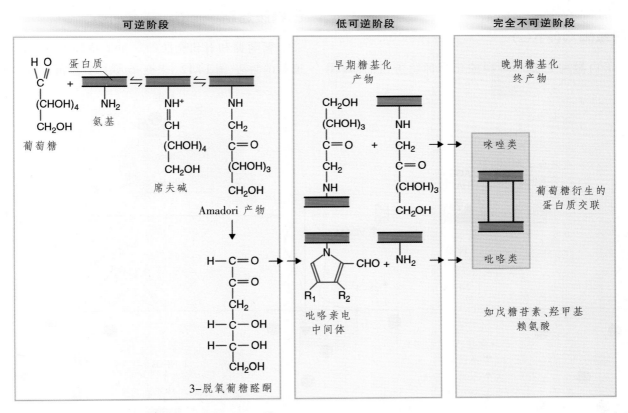

图 14.9　早期可逆的非酶糖基化产物和不可逆的晚期糖基化终产物(AGE)的形成。通过一系列复杂的化学反应,Amadori 产物可以形成基于咪唑和基于吡咯的葡萄糖衍生的交联家族。

白与几种细胞上的特定受体(RAG——现在已阐述了3 种亚型)结合,包括单核细胞/巨噬细胞、肾小球系膜细胞、视网膜周细胞和内皮细胞(图 14.10)。这种结合导致活性氧的产生;二级信使如蛋白激酶 C(PKC)的激活;转录因子 NFκB 的释放,导致内皮素等血管活性蛋白的过度生成;刺激细胞因子和生长因子的产生,进而导致炎症细胞黏附(通过增加 VCAM-1)、促凝蛋白表达和血管通透性增加(通过 VEGF)(图 14.10)。

最近,一种可溶解的 AGE 受体(RAGE)已经被发现,它似乎可以清除 AGE,这种清道夫水平的降低与动脉粥样硬化的增加有关。

已经在动物和人类身上试验了几种可以减少AGE 形成或破坏交联的实验性药物,但经验证它们毒性太大或作用有限。RAGE 拮抗剂也在实验中使用,并在动物模型中有所获益。

在烟草的烟雾和加工食品(特别是烤肉和一些软饮料)中可发现外源的 AGE。饮食中高水平的 AGE 与动物动脉粥样硬化的加速有关,但它们在人类疾病中的作用尚不明确。

蛋白激酶 C(PKC)

蛋白激酶 C 是一种磷酸化多种靶蛋白的酶(图14.11)。它存在于 10 个异构体中,由甘油二酯(DAG)激活,二酰基甘油是葡萄糖含量增加和糖酵解增加的直接产物。PKC α、β 和 δ 的过度活跃与人类糖尿病有关,并通过增加 VEGF 的产生,导致血管通透性和血流增加,特别是在视网膜中。PKC 的激活也导致视网膜周细胞中丝裂原活化蛋白激酶(MAPK)的增加,从而导致细胞凋亡。其他影响还包括一种抗动脉粥样硬化酶——内源性一氧化氮合酶(eNOS)的减少,内皮细胞和血管平滑肌细胞中转录因子 NFκB 的增加,可能通过转化生长因子(TGF)-β 增加基质蛋白的生成,以及纤溶酶原激活物抑制剂(PAI-1,抑制纤维蛋白溶解)的增加。

PKCβ 抑制剂鲁伯斯塔(Ruboxistaurin)的出现激发了人们对这一通路的兴趣,在动物实验中,鲁伯斯塔可以减少视网膜病变的发展。人类试验最初显示在晚期眼病中有一定疗效,但对肾病没有效果。这些不太令人满意的结果可能反映了 PKC 抑制剂的局限性,多种异构体的阻断药物可能会被证实更有效。

己糖胺通路

葡萄糖和氧化脂肪酸含量的增加可导致己糖胺通路的激活(图 14.12。果糖-6-磷酸在糖酵解过程中转

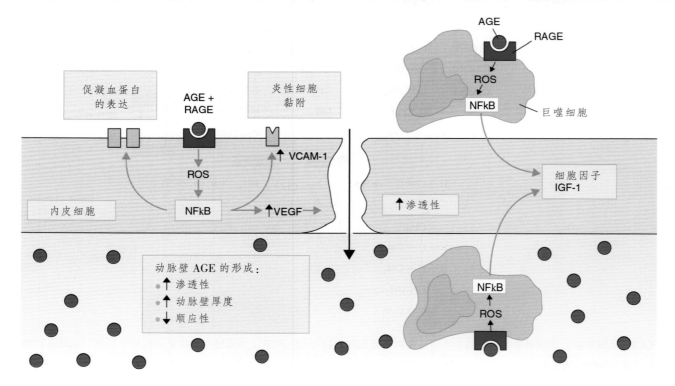

图 14.10　内皮细胞和巨噬细胞中晚期糖基化终产物(AGE)与其受体(RAGE)相互作用导致细胞损伤的可能机制。IGF,胰岛素样生长因子;NFκB,核因子 κB;ROS,活性氧;VCAM-1,血管细胞黏附分子-1;VEGF,血管内皮生长因子。

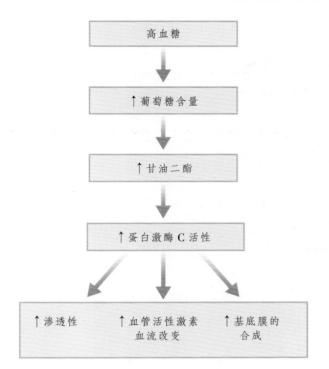

图 14.11　葡萄糖利用增加后，通过从头合成甘油二酯激活蛋白激酶 C。

化为 UDP-N-乙酰氨基葡萄糖，用于合成糖蛋白。葡萄糖转化为葡萄糖胺的限速步骤是受谷氨酰胺果糖-6-磷酸酰胺转移酶(GFAT)的调节。通常认为 N-乙酰氨基葡萄糖引起的转录因子糖基化增加了许多基因的活性。其中包括 TGF-β(一种关键的促纤维化细胞因子)、乙酰辅酶 A 羧化酶(脂肪酸合成的限速酶，可能会增加胰岛素抵抗)和抑制纤维蛋白溶解的 PAI-1。

氧化应激

　　脆弱细胞因高血糖引起的细胞内葡萄糖增加导致质子梯度变化，以及电子转移进程改变后线粒体超氧化物过剩(图 14.13)。活性氧(ROS)的另一个丰富来源是 NADPH 氧化酶的 NOX 家族，它是通过 PKC 和多元醇通路的活化来激活的。一些研究人员认为，线粒体中 ROS 的过量产生是并发症发生的起始阶段，而另一些人则认为这是多元醇、AGE、PKC 和己糖胺通路激活的最终结果。无论怎样，过量的 ROS 是实验性糖尿病中的常见发现，并引发了一系列潜在的损伤过程。

表观遗传学

　　通过甲基化对组蛋白进行翻译后修饰可导致基因表达改变，这不涉及 DNA 序列的改变。这一过程被称为表观遗传学，被认为是对代谢记忆的一种可能解释。例如，氧化应激可以促进 DNA 链断裂，激活聚(ADP 核糖)聚合酶(PARP)，从而引起内皮细胞转录因子 NFκB 亚基近端启动子的变化。这导致了促炎基因表达的增加，这一效应在组织培养中可持续 6 天，在实验动物中可持续 6 个月。因此，短期的高血糖可能会引起长期的改变，这需要数月的正常血糖才能纠正。

其他机制

　　在校正了血压、肥胖、低密度脂蛋白和高密度脂蛋白胆固醇，以及吸烟因素后的正常血糖的个体中，与胰岛素抵抗最低的 1/5 相比，胰岛素抵抗的最高 1/5 与心血管疾病风险增加两倍相关。胰岛素功能受损也会导致抗动脉粥样硬化的前列环素合酶和 eNOS 的下调。胰岛素抵抗(IR)导致外周循环胰岛素浓度升高，这可能解释了一些研究中观察到的空腹胰岛素水平与心血管疾病风险之间的关联。胰岛素抵抗还可导致游离脂肪酸的释放和脂质氧化的增加，激活己糖胺途径，脂质过氧化可改变细胞膜的结构和功能。

　　内质网应激在调节 IR 与肥胖中的作用逐渐受到人们的关注。内质网负责蛋白质折叠和氧化还原稳态。糖尿病中 ROS 的过度产生使这些功能受损，从而引发导致细胞凋亡的信号通路。

　　在糖尿病中血管紧张素 II 的产生增加，多发生在细胞和组织水平，而非全身。这影响了眼和肾脏的微血管血流动力学，并增加了促纤维化信使细胞如 TGF-β 和促炎性细胞因子如 TNF-α 和 IL-6 的产生(详见第 16 章和第 19 章)。

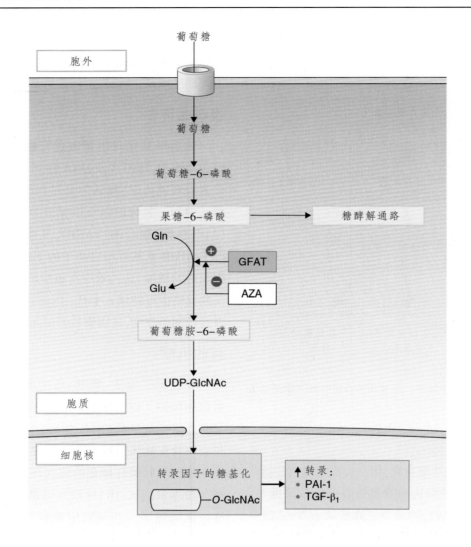

图 14.12 己糖胺通路。葡萄糖胺-6-磷酸由果糖-6-磷酸和谷氨酰胺(Gln)生成,转化为 UDP-N-乙酰氨基葡萄糖(UDP-GlcNAc),它能糖基化转录因子,从而增强纤溶酶原激活因子抑制剂(PAI)-1 和转化生长因子-β_1(TGF-β_1)等基因的转录。谷氨酰胺果糖-6-磷酸酰胺转移酶(GFAT),限速酶,可被重氮丝氨酸(AZA)抑制。Glu,谷氨酸。

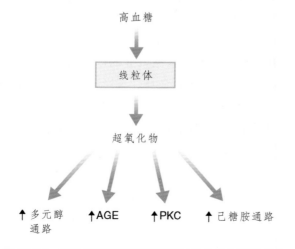

图 14.13 超氧化物将葡萄糖和糖尿病并发症联系起来。

病例记录

　　一例患有 1 型糖尿病 50 余年的 65 岁男性患者参加了年度访视。除了轻微的手关节病、轻微的非增生期视网膜病变和轻度的心绞痛外,他几乎没有组织并发症,在医学上控制良好。他的血糖控制一直很好,糖化血红蛋白水平从未超过 7.5%(58mmol/mol)。然而,他已经注意到自己有低血糖性意识不清,因此,他在 2 年前被推荐使用胰岛素泵治疗。

　　他在其他方面很出色,和妻子有自己的家庭,养育了 20 多个孩子,因此,他有一个非常庞大又分散在全球的大家庭。他说他总是太活跃和忙碌,没有注意自己的饮食和糖尿病。

英国和美国都对长期患有 1 型糖尿病且并发症最少的人群进行了研究。对基因或其他因素的广泛研究未能明确无并发症长寿的原因。其中许多人长期血糖控制良好，这可能是有利"代谢记忆"的原因。

关键性研究

Pirart J. Diabetes mellitus and its degenerative complications: a prospective study of 4,400 patients observed between 1947 and 1973. Diabetes Care 1978; 1: 168–188.

这篇报告最初在 1977 年于 *Diabetes et Metabolisme* 上以法文分 3 个部分发表，但由于其重要性，新出版的 *Diabetes Care* 杂志的编辑将其翻译成英文，以便让更多人阅读。这一非比寻常的研究纳入了自 1947 年以来，由一位医生及其小团队管理的 4398 例患者，其中有 2795 人是新确诊的。在计算机电子表格和数据库出现之前，每年约 21 000 次微血管并发症检查与长期评估血糖控制情况相关。根据家庭尿检、临床空腹和餐后血糖水平以及 DKA 发作情况，将患者分为控制良好、一般或不良组。如图 14.1 所示,在眼、肾脏和神经发生微血管并发症的数量与血糖控制水平之间有明显关联。这项研究是细致观察和记录保存如何建立关键临床概念的一个特殊例子。

拓展阅读

Barrett, EJ, Liu Z, Khamaisi M et al. Diabetic microvascular disease: an endocrine society statement. JClin Endocrinol Metab 2017; 102: 4343–4410

Cooper ME, El-Osta A, Allen TJ et al. Metabolic karma- the atherogenic legacy of diabetes: the 2017 Edwin Bierman award lecture. Diabetes 2018; 67: 785–90

DCCT Research Group. The effect of intensive treatment of diabetes on the development and progression of long term complications in insulin-dependent diabetes mellitus. N Engl J Med 1993; 329: 977–986.

DCCT/EDIC Research Group. Effect of intensive therapy on the microvascular complications of type 1 diabetes mellitus. JAMA 2002; 287: 2563–2569.

DCCT/EDIC Research Group. Sustained effective intensive treatment of type 1 diabetes mellitus on development and progression of diabetic nephropathy. JAMA 2003; 290: 2159–2167.

DCCT/EDIC Research Group. Effect of intensive diabetes therapy on the progression of diabetic retinopathy in patients with type 1 diabetes: 18 years of follow-up in the DCCT/EDIC. Diabetes 2015; 64: 631–42

Giacco F, Brownlee M. Oxidative stress and diabetic complications. Circulation Research 2010; 107: 1058–70

Holman RR, Paul SK, Bethel MA, Matthews DR, Neil HAW. 10-year follow-up of intensive glucose control in type 2 diabetes. N Engl J Med 2008; 359: 1577–1589.

Khaw K-T, Wareham N, Luben R, et al. Glycated haemoglobin, diabetes and mortality in men in the Norfolk cohort of the European Prospective Investigation of Cancer and Nutrition (EPIC-Norfolk). BMJ 2001; 322: 1–6.

Rask-Madsen C, King GL. Vascular complications of diabetes: mechanisms of injury and protective factors. Cell Metab 2013; 17: 20–33

Skyler JS, Bergenstal R, Bonow RO, et al. Intensive glycaemic control and the prevention of cardiovascular events: implications of the ACCORD, ADVANCE and VA Diabetes Trials. Diabetes Care 2009; 32: 187–192.

Sun J, Wang YCUI W et al. Role of epigenetic histone modifications in diabetic kidney disease involving renal fibrosis. J Diabetes Res 2017; doi: 10.1155/2017/7242384

Yan L-J. Redox imbalance stress in diabetes mellitus: role of the polyol pathway. Animal Models and Experimental Medicine 2018; 1: 7–13

Stratton IM, Cull CA, Adler AI, Matthews DR, Neil HAW, Holman RR. Additive effects of glycaemia and blood pressure exposure on risk of complications in type 2 diabetes: a prospective observational study (UKPDS 75). Diabetologia 2006; 49: 1761–1769.

UK Prospective Diabetes Study (UKPDS) Group. Intensive blood-glucose control with sulphonylureas or insulin compared with conventional treatment and risk of complications in patients with type II diabetes (UKPDS 33). Lancet 1998; 352: 837–853.

(曲敬茹 译 周瑾 审校)

第 15 章

糖尿病眼病

要点

- 糖尿病眼病主要影响视网膜，也可影响其他结构。
- 微血管系统的病理损害导致视网膜缺血和增生性视网膜病变，但黄斑水肿和黄斑病变是视力丧失的主要原因。
- 预防视网膜病变进展至关重要；控制血糖、降压和肾素血管紧张素系统抑制剂的获益已被证实，贝特类也可能有所帮助。
- 玻璃体内注射治疗视网膜病变已显现前景，但光凝仍是治疗的基础。
- 抗 VEGF 治疗黄斑病变优于光凝治疗，特别是对那些视力下降的患者。
- 许多国家指南均推荐使用数字眼底照相筛查糖尿病视网膜病变。

糖尿病眼病主要影响视网膜血管，但也可累及虹膜和晶状体。大多数糖尿病患者在 25 年后会出现视网膜病变的迹象，但只有少数（约 10%）会发展为威胁视力的疾病。增生性视网膜病变是 1 型糖尿病中最常见的威胁视力的病变，而在 2 型糖尿病中则是黄斑水肿。4 年间的病情进展率从 1979 年的 40%，显著下降到 2010 年的 10%，但对于那些病变更严重的患者，病情进展速度仍然更快。绝大多数（75%）糖尿病相关的视力受损是由黄斑水肿引起的。即使使用抗 VEGF 治疗，约有 1/3 的患者对治疗没有完全反应，糖尿病仍然是英国工作年龄人群视力下降的一个重要原因。与年龄匹配的对照组相比，美国成年糖尿病患者出现不可矫正的视力下降风险是前者的 1.85 倍。2015 年全球疾病负担报告（The Global Burden of Disease report for 2015）显示，34.7% 的糖尿病患者有视力丧失的记录，比过去 10 年增加了 5%。同一项研究估计，全球共有超过 30 万人因糖尿病而患有视力障碍。然而，尽管对英国和美国的工作年龄人群来说，糖尿病不再是最常见的失明原因，但它仍占英国年度登记人数的 14.4%。新的治疗方法在预防视力丧失方面被证明更有效，但仍须更多的研究来确定它们的最佳治疗次序，并开发出侵入性更小、成本更低的治疗方案。

病理及临床表现

视网膜病变

从本质上讲，糖尿病视网膜病变可分为非增生性视网膜病变（现在常分为背景性视网膜病变和前增生性视网膜病变）和增生性视网膜病变。

最早的病理特征是视网膜毛细血管基底膜增厚，视网膜内皮紧密连接丧失，周细胞丧失，周细胞是包围毛细血管的收缩细胞，控制血管口径和灌注（图 15.1）。生理上，视网膜血流量增加是糖尿病的早期特征，这可能会产生机械压力，导致内皮细胞分离和周细胞丢失。最终，内皮细胞丢失造成毛细血管脱细胞，易形成血栓，导致视网膜缺血。

大部分提供给感光器的营养物质是通过脉络膜循环的，脉络膜循环的流速是视网膜循环的 10 倍。与视网膜循环不同，这些血管受自主神经系统控制，因此容易受到糖尿病引起的神经性损伤。早期视网膜病变患者的脉络膜厚度也会减少，高血糖时血氧水平也

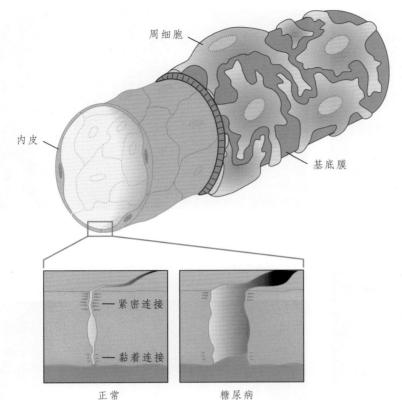

图 15.1 视网膜微血管的结构。内皮细胞通常通过紧密连接部连接在一起，这构成了血-视网膜屏障的大部分；而这些连接在糖尿病中是分离的，导致了血管通透性的增加。糖尿病中其他异常包括基底膜增厚、内皮细胞和收缩周细胞脱落。

会降低。这些观察结果对于视网膜病变的发展和进展的确切后果尚不明确。

眼底镜检查中首个明显的病变是微动脉瘤，它们是直径在 20~200μm 的小红点（图 15.2 和图 15.3）。它们是由毛细血管产生的盲袋，可能是由于周细胞缺失区域附近内皮细胞连接减弱所致。微动脉瘤很少对视力造成威胁（除非发生在黄斑），而且这种威胁或许可自行消失，这可能是动脉瘤内血栓形成或供血毛细血管关闭的结果。毛细血管闭合是视网膜病变进展的一

个特征，由此导致缺血，进而引发随后的增生。

当出血呈火焰状（受神经纤维限制）或出现在深部（斑点状或圆形，提示存在潜在缺血）时，积血可发生在表面（图 15.4）。

硬性渗出物是富含脂质的蛋白质渗漏到视网膜的结果（图 15.5）。它们呈分散的奶黄白色斑块，通常呈环状或在缺血和毛细血管渗漏的中心区域围绕。

毛细血管闭合引起神经纤维层的微梗死，呈模糊

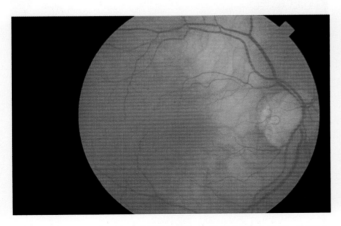

图 15.2 微动脉瘤，糖尿病视网膜病变最早出现的体征，表现为出现在黄斑上方及周围的小红点。该图来自近视眼的苍白眼底。

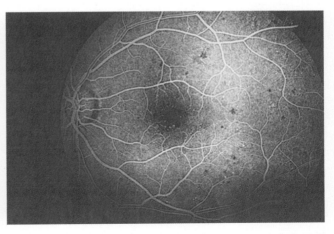

图 15.3 荧光素血管造影显示：微动脉瘤为小白点，积血为大黑点。这些病变更容易被血管造影所证实。

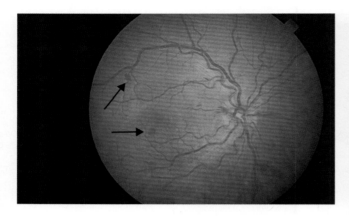

图 15.4   视网膜积血：红点。

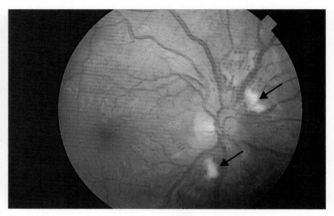

图 15.6   视盘周围有棉絮斑。还要注意视盘上方有火焰状和斑点状积血。

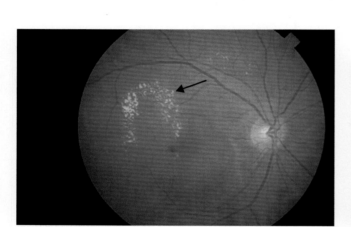

图 15.5   局灶性糖尿病黄斑病变伴环状渗出物。对于环状渗出物中心的微动脉瘤，可采用激光治疗。

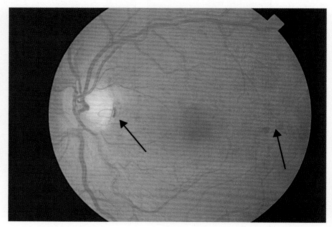

图 15.7   视网膜内微血管异常（IRMA），表现为细小的血管网。

的白色斑块，称为棉絮斑（以前称为软性渗出）（图15.6）。更严重的缺血导致视网膜内微血管异常（IRMA）（图15.7），即视网膜内不规则分支的小血管团块。通常伴有静脉扩张、静脉串珠（类似于一串香肠的节段性扩张）（图15.8）、静脉祥，以及静脉重复，有时类似于四叶草图案。

新血管生长或形成是增生性视网膜病变的标志，是局部释放生长因子以应对缺血的结果，如血管内皮生长因子（VEGF），但也会产生其他的生长因子，如血管生成素、血小板生长因子、成纤维细胞生长因子和结缔组织生长因子（图15.9和图15.10）。这些血管脆弱且细小，从视网膜静脉向前生长到玻璃体。正因如此，它们容易受到剪切应力而破裂，导致视网膜前节或玻璃体积血，以及视力的突然丧失（图15.11）。新血管与纤维带关联，可导致牵拉性视网膜脱离或血管撕裂，导致进一步积血（图15.12）。有时积血仍被包裹在纤维带、

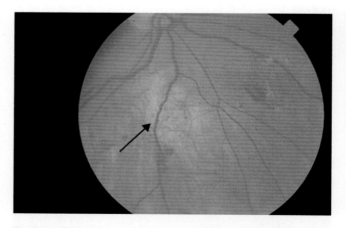

图 15.8   静脉不规则或呈串珠样（视野中心），右上方视野中可见新血管伴积血。

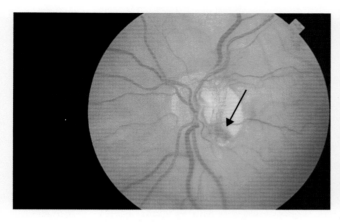

图 15.9　视盘上新血管更广泛,占视盘直径的一半以上。

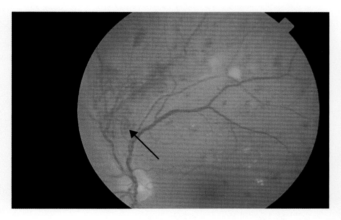

图 15.10　视盘上方大量新生血管,广泛的视网膜缺血迹象。

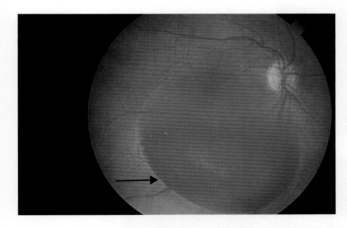

图 15.11　视网膜前积血。注意未凝固的血液沉淀。Courtesy of Dr PJ Barry, Royal Victoria Eye and Ear Hospital, Belfast, UK.

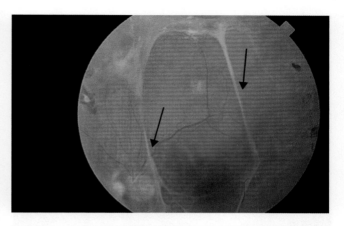

图 15.12　纤维带对视网膜产生牵拉。视网膜瘢痕(视网膜周围的暗斑)是之前氙激光治疗产生的。

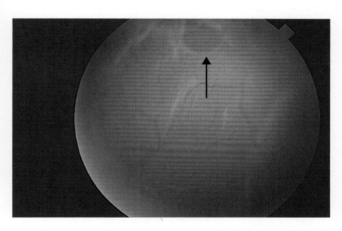

图 15.13　孔源性视网膜脱离:大的视网膜裂孔(红色病变;箭头所示)位于顶部,脱落的视网膜呈灰色并且褶曲。

视网膜和玻璃体之间,导致液平面和平顶(船)状外观。

牵拉性脱离导致视网膜呈"帐篷"状或褶曲样,伴有灰白色条带和偶有裂孔(图 15.13)。眼科超声通常有助于检测视网膜脱离,特别是当视网膜被积血遮挡时(图 15.14)。

不过,最常见的失明原因是黄斑病变,它由缺血和随后的中央视网膜水肿引起。局灶性黄斑病变通常与黄斑的一个视盘直径内环状或星形渗出物有关(图 15.15)。

弥漫性黄斑水肿是由缺血引起的,并导致视网膜增厚。这在临床上很难发现,需要用立体检眼镜或光学相干断层扫描(OCT)才能产生清晰的视网膜图像和估计精确厚度(图 15.16)。

虹膜

虹膜上新血管生长（虹膜红肿——对缺血的反应）(图 15.17)会关闭引流角,导致急性青光眼。这种情况称为虹膜变性青光眼,它伴有剧烈的疼痛,如果有潜在的活动性增生性视网膜病变,偶尔会发生在白

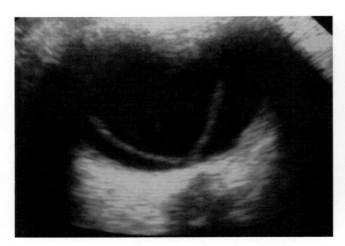

图 15.14　视网膜脱离的 B 超图像，致密的玻璃体积血后视网膜脱离不可见。

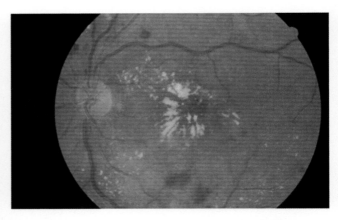

图 15.15　弥漫性黄斑水肿，黄斑 "星"，需要激光光凝治疗。
Courtesy of Professor Simon Harding, Liverpool.

内障手术或玻璃体切割术后。治疗不尽如人意，最终往往是睁一只眼、闭一只眼。

晶状体

白内障在糖尿病患者中很常见，在新诊断的糖尿病患者中可发生急性和弥漫性白内障（所谓暴雪性白内障），更常见的是在数年后发生囊下白内障和皮质性白内障（图 15.18）。在 WESDR 研究中,1 型和 2 型糖尿病患者 10 年的白内障手术累积发生率分别为 8% 和 25%。暴雪性白内障的潜在原因可能是高血糖和高渗透压引起的急性液体转移。线型或中央型白内障可能是由晶状体晶体蛋白的非酶糖基化和随后的交叉连接引起的。山梨醇累积的次级激活的多元醇通路可能也起到一定的作用。摘除和置换塑料植入物是治疗白内障的选择。白内障的治疗结局一般良好，但应

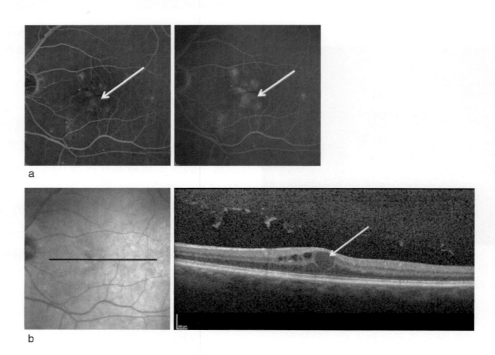

图 15.16　左眼 1 例糖尿病性黄斑水肿。(a)中期(左)和晚期(右)荧光素血管造影图像显示微动脉瘤渗漏和视网膜间隙色素聚集（箭头所示）。(b)无红色图像(左)，显示 Spectralis OCT(光学相干断层扫描技术)单线扫描位置。OCT(右)显示混合反射性视网膜内囊肿、视网膜增厚和分离透明面分离（箭头所示）。Courtesy of Professor Simon Harding, Liverpool.

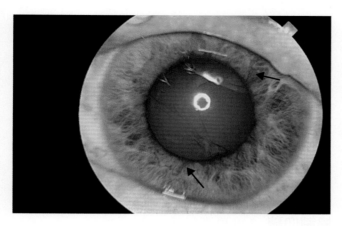

图 15.17　虹膜(虹膜红肿)上出现新血管(箭头所示)。视网膜红反射消失表明玻璃体积血和线性晶状体白内障。

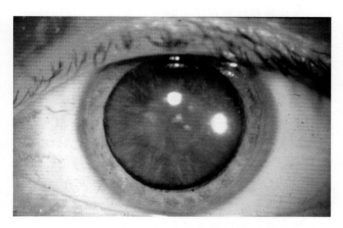

图 15.18　糖尿病性白内障表现为晶状体苍白混浊。

首先治疗活跃期增生性视网膜病变。

视盘

前部缺血性视神经病变是由前部视神经微血管病变引起的。患者通常表现为醒来时无痛性视力丧失。这种情况经常稳定存在,但没有已知有效的治疗方法。

与急性视盘水肿和中度视力丧失相关的问题可能会出现,称为糖尿病视盘病。这种情况通常会自行改善,但可能需要 12 个月,并可能与视盘水肿相混淆。

其他光学情况

须牢记,非糖尿病相关的眼科疾病可能会导致糖尿病患者的视力问题。青光眼在糖尿病患者中并不常见,尽管在这方面可能存在种族差异。对于老年人或患病率较高的易感少数族裔(例如,非洲裔加勒比人

和西班牙裔)仍然需要考虑这种情况。屈光改变在糖尿病中很常见,尤其是在急性高血糖或新诊断为 1 型糖尿病的患者中。也有一些有证据表明,1 型糖尿病患者可能在更早的年龄发生老花眼。详见框 15.1。

与视网膜病变发展相关的因素

从流行病学研究中已确定许多相关因素(框15.2),大多数已从干预试验,如 DCCT、UKPDS、ACCORD 和 ADVANCE 中得到证实。

其中一些因素是相互关联的,如高血糖(根据糖化血红蛋白水平和蛋白糖化的严重程度来估计)和糖尿病病程(是对高血糖损伤暴露程度的衡量)。其他因素直观性低一些;在妊娠期间,许多女性迅速改善血糖控制,以尽量降低胎儿畸形的风险。这可以加速视网膜病变的恶化,可能是因为流经已经缺血的视网膜的血液减少,并导致生长因子的突然释放。这种现象也可能发生于过快纠正血糖的非妊娠患者中(如开始 CSII)。在这些情况下需要仔细的视网膜监测(见下文)。增生性视网膜病变的估计遗传率为 25%~50%,但遗传基础尚未确定。实验研究表明,生长因子、氧化应激和缺氧在视网膜细胞中诱导了许多表观遗传效应。

视网膜病变的分类

虽然非增生性和增生性的临床分类在临床上十分有用,但对研究来说,这一分类已被证明过于宽泛。此外,"背景"一词暗示了一种稍微良性的情况,尽管

框 15.1　眼部相关疾病

明确的

- 眼缺血综合征。
- 白内障。
- 屈光改变(急性)。

可能的

- 开角型青光眼。
- 屈光改变(慢性)。
- 视网膜静脉阻塞:类似于视网膜病变,但不对称。
- 视网膜小动脉栓塞。
- 视网膜动脉阻塞。
- 角膜疾病。

框 15.2　视网膜病变发生的相关危险因素

高血糖暴露

- 高糖化血红蛋白[OR 1.12~1.73/11mmol/mol(1%)]。
- 糖尿病病程(OR 1.13/年)。

与微血管疾病有关

- 糖尿病肾病。

毛细血管渗漏/内皮损伤

- 高血压[如过收缩压 ≥140 和(或)舒张压 ≥90mmHg OR 1.80]。
- 高脂血症。

血糖快速纠正

- 妊娠期。
- 胰岛素泵治疗(CSII)。

缺氧

- 吸烟。

其他

- 肥胖。
- 过度饮酒。
- 身体活动。
- 遗传或表观遗传。

如此,它仍然代表了病理损害,并可以进展。

ETDRS 基于 Airlie House 分类法设计了一种改进的量表,这已成为所有干预性试验的金标准,如 DCCT 和 UKPDS(框 15.3)。综合视力评分的两级或三级变化与增生性视网膜病变和视力丧失的进展呈正相关。此外,在 UKPDS 中,30%的双眼水平 ≥35 的患者在 9 年后需要光凝治疗。

然而,这种分级十分复杂,而且是基于 7 视野彩色立体眼底照片,既耗时又昂贵,同时,对患者来说也不舒服。此外,如果没有专家的培训和经验,这种分类很难应用。英国国家筛查委员会提出了一种更简单的分类方法,将其输入有参照目标的治疗算法,并形成了英国糖尿病视网膜病变筛查计划的基础(框 15.4)。

视网膜病变的治疗

控制血糖

1 型糖尿病患者的 DCCT 研究和 2 型糖尿病患者的 UKPDS 均证实了控制血糖对新诊断的视网膜病变的一级预防和已有视网膜病变进展的二级预防获益。ACCORD 和 ADVANCE 均未显示改善血糖控制对一系列视网膜病变终点的持续获益,但对这些研究和其他研究的 Meta 分析显示,使用 ETDRS 量表评估视网膜病变的严重程度时,改善血糖控制的相对风险降低了 20%(95% CI 6~33;P=0.009)(框 15.3)。ACCORD 试验 8 年随访持续显示, 在严格血糖控制队列中,视网膜病变得到了改善, 在 ETDRS 量表上进展超过三级的比率为 5.8%(标准血糖控制组为 12.7%),但对视力的保护上没有影响。在预防并发症方面,控制血糖还有其他潜在的长期获益(详见第 14 章)。

如前所述,快速纠正高血糖可能导致视网膜病变的早期恶化, 但是大部分注意到此处的试验(DCCT、Kroc、Stockholm 及 Oslo 研究)发现,尽管病情早期进

框 15.3　改良 Airlie House 视网膜病变分类(ETDRS 量表)及年进展率

ETDRS 视网膜病变严重程度量表	ETDRS 分级	病变情况	1 年内进展为 PDR 的风险
无明显视网膜病变	10	无	
轻度 NPDR	20	至少 1 个微动脉瘤	分级 30=6.2%
轻度 NPDR	35	微动脉瘤和出血和(或)硬渗和(或)棉絮斑	分级 41=11.3%
中度 NPDR	43	如上,再加上严重出血或 IRMA	分级 45=20.7%
中重度 NPDR	47	35 岁以上严重出血和 IRMA 和(或)静脉串珠样改变	分级 51=41.2%
重度 NPDR	53	严重出血、IRMA、静脉串珠样改变和棉絮斑	分级 55=54.8%
PDR	61+	增生性糖尿病视网膜病变	

IRMA,视网膜内微血管异常;NPDR,非增生性糖尿病视网膜病变;PDR,增生性糖尿病视网膜病变。Adapted from Scanlon PH Acta Diabetologica 2017 DOI:10.1007/s00592-017-0974-1.

框 15.4　英国国家筛查委员会视网膜病变分级和美国分级(括号内)

NSC	国际术语	症状	特征	处理
R0	无 DR	无	视网膜正常 [0 级(美国)]	每年筛查
R1	轻度非增生性 (轻度前增生性)	无	仅出血和微动脉瘤 非常轻微的 IRMA [1 级(美国)]	告知糖尿病团队
R2	中度非增生性,中度 前增生性	无	上述轻度非增生性,广泛的微动脉瘤、视网膜 内出血和硬性渗出 [2 级(美国)]	转诊 HES
R2	重度非增生性, 重度 前增生性	无	上述重度前增生性,静脉异常、大出血斑、棉絮 斑(小梗死)、静脉串珠、静脉袢、静脉重复、 IRMA [3 级(美国)]	立即转诊 HES
R3	增生性视网膜病变	飞蚊症、急视力 丧失	视盘处(NVD)或其他地方 (NVE)新血管形成 [4a 级(美国)]	立即转诊 HES
R3	前视网膜纤维化+/− 牵拉性视网膜脱离	飞蚊症、中心视 力丧失	广泛的纤维血管增生、视网膜脱离、视网膜前 节或玻璃体积血、青光眼 [4b 级(美国)]	立即转诊 HES
R3s	经过治疗的增生性视 网膜病变(s=稳定)		无出血或渗出物或新血管,激光治疗(加"P")	每年复查
M0			无黄斑病变	每年复查
M1	糖尿病性黄斑病变	中心视力模糊	黄斑为以中央凹为中心的圆,其半径为到视盘 边缘的距离。 如果渗漏包括或接近中央 凹,则该病症被称为临床上显著的黄斑水肿 (CSME)。渗出性黄斑病变表现为渗漏、视网 膜增厚、微动脉瘤、黄斑部硬性渗出。 缺血 型可有视盘外特征不明显的黄斑以及视力 不佳 稍轻型: • 渗出物≤中央凹的 1DD • 黄斑内的环状或一片渗出物 • 任意微动脉瘤或出血≤中央凹的 1DD,仅 与≤6/12 的最佳 VA 相关, 视网膜增厚≤ 中央凹的 1DD(如果有立体影像)	转诊 HES
P	光凝	夜视能力下降, 眩光	视网膜周边有小的视网膜瘢痕 [4b 级(美国)]	
OL/BUG	其他病变/不可分级		不可分级通常是由于白内障,其他病变通常需 要转诊评估	

DR,糖尿病视网膜病变;DD,视盘直径;HES,医院眼科服务;IRMA,视网膜内微血管异常(重度前增生性视网膜病变的一部分,血管不会随血管造影而渗漏,否则它们将成为"新血管",使病情"增生");MA,微动脉瘤;MO,黄斑水肿;NPDR,非增生性视网膜病变;NVE,其他地方的新生血管。 Adapted from www. diabeticretinopathy.org.uk

展,但从长远来看,与常规治疗相比,强化胰岛素治疗的患者仍然有更好的视网膜结果。

控制血压

UKPDS 中包含一项严格血压控制（目标<150/<

85mmHg)或标准血压控制(目标<180/<105mmHg)的试验,试验对象为 1148 例高血压、新诊断的 2 型糖尿病患者。视网膜病变进展(ETDRS 变化两级)风险降低 34%(99% CI 11%~50%),需要激光光凝治疗的风险降低 35%。事后分析表明,血压每降低 10mmHg,总微血管终点[包括需要光凝治疗的视网膜病变、玻璃体积血和(或)致死性或非致死性肾衰竭]降低 13%。

在糖尿病适度血压控制试验(ABCD)中发现血压正常(但不是高血压)的患者也有类似的结果。AD-VANCE 研究纳入了 11 140 例主要为 2 型糖尿病高血压患者,未能证明血压平均降低 5.6/2.2mmHg 对视网膜病变进展有益。ADVANCE 研究将患者的收缩压目标定为<120 或<140mmHg,并发现较低的目标收缩压对视网膜病变进展没有获益。正常人和高血压患者之间存在这些差异的原因尚不清楚。在两项阳性研究中血压降低的幅度更大,UKPDS 对效果的确定最为精确。一项对 15 例 1 型和 2 型糖尿病试验的 Cochrane 综述表明,降压对视网膜病变的发生有总体获益,但对视网膜病变的进展没有获益。

目前,关于降压对 1 型糖尿病视网膜病变影响的还没有相关数据。

肾素-血管紧张素系统(RAS)抑制剂

欧洲赖诺普利治疗胰岛素依赖型糖尿病对照试验(EUCLID)发现,赖诺普利在 2 年多的时间里对视网膜病变进展有好处,但校正 HbA1c 后,统计则无显著性差异。

在一项规模更大、时间更长的 DIRECT 研究(坎地沙坦用于糖尿病性视网膜病治疗试验)中,对 3326 例血压正常的 1 型糖尿病患者和 1905 例血压正常或控制良好的 2 型糖尿病患者平均观察 4.7 年,坎地沙坦 32mg/d 对视网膜病变发生与进展的影响。在 1 型糖尿病患者中,视网膜病变 ETDRS 三级改变的发生率相对降低了 35%,而在 2 型糖尿病中,恢复率增加了 34%(1 年三级或 2 年以上两级)。虽然对已有视网膜病变的 1 型或 2 型糖尿病患者的三级进展没有显著的影响,但坎地沙坦的应用与较少的视网膜病变进展(一级改变)一致,且在统计学上显著相关。

一项包含 21 项试验共 13 823 例受试者的 Meta 分析显示,RAS 阻断剂可降低糖尿病视网膜病变的发生和进展,而且在血压正常的患者中效果更明显。

PKC-β 抑制剂

研究表明,Ruboxistaurin 可减少中至重度非增生性视网膜病变和黄斑水肿患者的视力丧失,但是没有关于该制剂进一步的研究报告,也没有批准将其用于视网膜病变患者。

降脂药

非诺贝特干预糖尿病与终点事件研究(FIELD)发现,9795 例 2 型糖尿病患者治疗 5 年后,需要激光治疗的数量显著减少(5.2%对 3.6%:P=0.0003)。这种影响独立于血脂水平。最近,ACCORD 研究还显示,非诺贝特对进展性视网膜病变有积极的疗效,以 ETDRS 量表评估,糖尿病视网膜病变进展减少 1/3。由于尚无他汀类药物治疗视网膜病变的一致性报道,因此非诺贝特的任何作用可能与降脂无关,可能与其 PPAR-α 的抑制作用有关。在英国,非诺贝特尚未获准用于糖尿病视网膜病变。

生长激素抑制剂

通过观察一例患有席汉综合征(产后垂体功能低下)的女性增生性视网膜病变的消退情况,以及随后对伴有晚期眼病患者行垂体切除术临床试验(在光凝治疗前几天),确定了生长激素和新生血管形成之间的潜在关联。奥曲肽(一种抑制生长激素释放的生长抑素类似物)已被证明可以减少严重非增生或早期增生性视网膜病变的进展,但有它有显著的胃肠道副作用。目前外用的生长抑素类似物临床试验正在进行中。

玻璃体内注射类固醇

注射用曲安奈德、氟奈德和植入性地塞米松已被证明能减少黄斑水肿和改善视力,但有严重的副作用,会导致青光眼和白内障。许多患者需要多次注射类固醇(虽然可以通过植入物来避免这种情况),一些患者还出现了感染。这些治疗的长期获益和安全性仍有待确定,而且在很大程度上它们已被 VEGF 抑制剂所取代。

VEGF 抑制剂

一篇关于抗 VEGF 治疗增生性糖尿病视网膜病变的 Cochrane 综述证实了玻璃体内注射治疗的安全

性,并表示联合玻璃体视网膜手术时,在预防玻璃体积血方面有好处。最近,阿柏西普治疗被证实在随后一年比全视网膜光凝治疗能获得更好的视力。然而,这种治疗的成本、便利性、就诊次数和低感染风险,使得许多患者难以接受这种治疗,目前还不推荐常规使用。

对于糖尿病相关的黄斑水肿,抗 VEGF 治疗比格栅样光凝获益更大的证据更强。对那些中央视网膜厚度为>400μm 的患者获益最大,NICE 已经批准对这些患者进行玻璃体内注射治疗。不同抗 VEGF 药物和治疗方案的长期获益和成本效益比较仍需进一步的研究。目前,抗 VEGF 治疗通常建议第一年每月注射一次,此后减少次数,但还需要更多的研究来确定最佳和最安全的治疗方案。已知并发症的发生率非常低,而且并没有依据表明有潜在的系统副作用。然而,20%~40%的患者黄斑水肿未完全消退,下一步最佳治疗方案不明确,一些推荐类固醇植入,另一些推荐格栅样光凝。对于那些视力保持良好的患者,最佳的一线治疗仍不确定,因为大多数研究招募的受试者基线视力<20/32(<6/9.5)。格栅样光凝因其已知的有效性、更低的成本、更少的随诊,成为吸引这些患者的选择。最近有一项研究建议对视力≤20/25(6/7.5)的患者采取观察和等待策略,只在视力恶化时再进行干预。

激光光凝术

Meta 分析显示,全视网膜激光光凝 (PRP)(图15.19) 可将增生性视网膜病变的失明风险降低61%,这已成为晚期视网膜病变治疗的基础。聚焦激光光凝对更离散的新生血管或缺血更有效。在出现威胁视力的增生性视网膜病变之前,没有证据表明 PRP 能带来获益。

同样,在 ETDRS 研究的 2244 例双侧视网膜病变患者中,对黄斑进行聚焦格栅样光凝治疗可使黄斑水肿引起的中度视力丧失的风险降低 50%(95% CI 47,53%)(图 15.20)。

光凝治疗一般耐受性良好,但有些患者会感到不适而需要局部麻醉。高达 23%的患者在 PRP 后经历短暂或永久性视力丧失,也可能出现视野缩窄和夜盲症而无法驾驶。

这些问题强调了 PRP 本质上的破坏性,这就是为什么预防视网膜病变如此重要,同时也是需要对替代医学治疗进行积极研究的原因。

玻璃体视网膜手术

手术玻璃体切除可在晚期视网膜病变的视力方面持续获益,至少 25%的眼可在 4 年时视力达到 6/12 (20/40)或更高。改进的手术技术和术中成像极大地扩大了视野,也可能改善治疗结局。

干细胞和其他疗法

循环血内皮祖细胞(EPC)的发现和观察糖尿病患者中视网膜病变数量的减少,导致了应用干细胞治疗实验动物的研究结果好坏参半。虽然干细胞疗法在网络上得到了广泛推广,但目前还没有人体试验数据。其风险尚不明确,获益也不确定,患者应得到相应的建议。

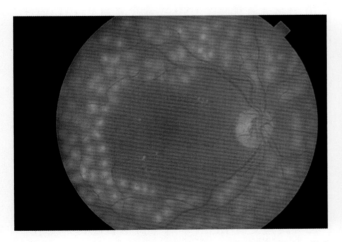

图 15.19　近期用于治疗视盘上新血管的全视网膜(散射)激光光凝烧伤。

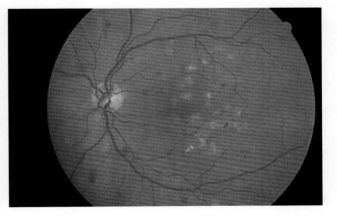

图 15.20　局部激光光凝治疗成功后黄斑周围瘢痕。注意广泛的微动脉瘤和光凝周围出血。

在早期糖尿病视网膜病变中,促红细胞生成素水平不受调节,被认为具有保护作用。然而,在晚期视网膜病变中,它可能增强 VEGF 的作用并加速增生。

Meta 分析显示,羟苯磺酸钙可减轻视网膜病变的某些特征,但对黄斑水肿没有作用。它在除英国及美国以外的一些国家被许可使用。

眼睛对适应黑暗需要有很高的氧消耗量,初步研究表明,夜间眼睛暴露在红外线下,戴眼罩的结果令人欣喜。不过,规模更大的 CLEOPATRA 试验未能证明其获益,但其他试验仍在进行中。

监测和筛查

所有国家指南都建议定期进行视网膜检查。ADA 建议所有 10 年以上的 1 型糖尿病患者在确诊后 5 年内进行专业检查,因为这段时间内视网膜病变最不可能发生,由于视网膜病变在 2 型糖尿病初诊患者中普遍存在,因此,应尽早行专业检查。此后复查的最佳周期仍存在争议。ADA 建议,如果多次年度检查评估都没有视网膜病变,那么可以每两年或两年以上进行一次复查。来自英国利物浦的研究表明,2 型糖尿病患者在不到两年的时间里,从没有视网膜病变发展成需要治疗这一显著改变的可能性很小。

寻找最有效的监测模式一直是一项深入的研究,在英国,普遍认为数字眼底照相优于验光师操作的裂隙灯检查,以及由糖尿病医生进行的机会性直接检眼镜检查。国家筛查委员会已经建议每例糖尿病患者每年进行 2 次数字眼底照相,一个国家资助的项目现在已经开展。在妊娠期间,女性应在预约后尽快进行筛查,在妊娠 28 周时也应如此。如果第一次检查发现任何视网膜病变,应在 16~20 周后进行复查。

眼底照片应根据框 15.4 进行等级评分,并根据评分设定转诊目标。在筛查后,98% 的 R2 或更严重的个体和(或)最严重患眼为 M1 的个体应在 3 周内转到专科诊所,而 ≥80% 的 R3a 患者应在 6 周内转到专科诊所。在 2015—2016 年的英国,82.8%(2 144 007 例)的受试者参加了筛查。7593 例因增生性视网膜病变紧急转诊,52 597 例因筛检阳性黄斑病变或增生性视网膜病变前转诊。然而,只有 20% 的黄斑病变患者需要治疗,为了提高效率,正在开发人工智能系统以提高诊断精度。尽管在提高贫困社区的接受度方面仍然存在

挑战,但国家筛查项目在降低糖尿病患者群视力损失比率上起到了作用。

病例记录

一例患有 1 型糖尿病和乳糜泻的 29 岁女性十分害怕出现低血糖。因此,患者血糖维持在高水平,糖化血红蛋白始终 >75mmol/mol(9%)。由于发展为视网膜病变,她选择了胰岛素泵治疗。在无低血糖的前提下,血糖控制有显著改善,6 个月后糖化血红蛋白降至 47mmol/mol(6.5%)。但患者错过了两次预约的定期眼科检查。4 个月后,出现了继发于晚期增生性视网膜病变的右眼急性玻璃体积血。应用广泛的全视网膜光凝治疗防止了进一步积血,并保留了她左眼的视力,但她需要对右眼的牵拉脱离进行玻璃体视网膜手术。

点评:本病例表明,随着血糖改善,视网膜病变有可能迅速恶化。在这种情况和类似的情况下(如妊娠),有必要多次安排眼科检查,同时也要让患者记住这些检查的重要性。全视网膜光凝术最好在新生血管形成和出血之前进行。

关键性研究

Kroc Collaborative Study Group. Blood glucose control and the evolution of diabetic retinopathy and albuminuria. A preliminary multicentre trial. N Engl J Med 1984; 311: 365–372.

这是一项国际多中心临床试验,对眼和肾脏微血管并发症的改善与常规血糖控制进行对比。70 例患者随机接受 CSII 或常规胰岛素(CIT)治疗 8 个月。所有患者在基线时均为非增生性视网膜病变。在家中使用氟化塑料管收集 7 个点的血糖值,得到 24 小时平均血糖,CSII 组和 CIT 组的基线值分别为 11mmol/L(198mg/dL)和 10.4mmol/L(187mg/dL)。基线总糖化血红蛋白 [正常范围 47~62mmol/mol(6.5%~7.8%)] 分别为 89mmol/mol(10.3%)和 87mmol/mol(10.1%)。在 8 个月的试验中,CIT 组的血糖没有变化,但 CSII 组的 24 小时平均血糖为 6.4mmol/L(115mg/dL),HbA1c 为 65mmol/mol(8.1%)。视网膜病变随 IRMA 和棉絮斑的出现而加重,提示缺血。然而,在 CSII 组基线值 >12μg/min 的 10

例患者蛋白尿显著降低,而在 CIT 组的 10 例患者蛋白尿无明显改变。作者认为中期有可能维持两组间血糖水平的差异性分离(之前一直难以实现),但视网膜病变的恶化是一个问题。他们的结论是:"这些初步观察表明还需要更长期的试验(特别是初级预防)。"

这项研究为更大的 DCCT 奠定了基础,而 DCCT 研究几乎可被视作标杆。视网膜病变急性恶化这一发现在 Stockholm 和 Oslo studies 研究中被证实,并在 DCCT 的二级预防组中可观察到。后来对 Kroc 患者的分析表明,从长远来看,CSII 组的眼并发症较轻,从而为 DCCT 提供了保障。

研究还表明,CSII 是一种有效、安全、可行的研究工具。

这项研究的名字来源于资助这项试验的克罗克家族基金会。罗伯特·克罗克博士是麦当劳汉堡连锁店的创始人之一。

关键网站

- UKPDS:www.dtu.ox.ac.uk/ukpds/
- DCCT/EDIC:www.niddk.nih.gov/patient/edic/edic-public.htm
- 英图国家筛查委员会门户网站:www.screening.nhs.uk/
- www.NICE.org.uk?
- SIGN 指南:www.SIGN.ac.uk
- 英国皇家眼科学院:www.diabeticretinopathy.org.uk

拓展阅读

American Diabetes Association. Standards of medical care in diabetes – 2020. Diabetes Care 2020; 43(Suppl 1): S141–S143.

Do DV, Wang X, Vedula SS, Marrone M, Sleilati G, Hawkins BS, Frank BN. Blood pressure control for diabetic retinopathy. Cochrane Database of Systematic Reviews 2015.Issue1.Art.No.: CD006127 DOI: 10.1002/14651858.CD006127.pub2

Evans JR, Michelessi M, Virgili G. Laser photocoagulation for diabetic proliferative retinopathy. Cochrane Database of Systematic Reviews 2014, Issue 11, Art.No.: CD011234 DOI: 10.1002/14651858.CD011234.pub2

Jampol LE, Glassman AR, Sun J. Evaluation and care of patients with diabetic retinopathy. N Engl J Med 2020; 382: 1629–37.

Khan A, Petropoulos IN, Ponirakis G, Malik RA. Visual complications in diabetes mellitus: beyond retinopathy. Diabetic Med 2016 DOI: 10.1111/dme13296

Martinez-Zapata MJ, Marti-Carvajal AJ, Sola I, Pijoan JI, Buil-Calvo JA, Cordero JA, Evans JR. Anti-vascular endothelial growth factor for proliferative diabetic retinopathy. Cochrane Database of Systematic Reviews 2014. Issue 11. Art.No.: CD008721 DOI: 10.1002/14651858.CD008721.pub2

Scanlon PH. The English National Screening Programme for diabetic retinopathy 2003 – 2016 Acta Diabetologica 2017; 54: 515–25 DOI: 10.1007/s00592-017-0974-I

Simo R, Hernandez C. Novel treatments for diabetic retinopathy based on recent pathogenic evidence. Progress in Retinal and Eye Research 2015; 48: 160–80.

Sivaprasad S, Vasconcelos JC, Prevost AT et al Clinical efficacy and safety of a face mask for prevention of dark adaptation in treating and preventing progression of early diabetic macular oedema at 24 months (CLEOPATRA): a multicentre, phase 3, randomised controlled trial. Lancet Diabetes and Endocrinol 2018; 6: 382–91.

Solomon SD, Chew E,Duh EJ, Sobrin L, Sun JK, Van der Beek BL, Wykoff CC, Gardner TW. Diabetic retinopathy: a position statement by the American Diabetes Association. Diabetes Care 2017; 40: 412–18 DOI: 10.2337/dc16-2641

Virgili G, Parravano M, Meschini F, Evans JR. Anti-vascular endothelial growth factor for diabetic macular oedema. Cochrane Database of Systematic Reviews 2014; Issue 10, Art.No.: CD 007419 DOI: 10.1002/14651858.CD007419.pub4

Wang B, Wang F, Zhang Y, Zhao S-H, Zhao W-J, Yan S-L, Wang Y-G. Effects of RAS inhibitors on diabetic retinopathy: a systematic review and meta analysis. Lancet Diabetes and Endocrinology 2015; 3: 263–74. DOI: http://dx.doi.org/10.1016/S2213-8587(14)70256-6

(曲敬茹 译 周瑾 审校)

第 **16** 章
糖尿病肾病

要点

• 糖尿病肾病是一种基于糖尿病患者蛋白尿的临床诊断。

• 基于蛋白尿的经典分期与当前慢性肾脏疾病的分类并不清楚。尽管不同的人有不同的发病率，一旦患者出现重度蛋白尿（尿白蛋白浓度 >300mg/L 或 Albustix* 阳性），他们的肾功能就会稳步下降，直至终末期肾衰竭。

• 随着蛋白尿和肾功能的恶化，肾病患者的心血管死亡率增加，死亡率进一步增加。

• 病理特征为肾小球基底膜增厚和弥漫性肾小球硬化，均继发于基质蛋白积聚。代谢和血流动力学因素在发病机制中均起作用。

• 严格的血糖控制可以防止肾病的发展，但一旦肾病得到证实，治疗的原则是降低血压，主要是使用阻断肾素–血管紧张素系统的药物。SGLT-2 抑制剂似乎对 2 型糖尿病合并肾病的患者有一种特异性，但非血糖相关的益处。

• 糖尿病是全球需要肾脏替代治疗的终末期肾衰竭的最大单一原因，2018 年在美国和英国分别占发病病例的 46.9% 和 29.4%。

• 肾移植受者接受肾脏替代疗法的存活率最高，但所有方式的存活率都在提高。在英国，所有形式的肾脏替代疗法的总 5 年存活率约为 30%。

糖尿病肾病是一种临床诊断，其基础是检测到糖尿病患者在没有其他明显原因（如感染）的情况下出现蛋白尿。这些患者中的许多人还会有高血压、视网膜病变，在晚期还会出现肾功能损害。

最初的定义是基于检测到大约 500mg/L 蛋白质浓度的相对粗略的测试，随着精确的试纸尿检的发展，这一数字下降到 300mg/L（主要是白蛋白），现在可以通过实验室和试纸测试检测到更低的浓度，从而在 20 世纪 80 年代产生了微量白蛋白尿或早期肾病的概念。最近的分类是基于蛋白尿对尿肌酐浓度的校正——白蛋白/肌酐比率（ACR），术语发生了变化。正常定义为 <3mg/mmol，微量白蛋白尿（或中度蛋白尿）3~70mg/mmol，临床或临床肾病（蛋白尿重度增加）≥70mg/mmol。在本章中，将使用中度和重度蛋白尿这两个术语，以便与国际分类保持一致。持续性、中度蛋白尿现在被广泛认为是糖尿病肾病的阳性诊断（表 16.1）。

NICE 指南建议，在诊断肾病之前，蛋白尿的中度检测结果应该通过第二次清晨样本进行确认，但如果最初的结果属于重度，则无须重复。根据血肌酐浓度估计肾小球滤过率（GFR）的发展使人们认识到肾损伤与心血管死亡率增加之间的联系，并提出慢性肾病

表 16.1　根据蛋白尿和试验标本定义糖尿病肾病

尿液标本	微量白蛋白尿（中度增加）	临床肾病（重度增加）
定时过夜收集	20~199μg/min	>200μg/min
24 小时采集白蛋白	30~299mg/d	≥300mg/d
	20~300mg/L	>300mg/L
白蛋白:肌酐比值（欧洲）	男:2.5~30mg/mmol	>30mg/mmol
	女:3.5~30mg/mmol	>30mg/mmol
美国	均为 30~300mg/g	>300mg/g

(CKD)的概念。这对糖尿病肾病的分类和分期有一定的意义。

自然史

典型的情况是,患者被认为从正常白蛋白尿到中至重度白蛋白尿进展缓慢。现在已经认识到,中度白蛋白尿的患者在高达 50% 的 1 型糖尿病患者中可以自发恢复到正常白蛋白尿。此外,蛋白尿可能在血糖控制不良期间增加(然后随着血糖纠正而减少),而降压治疗(特别是阻断肾素–血管紧张素系统的药物)可以减少蛋白尿。在冠心病和原发性高血压,以及糖耐量正常或仅轻度受损的患者中也发现中度蛋白尿。在 UKPDS 中,大多数中度蛋白尿的患者没有进展到肾脏替代治疗,中度蛋白尿范围内的中位数时间为 11 年。因此,并非所有中度蛋白尿患者都会进展为肾衰竭,这也意味着心血管或肾脏疾病或两者对蛋白尿的贡献将因患者而异。

人们也越来越认识到,一些 1 型和相当多的 2 型糖尿病患者在没有中度白蛋白尿(有时称为正常白蛋白尿 CKD) 的情况下肾小球滤过率降低。在 UKPDS 中,60%出现肌酐清除率降低(估计 GFR)的患者事先没有尿白蛋白浓度升高。部分原因可能是该研究中尿液检测的相对频率较低,但其他队列研究已经证实了这一现象。这些患者的肾活检证实,大多数患者存在典型的糖尿病肾小球硬化,但不能解释观察到的低水平蛋白尿。饮食因素,如蛋白质摄入量,可能起到一定的作用。这些患者的 GFR 年损失率往往较低(见下文)。

在新诊断的 1 型糖尿病患者中,肾小球滤过率通常异常高[>135mL/(min·1.73m²)],在较轻度的 2 型糖尿病患者中也是如此,这也被称为高滤过,它与随后的肾病风险的关系仍然存在争议。改善高滤过患者的血糖控制可降低 GFR,使其接近正常。SGLT-2 抑制剂的问世及其在独立于血糖控制的情况下减少肾病的明显有效性提高了我们对糖尿病高滤过病因的理解(图 16.1),并暗示其在肾病的发展中可能发挥比以前所认识到的更大的作用。

随着时间的推移,GFR 下降,那些血压较高和蛋白尿较多的人的丢失率更大。在 DCCT/EDIC 中,那些出现重度蛋白尿的人发生 eGFR≤60mL/(min·1.73m²) 的风险增加了 15 倍。从历史上看,重度蛋白尿患者的 GFR 丢失率为 10~12mL/(min·yr)。最近的研究表明,血压控制良好的患者的下降率<4mL/(min·yr)。在

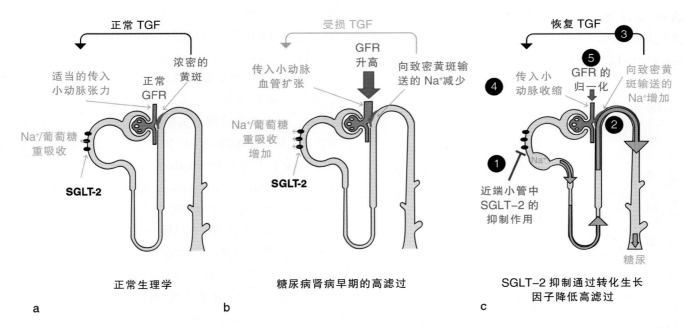

图 16.1　糖尿病中的超滤以及通过恢复肾小管–肾小球反馈 (TGF) 抑制 SGLT-2 对其进行的校正。(a)正常 TGF 的非糖尿病情况。(b)增加的葡萄糖过滤导致近端小管中 SGLT-2 的激活。结果,远端小管中的钠浓度低,导致传入肾小球小动脉扩张和 GFR 增加。(c)SGLT-2 抑制可恢复远端肾小管钠水平并降低 GFR。Reproduced with permission from Cherney DZ et al.钠–葡萄糖协同转运蛋白 2 抑制对 1 型糖尿病患者的肾脏血流动力学影响。Circulation 2014; 129: 5: 587–97

DCCT/EDIC 队列中，低蛋白尿患者的 GFR 每年下降 1.2%，而中至重度蛋白尿者的 GFR 分别下降 1.8% 和 5.7%。最终，尽管个别患者的下降速度非常不同，重度蛋白尿患者终末期肾病（ESRD）的 GFR 持续下降 [GFR<15mL/(min·1.73m²)]。

肾病的另一个临床伴随症状是血压。尽管一些研究表明，在 1 型糖尿病患者中这是正常的，直到中度蛋白尿开始发展，继续发展为肾病的患者在正常蛋白尿时血压较高（尽管仍在正常范围内）。在 2 型糖尿病中，许多患者在被诊断为糖尿病时就有高血压，这些人患肾病的风险更高。因此，高血压是 1 型糖尿病的一个特征，而它可能是 2 型糖尿病的一个始发因素，在两者中都是一个加重因素。

肾病患者患心血管疾病的风险更大。在 UKPDS 中，与正常蛋白尿对照者相比，中至重度蛋白尿患者的年死亡率分别高 2 倍和 3 倍以上。血浆肌酐>175 μmol/L 和（或）肾替代治疗的患者，死亡率高 14 倍。在美国的 NHANES 研究中，无糖尿病或 CKD、糖尿病和无 CKD，以及糖尿病和 CKD 同时存在的患者，10 年全因死亡率分别为 7.7%、11.5% 和 31.1%[CKD 定义为估计 GFR ≤60mL/(min·1.73m²) 和（或）蛋白尿增加]。

在 1989 年发表的一项研究中，在 1 型糖尿病患者中，重度蛋白尿患者的超额死亡率是年龄相当的非蛋白尿对照患者的 10~20 倍（图 16.2）。来自 FinnDiane 研究的最新数据证实了蛋白尿增加对 1 型糖尿病

死亡率的负面影响。与正常白蛋白尿对照组相比，中至重度白蛋白尿组和终末期肾病患者[eGFR≤15mL/(min·1.73m²)]的标准化死亡率分别为 2.8%、9.2% 和 18.3%。此外，在这类人群中，蛋白尿的存在也解释了在 1 型糖尿病患者中观察到的所有超额死亡率。

与蛋白尿和慢性肾脏病相关的高死亡率解释了为什么许多肾功能受损的患者不能存活下来需要透析，尽管随着心血管危险因素更好治疗，现在有更多的人在这样做。

肾病分期

CKD 的国际分类现在已经被广泛采用（如图 16.1），但不幸的是，它并不能准确地反映基于蛋白尿的糖尿病肾病的历史分期(表 16.2)。新的分期是基于血浆肌酐浓度估计 GFR (eGFR)，使用源自肾病饮食修改研究(MDRD)并随后修改的公式(CKD-Epi)。

这些配方使用与国际参考方法一致的血清肌酐测定。估计肌酐清除率(不是 GFR)是另一种公式，如 Cockroft-Gault 和使用血清胱抑素 C 的 GFR。这两种公式都有其倡导者，尽管胱抑素 C 有优势，但它很昂贵，在英国并不广泛使用。

MDRD eGFR 在 60mL/(min·1.73m²) 以上的精确度要低得多，而且往往低估此值的真实 GFR。CKD-Epi 公式在 GFR 较高时较好，但仍具有较宽的置信区间。然而，这两个公式的数值均低于 60mL/(min·1.73m²)，与美国和英国人群心血管死亡率的增加有关，在糖尿病患者中更是如此。因此，eGFR 低于 60mL/(min·1.73m²) 现在本身就被认为是额外的心血管疾病危险因素。血浆肌酐浓度的估计值通常由临床实验室自动报告(通常使用原始的 MDRd 公式)，或者可以通过在线计算器 (https://www.kidney.org/professionals/kdoqi/gfr_calculator)得出。必须记住的是，这些估计值只在稳态条件下有效(妊娠或急性肾损伤时不适用)，而且在剧烈运动和肉类蛋白餐后，血浆肌酐浓度可能会增加。

尽管 eGFR 在准确测量肾功能方面存在缺陷，但它在提醒临床医生(和患者)注意仅凭血清肌酐浓度不能明显观察到的肾损害方面是有用的。它还为个体患者的肾损害进展率提供一个合理的衡量标准。这有助于指导治疗(治疗剂量调整或药物避免)，而且 eGFR 的迅速下降也应促使转诊进行专家评估(见下文)。

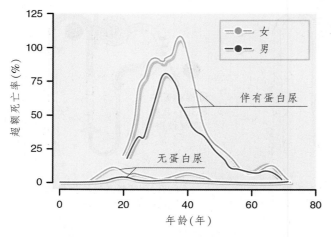

图 16.2 男性和女性糖尿病患者伴有和不伴有持续性蛋白尿的相对死亡率随年龄的变化。蛋白尿患者所有年龄的死亡率都大大增加。From Borch-Johnsen et al. Diabetologia 1989; 28: 590–596.

表 16.2　慢性肾病(CKD)分期及其与糖尿病肾病(DKD)历史分期的对应关系

阶段	定义 EGFR	其他必需功能	糖尿病患者		
			正常白蛋白尿	中度蛋白尿 (微量蛋白尿)	重度蛋白尿(临床 或临床肾病)
1	>90	尿检和(或)肾 显像异常	面临 DKD 的风险	可能的 DKD(类型 1) 可能的 DKD(类型 2)	DKD
2	60~89	尿检和(或)肾 显像异常	面临 DKD 的风险	可能的 DKD(类型 1) 可能的 DKD(类型 2)	DKD
3A	45~59	无	可能的 DKD(类型 1)	DKD(类型 1)	DKD
3B	30~44	无	可能的 DKD(类型 2)	可能的 DKD(类型 2)	DKD
4	15~29	无	可能的 DKD	DKD	DKD
5	<15 或 RRT	无	DKD	DKD	DKD

RRT,肾脏替代疗法。尿检异常,蛋白尿和(或)血尿。

流行病学

中至重度蛋白尿的报告患病率和发病率因研究人群而异(1 型与 2 型;年龄范围;样本是基于人群还是以医院诊所为基础;种族;报告年份;检测类型)。从历史上看,在以人群为基础的研究中,1 型中度蛋白尿的患病率为 12.3%~27.2%,2 型糖尿病的中度白蛋白尿患病率为 19.4%~42.1%。重度蛋白尿时,1 型糖尿病为 0.3%~24%,2 型糖尿病为 9.2%~32.9%。那些发病年龄较早的 2 型糖尿病患者发生微血管并发症的风险似乎特别高。在中东、东南亚和拉丁美洲等 2 型糖尿病和肥胖症迅速增加的地区,这一点非常明显。

在基线水平蛋白尿正常的 1 型和 2 型糖尿病患者中,持续性中度蛋白尿的发病率每年约为 2%。对于中度蛋白尿患者,每年重度蛋白尿的发病率约为 3%。

终末期肾病的发病率更难解释,因为它们与时间不是线性的,而且随着糖尿病病程的不同而变化。一些最好的数据来自斯堪的纳维亚,那里有糖尿病和肾脏疾病的国家疾病登记的传统。对于 1 型糖尿病,最新的芬兰国家数据报告,2005 年 20 岁的发病率为 2.2%,30 岁的发病率为 7.8%,2013 年挪威 30 岁的发病率为 4.6%。对于 2 型糖尿病,由于难以确定糖尿病发病的确切日期,数据不太精确。在 UKPDS 新诊断患者队列中,10.4 年时肾脏替代治疗或死于肾衰竭的比率为 0.6%。

肾病筛查

关于肾病常规筛查的效用,人们有不同的看法。目前 NICE 和 ADA 指南建议,在所有糖尿病患者中使用清晨尿样进行白蛋白/肌酐比值的年度筛查,并重复进行阳性的中度测试以进行确认。对于 1 型糖尿病患者,检测应在 5 年后开始,对于 2 型糖尿病患者,检测应在确诊后立即开始。同时进行血肌酐和 eGFR 测定。

由于尿白蛋白的变异性和对所谓正常白蛋白尿 CKD 的认识,人们对早期肾病的其他生物标志物进行深入的研究,但很少被证明是更优越的,也没有什么更实用的。然而,这是一个快速发展的领域,更新的检验肯定会在未来得到验证。

病理学和病理生理学

结节性肾小球硬化的经典病理损害在 1936 年首次被描述。糖尿病肾病最早的病理特征是肾小球基底膜(GBM)增厚,这是由于基质物质的积累,在 1 型糖尿病患者发病 5 年内就可以检测到(图 16.3 至图 16.5)。

蛋白尿增加之前,伴随着基质物质(主要是Ⅳ型胶原和层粘连蛋白)在系膜中的进一步堆积(称为弥漫性肾小球硬化),这主要是由于分泌过多和分解清除减少。最终,这个过程会破坏毛细血管,减少滤过,

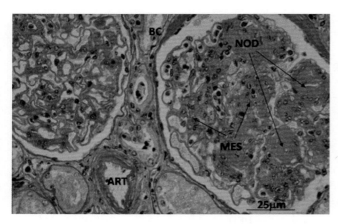

图 16.3　1 型糖尿病伴重度蛋白尿患者的结节性肾小球硬化。ART,伴有玻璃样变性的小动脉。BC,增厚的 Bowman 囊。MES,系膜扩张。点状,结节。

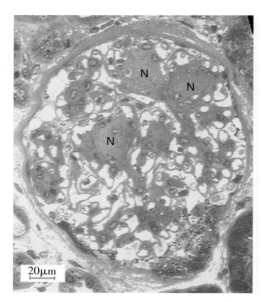

图 16.4　糖尿病肾病患者的结节性肾小球硬化 (Kimmelstiel-Wilson 病变)。N,结节。

导致肾衰竭。

　　小动脉透明质增生导致肾小球缺血、肾小球上皮细胞(足状突细胞)丢失、肾小管间质炎症和纤维化,同时它也是肾病的特征。

　　这些变化的病理生理学部分已在第 14 章中介绍。本质上,代谢和血流动力学因素共同刺激这一系列过程,最终导致促纤维化细胞因子的释放、肾病和终末期肾病(图 16.6)。在实验性和人类糖尿病中,肾血流量增加,与传出肾小球小动脉相比,传入动脉相对扩张。这导致肾小球毛细血管压力的增加,与糖尿

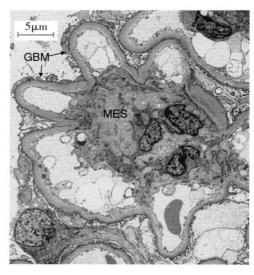

图 16.5　糖尿病患者肾小球的电子显微镜照片,显示基底膜(GBM)增厚,系膜扩张并伴有细胞外基质堆积(MES)。

病动物肾小球硬化的发展密切相关。血管紧张素 II 阻断可松弛传出小动脉,而 SGLT-2 抑制剂可恢复正常的肾小管-肾小球反馈,并减少传入小动脉扩张,这两种作用均能有效降低肾小球内毛细血管压力 (图 16.1)。

　　这些结构变化和毛细血管压力的相互作用支撑了蛋白尿的发展(图 16.7)。肾小球毛细血管具有固有的大小和分子电荷选择性。从结构上讲,毛细血管内皮细胞是有窗口的,其表面有一个复杂的蛋白质糖萼。肾小球基底膜是以交联型 IV 型胶原为主的网状结构。最后,上皮表面由足细胞组成,足细胞有一系列由过滤膜连接的交错的足突。电荷选择性主要位于内皮和上皮表面,而大小选择性被认为存在于 GBM 结构中(图 16.7)。

　　正常情况下,肾小球屏障保留大部分与白蛋白大小和电荷相当的循环蛋白。糖萼蛋白的糖基化,基质堆积破坏 GBM 晶格,足状突细胞丢失,使越来越多的白蛋白和更大的大分子得以过滤,这是进行性肾病的特征。有证据表明,滤过液中蛋白进入肾小管细胞的增加导致肾小管间质炎症和纤维化,从而导致肾小球滤过率下降。

肾病的危险因素

　　前瞻性观察研究表明,血糖与已知的糖尿病病程

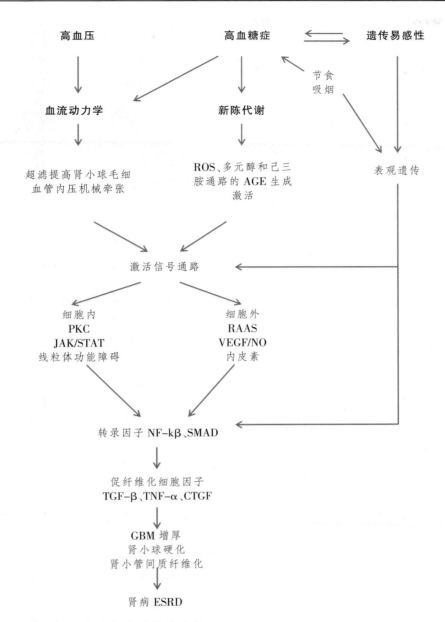

图 16.6　图像显示代谢和血流动力学因素如何结合导致糖尿病肾病。AGE,晚期糖基化终产物。ROS,活性氧。PKC,蛋白激酶 C。JAK/STAT,Janus 激酶/信号转导和转导激活剂。RAAS,肾素血管紧张素醛固酮系统。VEGF/NO,血管内皮生长因子/一氧化氮。NF-κβ,核因子-κβ。TGF-β,转化生长因子 β。TNF-α,肿瘤坏死因子 α。CTGF,结缔组织生长因子。ESRD,终末期肾病。

和肾病的发展之间存在一致的关联。高血压的作用早些时候已经提到;在 1 型糖尿病患者中,血压随着肾病的发展而升高,在 2 型糖尿病中起更大的致病作用(框 16.1)。

对 1 型糖尿病患者直接测量 GFR 的研究进行的 Meta 分析发现,高滤过与肾病的后期发展之间存在显著的联系,但存在明显的异质性,当考虑到血糖控制时,这种联系被削弱了。

种族在其中扮演着重要的角色,但人们对此却知

之甚少。在美洲原住民、南亚人、一些太平洋岛民、非德系犹太人和非洲加勒比裔糖尿病患者中,与年龄和病程相匹配的欧洲白人对照组相比,肾病的发生率要高得多。这种增加的风险部分与高血压发病率的增加有关(例如,在非洲加勒比患者中),另一些可能与低出生体重(节俭表型)假说(见第 7 章)有关,该假说通常与成年人较高的血压和肾脏疾病,以及 2 型糖尿病本身有关。对澳大利亚原住民和其他人群的研究表明,肾单位的大小和数量可能比欧洲人要小,从而增

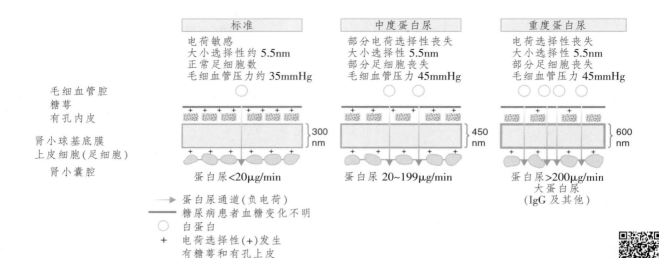

图 16.7　糖尿病肾病中肾小球毛细血管对白蛋白的选择性变化示意图。毛细血管压力的升高和肾小球基底膜(GBM)增厚,以及足细胞的丢失,导致循环蛋白质进入泌尿空间的通道增加。大多数电荷选择性发生在内皮和上皮,大小选择性发生在 GBM。糖萼在糖尿病中的确切组成和作用仍不清楚。电荷选择性存在于内皮细胞和上皮细胞(足细胞)。

加那些继续发展为糖尿病的人患肾病的风险。

对 1 型糖尿病多发家族的兄弟姐妹的研究表明,与蛋白尿正常的先证者相比,先证者的兄弟姐妹肾病发病率更高。这些观察并不能完全排除环境因素,但肾病风险的遗传性得到了以下观察的支持:与没有肾病的 1 型糖尿病患者的父母相比,1 型糖尿病肾病患者的父母更有可能有高血压和心血管疾病的阳性家族史(图 16.8)。蛋白尿和肾小球滤过率的遗传力估计分别为 0.3~0.44 和 0.6~0.75。到目前为止,对候选基因的广泛搜索和全基因组扫描已经产生了一些积极的关联(特别是与血管紧张素转换酶基因的多态性),但总的来说,这些关联并不是很强,还没有发现主要的基因效应。部分问题在于难以定义肾病的确切表型,仅有蛋白尿是不够的,因为它的变异性,终末期肾病合并有生存偏差。

人们对表观遗传学的作用越来越感兴趣(一些人

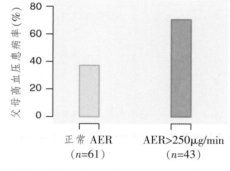

图 16.8　患有正常白蛋白尿和肾病的 1 型患者(定义为白蛋白尿≥250μg/mL)。

将其定义为研究影响基因表达的 DNA 中可遗传的非编码变化),以及它在血糖控制改善的一段时间内对后续并发症发生的"代谢记忆效应"可能起的作用,或许 DCCT 最好地说明了这一点 (见图 16.9 和第 14 章)。在这一结构中,早期良好的血糖控制对影响参与并发症发生通路的基因有积极的影响,如果之后血糖水平恶化,这种好处也将继续存在。

管理

血糖控制

DCCT/EDIC 的研究提供了无可争辩的证据,证明良好的血糖控制可以防止中度蛋白尿的发展,降低高

框 16.1　与糖尿病肾病发生有关的因素

- 血糖。
- 糖尿病病程。
- 高血压。
- 高滤过。
- 种族。
- 遗传学。
- 饮食(肉类蛋白摄入量)。

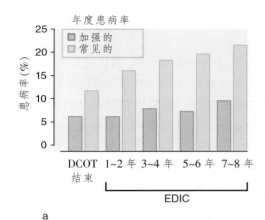

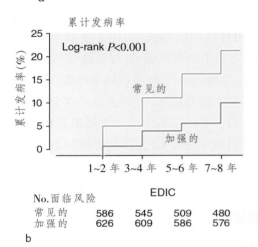

图 16.9 (a)DCCT/EDIC 对中度白蛋白尿(微量白蛋白尿)的患病率和(b)累计发病率的研究显示,在主要研究结束后,强化糖尿病控制的持续益处长达 8 年。Data from DCCT/EDIC Research Group. JAMA 2003; 290:2159–2167.

血压的发病率,并减少发生肾功能损害的人数,而且这一益处在研究结束后至少 8~10 年内都很明显(图16.9)。在英国的 PDS 中也看到了类似的好处。然而,几乎没有证据表明,一旦肾病得到证实,它可以预防或延缓肾病的临床进展。这可能是因为肾病开始后(主要是通过葡萄糖依赖机制),它继续通过对血糖变化不再敏感的通路继续。此外,在 2 型糖尿病和高心血管风险人群中严格控制血糖的 ACCORD 研究表明强化组的死亡率增加,在基线水平的慢性肾脏病患者中尤为明显。这导致 FDA 将糖化血红蛋白的分级目标定为≤48mol/mol(6.5%),适用于糖尿病病程较短、并发症较少(如果有的话)的年轻人;而对于有并发症和预期寿命较短的老年人,则为<64mol/mol(8.0%)。最新的 KDIGO(肾脏疾病改善全球预后)指南建议糖尿病和慢性肾脏病患者的糖化血红蛋白水平为 47mmol/

mol(6.5%)~64mmol/mol(8.0%),具体取决于年龄、合并症和预期寿命等因素。对于那些接受肾脏替代疗法(RRT)的患者,目前还没有前瞻性研究来指导治疗。有回顾性数据显示,HbA1c<64mmol/mol(<8.0%)的患者血液透析存活率提高。这些患者中的许多人都有心血管疾病和低血糖,所以谨慎的做法是按照 ADA 指南达到最好和最安全的血糖控制水平。

有趣的是,在一小部分 1 型糖尿病胰腺移植受试者中,在正常血糖 10 年(而不是 5 年)后,他们的肾脏病理有所改善,这意味着不仅需要血糖完全正常化才能逆转病理变化,而且病变的缓解和发展几乎需要同样长的时间。

胰岛素代理商的选择也不清楚。大多数晚期 CKD患者需要或正在使用胰岛素。超过 50% 的外源性注射胰岛素是从肾脏排泄的,所以随着 GFR 的下降,剂量应该减少,有些研究小组建议 CKD 5 期患者减少50%。实际上,剂量不仅应该根据总体血糖控制情况进行调整,还应该根据低血糖的发病率进行调整。没有数据支持 CKD 患者使用任何特定的胰岛素方案或类似物。口服药物和 GLP–1 注射剂有不同的肾脏排泄,在处方前应检查产品特性。没有确凿的数据支持在CKD 患者中使用任何特定类别的口服药物,这一点在最近发表的 Cochrane 综述中得到了证实。对于 eGFR<30mL/(min·1.73m²)的患者,不推荐使用二甲双胍,因为存在潜在的乳酸酸中毒风险。SGLT–2 抑制剂被认为在 CKD 第 4 期或更糟时无效,但在早期阶段可能有除血糖外的益处(见下文)。

血压

糖尿病患者的目标血压在第 19 章中有更详细的讨论。许多指南为老年人设定了较高水平的≤140/90mmHg(1mmHg=0.133kPa)的治疗阈值。一些指南中的目标水平是 120~139mmHg 收缩压和 70~79mmHg舒张压。强化血压控制的 ACCORD 研究显示,在目标收缩压为≤120mmHg 的人群中,发展成 eGFR≤30mL/(min·1.73m²)的人数没有益处,也可能有害。正因为如此,所有指南都同意降压下限为收缩压120mmHg、舒张压 70mmHg。然而,血压控制的改善可能是自 1980 年以来终末期肾病前临床肾病病程的中位数从 7 年上升到 14 年的主要原因(图 16.10)。

由于血管紧张素 II 参与糖尿病肾小球血流动力

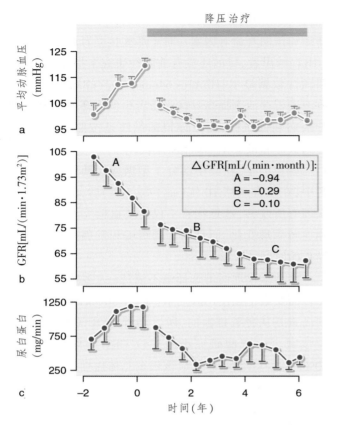

降压治疗

a　平均动脉血压 (mmHg)

b　GFR[mL/(min·1.73m²)]

△GFR[mL/(min·month)]:
A = −0.94
B = −0.29
C = −0.10

c　尿白蛋白 (mg/min)

时间(年)

图 16.10　抗高血压治疗对 11 例 1 型糖尿病和肾病患者(a)平均动脉血压、(b)GFR 和(c)尿白蛋白排泄的影响。GFR 和白蛋白排泄的下降率均显著降低。From Parving et al. BMJ 1987; 294:1443–1447.

学的改变,在大多数指南中,阻断 RAS 的药物被作为一线治疗。这些药物还可以减少蛋白尿,这将有助于改善由于蛋白跨肾小管上皮运输增加而引起的任何肾小管间质损伤。对血压正常的 1 型糖尿病和中度蛋白尿患者进行的 Meta 分析证实,血管紧张素转换酶抑制剂(ACEI)可以将发生重度蛋白尿的人数减少约 60%,其中基线蛋白尿水平较高的患者获益最大。在重度蛋白尿和控制不佳的 1 型糖尿病患者中,卡托普利使其血清肌酐水平增加一倍,会导致出现需要肾移植,或透析,或死亡的结果。血管紧张素受体阻滞剂在 2 型糖尿病中也得到类似的结果。

然而,几乎没有证据表明 RAS 阻断可以阻止 1 型糖尿病患者发生中度蛋白尿,而且可能只对已经患有高血压或心血管风险较高的 2 型糖尿病患者有效。

大多数肾病患者需要两种或两种以上的药物才能达到血压目标。有关血压管理的更多细节,请参阅第 19 章。

蛋白尿

来自干预试验的证据表明,血压治疗后蛋白尿减少较多的患者在肾功能下降率方面做得更好。这一观察结果提出一种建议,即将蛋白尿减少到每天<1g 应该是治疗的目标。这并没有被广泛接受,也没有针对蛋白尿治疗的前瞻性试验。使用 ACEI、血管紧张素 1 型受体阻滞剂、醛固酮拮抗剂和肾素抑制剂联合阻断 RAS 的研究表明,与单独使用单独用药相比,蛋白尿的减少更多,但代价是高钾血症和急性肾损伤方面更糟糕的患者预后。最近报道的 FIDELIO 对非甾体醛固酮(一种非甾体醛固酮拮抗剂)在 2 型糖尿病和中至重度蛋白尿患者中的研究显示,与其他 RAS 阻滞剂联合使用,蛋白尿和 GFR 下降率均显著降低。虽然急性肾损伤的发生率没有增加,但高钾血症在非奈利酮组是常见的两倍。非奈利酮的确切作用仍有待确定,但它可能在蛋白尿增加或 GFR 迅速下降的患者中被证明是 RAS 阻断的一种辅助药物。否则不再推荐联合阻断 RAS。

蛋白质限制

在实验性糖尿病中,减少饮食蛋白可以限制蛋白尿进展为肾衰竭。在人体上的研究在持续时间和终点上是不同的。一项系统综述显示,将膳食蛋白质摄入量限制在 0.7~1.1g/(kg·d)的情况下,1 型糖尿病患者的肾小球滤过率(GFR)下降速度略有下降。只有一项研究使用死亡率和终末期肾病作为终点,发现相对危险度为 0.23(95%CI,0.07~0.72)。对于 2 型糖尿病,这些数据并不显著。最新的 KDIGO 指南建议 CKD 阶段 1~4 的膳食蛋白质摄入量为 0.8g/(kg·d)。

贫血矫治

继发于促红细胞生成素 (EPO) 缺乏的贫血是 CKD 的一个普遍特征,一些研究表明,糖尿病患者的 GFR 较高时,其发生的时间较早。基于医院临床的调查表明,世卫组织定义的贫血患病率为 15%~25%(女性<120g/L,男性<130g/L),eGFR>60mL/(min·1.73m²)的患者较多。几项使用不同 EPO 制剂纠正贫血的大型试验表明,达到血红蛋白浓度>130g/L 没有好处(也可能有一些危害),低于这一水平,患者感觉更好,但对 GFR 的下降率或心血管发病率/死亡率没有确凿的影响。目前的 NICE 指南建议对所有有足够铁储备,并可能在临床上受益的 CKD 患者进行治疗，并设定了 100~120g/L 的目标。

其他疗法

SGLT-2 抑制剂对血糖和肾脏血流动力学都有影响（图 16.1）。EMPA-REG 和 EMPA-REG 肾脏及其他研究的结果显示心血管和肾脏预后均减少。特别是，从中到重度蛋白尿进展的人数较少，基线血肌酐增加一倍或需要肾脏替代治疗的人数较少（尽管人数很少）。最近对 4 项大型试验的系统回顾和 Meta 分析显示，透析、肾移植和（或）肾相关死亡的主要结果持续减少（RR 0.67；95%CI 0.52~0.86），以及终末期肾病（0.65；0.53~0.81）和急性肾损伤（0.75；0.66~0.85）的发生。在达格列净 CKD 试验中，这些发现最近在有糖尿病和无糖尿病的 CKD 患者中得到证实。虽然大多数药物（尤其是西格列汀）对心血管和蛋白尿有益，但在 CRENTICS 试验中，卡格列净显著增加了远端截肢的风险，这一点尚不清楚。就降低肾小球滤过率丢失率而言，重度蛋白尿者的益处似乎更大，只有 eGFR>30mL/（min·1.73m²）的患者才有资格参加大多数研究[DA-PACKD≥25mL/（min·1.73m²）]；这些试验中的大多数参与者的 eGFR>60]。有趣的是，这些药物似乎并没有阻止新的中度白蛋白尿（微量白蛋白尿）的发生。由于这些积极的数据，许多指南现在建议将其用于 2 型糖尿病和早期肾病患者。重要的是要记住，除了 RAS 阻断外，所有这些试验都研究了 SGLT-2，报告的 GFR 丢失率与仅使用血管紧张素受体阻滞剂（ARB）的报告的 GFR 丢失率相似。

在网络 Meta 分析中，比较 SGLT-2 抑制剂和 GLP1 激动剂对发生肾衰竭[定义为 eGFR<15mL/（min·1.73m²）或需要肾替代治疗]患者数量的影响。这两种疗法的益处在高危或高危人群（定义为 CKD±重度蛋白尿）中得到证实。对于 SGLT-2 抑制剂，每 1000 例接受 5 年治疗的患者中，有 29~58 例患者出现肾衰竭；GLP1 激动剂的范围为每 1000 例接受 5 年治疗的患者中有 19~29 例患者。

KDIGO 还建议改变与高血压相似的饮食和生活方式（第 19 章）。

其他正在研究中的药物包括内皮素拮抗剂（现已废弃）和别嘌醇（用于降低高尿酸血症，这与 GFR 的进行性丧失有关），但没有任何益处。

心血管危险因素管理

目前尚无确凿的试验数据支持阿司匹林或降脂对治疗糖尿病肾病有效，但由于许多糖尿病和 CKD 患者将伴有心血管疾病或被归类为高风险心血管疾病，大多数指南支持其常规使用。

对基线为中度蛋白尿的 2 型糖尿病患者进行多因素心血管风险干预的 Steno 2 研究显示，对死亡率、重度蛋白尿和终末期肾病的发展，以及包括心肌梗死和截肢在内的心血管并发症有重大影响（图 16.11）。强化 ARM 的方案包括所有 RAS 阻断药物、目标总胆固醇<4.5mmol/L 的降脂治疗、目标糖化血红蛋白（HbA1c）≤48mmol/mol（≤6.5%）的强化血糖控制、小剂量阿司匹林、抗氧化剂（维生素 C 和维生素 E）以及生活方式的改变，包括戒烟、减肥和增加锻炼。与

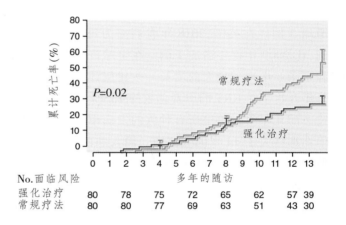

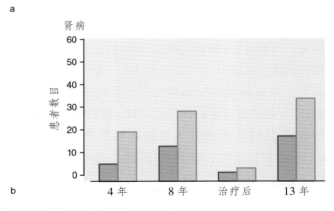

图 16.11 （a）在 Steno 2 试验中，160 例中等蛋白尿（微量蛋白尿）的 2 型糖尿病患者在 8 年和试验结束后 5 年内随机接受心血管危险因素强化或常规管理的累积死亡发生率学习时段。（b）Steno 2 试验期间和之后因强化或常规治疗而发生肾病的患者人数。Data from Gaede et al. N Engl J Med 2008; 358:580–591.

DCCT/EDIC 和 UKPDS 一样，这些益处在试验结束后继续存在，但无法确定哪些是最有效的干预措施。这项研究的最新报告估计，强化治疗队列的平均预期寿命增加了 7.9 年。

重度蛋白尿和 CKD 3 级或更严重的患者足部并发症的风险很高，许多人在开始肾脏替代治疗之前和之后都接受了截肢手术。有数据表明，对肾病患者进行定期足部监测可以显著降低截肢率。

综上所述，这些研究建议肾病患者应该对所有已知的心血管和糖尿病并发症危险因素进行多因素管理，以达到推荐的目标。这也意味着定期随访和监测伴随并发症是必要的，KDIGO 指南已经提出了建议的频率。

肾脏替代疗法(RRT)

2018 年，美国糖尿病患者开始进行 RRT 的标准化发病率为每百万人口 185 例，自 2009 年以来每年增加 3 例。在英国，2018 年发病率为每百万人口 32 例，比 2009 年每年增加 1 例。在全球范围内，墨西哥和东南亚出现了最大的增长。按比例计算，这分别占每年开始接受 RRT 的患者总数的 46.9% 和 29.4%。在过去的几年里，美国所有种族的发病率都有所下降，但在那些大于 44 岁的人群中，黑人和西班牙裔人口的发病率仍然是欧洲裔白种人的 2~3 倍。

2017 年，美国和英国的糖尿病 ESRD 总体粗患率继续上升，分别为 39% 和 17.8%。两国之间的差距可能反映了他们不同的种族背景。

2017 年，英国大多数接受 RRT 的糖尿病患者都接受了血液透析(58%)，相比之下，肾小球肾炎和多囊肾病的这一比例分别为 29% 和 10%。在终末期肾病患者中，糖尿病患者的肾移植率往往比非糖尿病患者低，这可能是由更多的并发症所致。2017 年在英国，开始 RRT 后两年内被列入肾脏移植名单的赔率仅为 0.51。在糖尿病和 RRT 患者中，2017 年有 35% 的人接受了移植，相比之下，肾小球肾炎患者的这一比例为 66%，多囊肾病患者的这一比例为 74%。2018 年在美国，16.5% 的糖尿病患者和 ESRD<45 年的人接受了移植手术，相比之下，肾小球肾炎患者和囊性肾病患者的这一比例分别为 52.5% 和 60.9%。

在英国，开始 RRT 的糖尿病患者的中位总存活率为 3.6 年，而非糖尿病患者的中位总存活率为 7.3 年。18~44 岁的糖尿病患者的一年存活率要低得多，但与年长人群中没有糖尿病的人大致相当。5 年后，所有形式的 RRT 的存活率分别为 72.3%(18~44 岁)和 51.2%(45~64 岁)，89.5%(18~44 岁)和 68.9%(45~64 岁)。对于 ≥65 岁的老年患者，5 年存活率大致相当于 30%。肾移植受者的存活率通常较高，但这在一定程度上可以理解为对更健康患者的选择偏好。活体供者相关和非亲缘移植有增加的趋势，这既增加了可获得性，又提高了成功率和短期存活率。胰腺和胰岛移植的作用将在第 34 章讨论。

随着患者接近 ESRD，计划 RRT 成为当务之急。如果患者表现为急性或慢性肾衰竭，他们的表现就会差得多。所有 CKD 分期为 4 级 [eGFR<30mL/(min·1.73m²)]的患者应转诊至专科肾脏评估。框 16.2 显示了其他指示。

是糖尿病肾病吗？

因为 2 型糖尿病是一种常见的疾病，患者也会出现非糖尿病相关的肾脏疾病。然而，<10% 的 2 型糖尿病和蛋白尿患者可能有非糖尿病原因，其中很少有特效性疾病。有趣的是，与典型的肾小球硬化患者相比，那些具有非典型或非糖尿病病理的患者往往具有较慢的 GFR 下降速度。

在存在视网膜病变和蛋白尿>300mg/d 的情况下，患者极有可能患有糖尿病肾病；如果没有视网膜病变和中度蛋白尿，则更有可能出现非糖尿病肾病。如果患者有全身性疾病的迹象，蛋白尿迅速增加或肾功能恶化，或尿检提示镜下血尿，则应转介专家复查，并应考虑其肾病的非糖尿病原因。关于 1 型糖尿病患者考虑非糖尿病肾病的 NICE 指南见框 16.3。

框 16.2　转诊专家评审的标准

以下组的 CKD 患者通常应接受专家评估：GFR<30mL/(min·1.73m²)(CKD 第 4 期和第 5 期)；ACR 70mg/mmol 或以上，除非已经适当治疗；ACR 30mg/mmol 或以上(ACR A3 级)；血尿 GFR 持续下降 25% 或更多，GFR 类别改变或 GFR 在 12 个月内持续下降 15mL/(min·1.73m²)或更多；尽管使用了至少 4 种治疗剂量的抗血压药物，高血压仍然控制不佳(另见高血压 NICE 指南 CG127)。

框 16.3　关于何时考虑 1 型糖尿病患者的非糖尿病性肾脏疾病的良好指南(基于成年人的 NG171 型糖尿病)

怀疑其他(非糖尿病)肾脏疾病:

1.无视网膜病变。

2.如果血压特别高。

3.如果蛋白尿突然出现。

4.如果有明显血尿。

5.全身健康状况不佳。

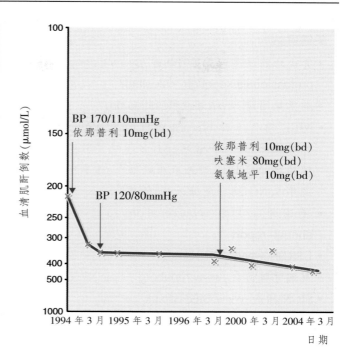

图 16.12　血清肌酐倒数与病历日期的关系图。

病例记录

一例 32 岁男性患者,患有 1 型糖尿病,中度肾损害 [血肌酐 212mmHg/L,eGFR34mL/(min·1.73m^2)],重度蛋白尿,1994 年首次出现时血压为 170/110mmHg。他的糖尿病控制得很差,他每天只使用一次一种中长效胰岛素混合物。他开始服用依那普利 10mg(bid)并立即有反应;血压下降到 120/80mmHg。虽然他的血清肌酐最初有所升高,但后来稳定下来,15 年后他仍然可以独立于透析。他的血清肌酐倒数如图 16.12 所示。

在此期间,他的血压总是<140/90mmHg,而且通常比这低得多。他在 2005 年之前一直是使用脚手架的工作人员,但由于自主神经病变导致直立性眩晕,他不得不停止工作。他的 HbA1c 在这段时间内变化为 64~97mmol/mol(8.0%~11.0%)。他在 12 个月的血液透析后于 2012 年接受了联合肾胰腺移植,目前胰岛素依赖,肾功能良好。

点评:这例男子的肾脏对治疗的反应是惊人的,尽管血糖控制不佳,但还是取得了效果。这强调了一旦糖尿病肾病确诊,BP 在推动糖尿病肾病进展中的首要作用。最初血清肌酐的增加是显著的,但在从开始使用 RAS 阻断药物变化到可以接受的范围内,他的血压反应非常显著,支持血管紧张素 II 在肾病相关高血压中的作用。

虽然是肾功能的有用标志物,但像这样的 eGFR 血清肌酐倒数图也有助于监测进展和任何干预措施的影响,特别是当水平>150mol/L 时。

关键性研究

Mogensen CE. Long-term antihypertensive treatment inhibiting progression of diabetic nephropathy. BMJ 1982; 285: 685–688.

这项针对 6 例患有临床肾病(重度蛋白尿)的 1 型糖尿病男性患者的小型观察性研究发表在更为广为人知的 Parving 研究之前 8 个月(如图 16.10 所示)。在开始降压治疗前的 20~31 个月,用同位素清除法直接测量 GFR 3~4 次,在随后的 28~86 个月中,直接测量 GFR 12~18 次。

血压治疗采用一线 β 受体阻滞剂加肼屈嗪治疗 4 例,呋塞米治疗 3 例。平均血压读数从 162/103 降至 144/95mmHg(收缩压范围 138~160mmHg)。治疗前 GFR 下降率为每月 1.24mL/(min·1.73m^2),治疗期间为每月 0.49mL/(min·1.73m^2)。在血压和 GFR 的下降率之间发现有统计学意义的正相关。基线蛋白尿为 3.9g/d(0.5~8.8g/d),在治疗过程中稳定下来。在此之前,平均每年增长 107%。

在这项研究进行的时候,仍然有人担心降低 CKD 患者的血压会减少肾脏灌注并加剧肾损害。这项观察性研究和随后的其他研究表明,血压降低实际上保护了肾功能,减缓了原本迅速的 ESRD 下降。CKD 的 BP 控制原则现在已经牢固确立,但 35 年前的情况远非如此。

关键网站

- 肾小球滤过率计算器：https://www.kidney.org/professionals/kdoqi/gfr_calculator
- 糖尿病图谱：www.diabetesatlas.org
- NICE 指南：www.nice.org.uk（CG182 成年人慢性肾脏疾病：评估和管理；NG 8 慢性肾脏疾病：管理贫血；NG 17 1 型糖尿病成年人：诊断和管理；成年人 NG 28 2 型糖尿病：管理）
- 英国肾脏注册：www.renal.org/audit−research/annual−report
- USRDS：www.USRDS.org
- 英国肾脏协会：www.renal.org
- SIGN 指南：www.SIGN.ac.uk

拓展阅读

Alicic RZ, Rooney MT, Tuttle KR. Diabetic kidney disease: challenges, progress, and possibilities. Clin Am J Soc Nephrol 2017; 13: doi.org/10.2215/CJN.11491116

American Diabetes Association. Standards of medical care in diabetes – 2020. Diabetes Care 2020; 43(Suppl 1): S135–151.

Bilous R. Microvascular disease: what does the UKPDS tell us about diabetic nephropathy? Diabetic Med 2008; 25(Suppl 2): 25–29.

Bilous R, Chaturvedi N, Sjolie AK, et al. Effect of candesartan on microalbuminuria and albumin excretion rate in diabetes: 3 randomised trials. Ann Intern Med 2009; 151: 11–20.

de Boer I on behalf of the DCCT/EDIC Research Group. Kidney disease and related findings in the Diabetes Control and Complications Trial/Epidemiology of Diabetes Interventions and Complications Study. Diabetes Care 2014; 37: 24–30 doi: 10.2337/dc13-2113

de Boer IH, Caramori ML, Chan JCN et al. Executive summary of the 2020 KDIGO Diabetes Management in CKD Guideline: evidence-based advances in monitoring and treatment. Kid Int 2020; 98: 839–48.

Gaede P, Oellgaard J, Cartensen B et al Years of life gained by multifactorial intervention in patients with type 2 diabetes mellitus and microalbuminuria: 21 years follow-up on the Steno-2 randomised trial. Diabetologia 2016; 59: 2298–2307 doi: 10.1007/s00125-016-4065-6

Lo C, Toyama T, Wang Y et al. Insulin and glucose-lowering agents for treating people with diabetes and chronic kidney disease. Cochrane database of Systematic Reviews 2018, Issue 9. Art.No.:CD011798. doi: 10.1002/14651858.CD011798.pub2

Ma RC, Cooper ME. Genetics of diabetic kidney disease- from the worst of nightmares to the light of dawn? J Am Soc Nephrol 2017; 28: 389–93 doi: 10.1681/ASN.2016091028

Neven Bl, Young T, Heerspink HJL et al. SGLT2 inhibitors for the prevention of kidney failure in patients with type 2 diabetes: a systematic review and meta-analysis. Lancet Diabetes Endocrinol 2019; 7: 845–54.

Palmer SC, Tendal B, Mustafa RA et al. Sodium-glucose co-ransporter protein-2 (SGLT2) inhibitors and glucagon-like peptide-1 (GLP-1) receptor agonists for type 2 diabetes: systematic review and network meta-analysis of randomised controlled trials. BMJ 2021; 372 doi: https://doi.org/10.1136/bmj.m4573

Prigent A. Monitoring renal function and limitation of renal function tests. Semin Nucl Med 2008; 38: 32–46.

Robertson LM, Waugh N, Robertson A. Protein restriction for diabetic renal disease. Cochrane Database Syst Rev 2007; 2: CD002181. doi: 10.1002/14651858.CD002181.pub2

Russell NDF, Cooper ME. 50 years forward: mechanisms of hyperglycaemia-driven diabetic complications. Diabetologia 2015; 58: 1708–14 doi: 10.1007/s00125-015-3600-I

Stevens LA, Coresh J, Greene T, Levey AS. Assessing kidney function-measured and estimated glomerular filtration rate. New Engl J Med 2006; 354: 2473–83.

UK Renal Registry (2020) UK Renal Registry 22nd Annual Report – data to 31/12/2018, Bristol, UK

United States Renal Data System. 2020 USRDS Annual Data Report: Epidemiology of kidney disease in the United States. National Institutes of Health, National Institute of Diabetes and Digestive and Kidney Diseases, Bethesda, MD, 2020

（于世松 译　周瑾 审校）

第 **17** 章

糖尿病神经病变

糖尿病是周围神经病变最常见的原因之一,这个术语涵盖了一组不同的疾病(图 17.1)。在以人群为基础的调查中,糖尿病神经病变是糖尿病最常见的慢性并发症。糖尿病神经病变的诊断不应仅基于一种症状、体征或测试;建议至少检测出两种异常(症状、体征或测试异常再行诊断——神经传导、定量感觉测试或定量自主测试)(图 17.2)。

健康的神经由有髓和无髓神经纤维或轴突组成。糖尿病神经病变的病理生理机制是复杂的,但影响周围神经供应氧气和营养的小血管(血管)的微血管病变通过激活几条生化通路,特别是多元醇通路、非酶糖基化和形成晚期糖基化终产物(AGE)、甘油二酯蛋白激酶 C-β、转录因子(如 NF-κB)和丝裂原活化蛋白激酶(MAPK)的激活,从而导致缺血性和代谢性神经元损伤(图 17.3)。

慢性感觉运动神经病

慢性感觉运动神经病变是糖尿病神经病变最常见的形式。这是由从最长的神经开始的轴突的远端死亡造成的;因此,足部对袜子的感觉分布首先受到影响,后来可能会逐渐累及上肢。感觉丧失是最明显的;自主神经参与是常见的,尽管它大多无症状。阳性的疼痛症状往往在晚上更严重。神经学检查显示所有形式的对称性感觉丧失,踝关节或膝盖反射减弱或消失,足和手轻微的肌肉萎缩(图 17.4)。神经性溃疡的高危足部可能有高弓(凹陷畸形)和足趾抓伤。

已经为糖尿病神经病变开发了一种简单的分期系统(图 17.5)。

阳性感官症状可以自发出现,也可以作为对刺激的反应出现,通常分为疼痛和非疼痛两类(图 17.6)。麻木和刺痛是最常见的症状,而且通常发生得更早。痛觉超敏是一种非伤害性刺激引起的疼痛感觉。疼痛症状的患病率从 3% 到 20% 不等。痛性神经病变的自然病史尚不清楚,但有一些迹象表明,随着神经功能定量测量指标的恶化,症状的强度可能会消退。同样,痛性神经病变的风险因素也没有明确的定义。感觉减退的神经病与轻微或阴性的感觉症状有关,因此最好通过定量感觉测试来检测。

在识别有溃疡风险的足部时,10g 单丝的敏感性

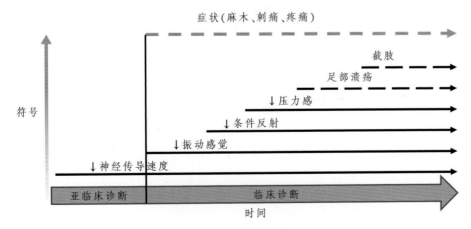

图 17.1 糖尿病性神经病变很常见,并伴有复杂的症状和体征。随着糖尿病和相关微血管病变病程的增加,糖尿病神经病变可能导致足部溃疡、畸形和(或)截肢。

A.弥漫性神经病
弥漫性对称性多发性神经病
* 主要是小纤维神经病
* 主要是大纤维神经病
* 混合性小纤维和大纤维神经病变(最常见)
与自主神经系统有关
心血管
* 心率变异性降低
* 静息心动过速
* 直立性低血压
* 猝死(恶性心律失常)胃肠
* 糖尿病性胃轻瘫(胃病)
* 糖尿病性肠病(腹泻)
* 结肠动力减退(便秘)
  泌尿生殖系统
* 糖尿病性膀胱病变(神经源性膀胱)
* 勃起功能障碍
* 女性性功能障碍
  促汗功能障碍
* 远端少汗症、无汗症
* 味觉出汗
  低血糖无意识
  瞳孔功能异常
B.单神经病(多发性单神经炎)(非典型形式)
孤立的颅神经或周围神经(例如,CNIII、尺神经、正中神经、股神经、腓神经)
多发性单神经炎(如果汇合,可能类似于多发性神经病)
C.神经根病或多发性神经根病(非典型形式)
神经根丛神经病(又名腰骶多神经根病、近端运动肌萎缩)
胸神经根病
D.糖尿病中常见的非糖尿病性神经病变
压力麻痹
慢性炎症性脱髓鞘性多发性神经病(CIDP)
神经根丛神经病
急性疼痛性小纤维神经病(治疗引起的)

图 17.2　糖尿病性神经病变分类。

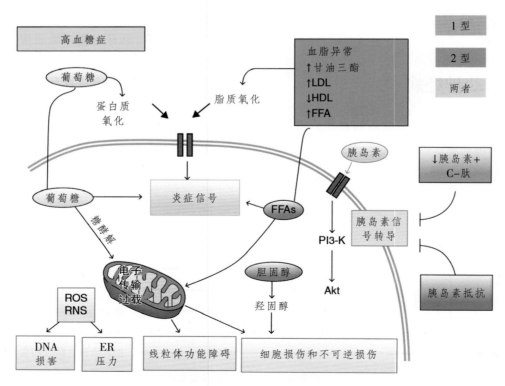

图 17.3　糖尿病神经病变的机制。

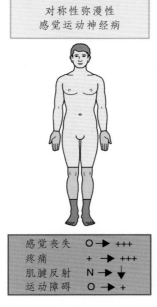

对称性弥漫性
感觉运动神经病

感觉丧失	O ➤ +++
疼痛	+ ➤ +++
肌腱反射	N ➤ ⬇⬇
运动障碍	O ➤ +

图 17.4　远端对称性神经病的临床表现。

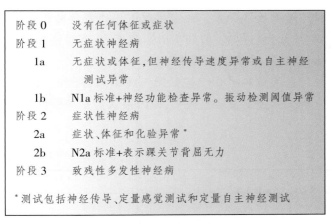

阶段 0	没有任何体征或症状
阶段 1	无症状神经病
1a	无症状或体征,但神经传导速度异常或自主神经测试异常
1b	N1a 标准+神经功能检查异常。振动检测阈值异常
阶段 2	症状性神经病
2a	症状、体征和化验异常*
2b	N2a 标准+表示踝关节背屈无力
阶段 3	致残性多发性神经病

*测试包括神经传导、定量感觉测试和定量自主神经测试

图 17.5　显示糖尿病神经病变的严重程度。

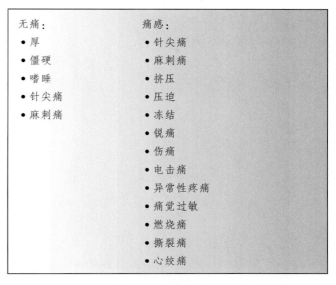

无痛:	痛感:
• 厚	• 针尖痛
• 僵硬	• 麻刺痛
• 嗜睡	• 挤压
• 针尖痛	• 压迫
• 麻刺痛	• 冻结
	• 锐痛
	• 伤痛
	• 电击痛
	• 异常性疼痛
	• 痛觉过敏
	• 燃烧痛
	• 撕裂痛
	• 心绞痛

图 17.6　阳性感觉症状,痛性神经病变。

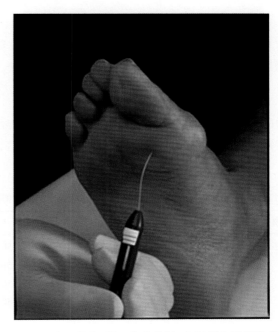

图 17.7　10g 单丝简单,易于临床使用,在识别有足部溃疡风险的患者方面比临床评估好得多。

为 86%~100%。这些患者在手柄上施加足够的压力来扣紧单丝时,感觉不到单丝(图 17.7)。单丝应该在 4 个地方贴在每只足的足底(在拇指和跖骨头 1、3、5 上)。用于测量振动检测阈值(VDT)和定量感觉测试(3 种模式——振动、温度和痛觉阈值)的更复杂的仪器也可用于预测高风险溃烂和截肢的神经病患者。

神经病变的阳性症状令人痛苦,通常在晚上发作,使人失去能力,而且很难治疗。痛性周围神经病变患者由于自主神经受累,通常会有温暖、干燥的足部,导致动静脉分流扩张和无汗。最重要的并发症是:

* 足部溃疡。

* 神经性水肿,由足部血流量增加引起,它减少

了交感神经支配。

* 沙尔科关节病,伴有足中部关节和骨骼慢性破坏、畸形和发炎。骨密度降低,可能是因为血流量增加(图 17.8)(第 21 章)。

已经尝试了各种局部和系统疗法来治疗痛性糖尿病周围神经病变,但很少有经过精心设计的随机对照试验(RCT)。FDA 在美国、欧洲和加拿大获得了治疗神经性疼痛的监管批准。联合疗法,包括与阿片类

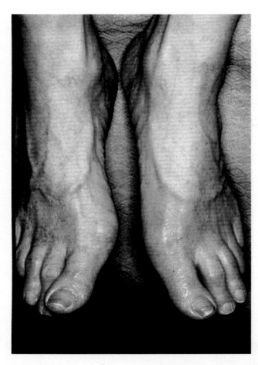

图 17.8 糖尿病患者伴有痛性周围神经病变的足背血流量增加（静脉扩张）。

药物的联合治疗,可能在较低剂量下为糖尿病神经病理性疼痛提供有效的治疗。除了图中列出的那些,针

灸可能会有帮助,抗氧化剂 α–硫辛酸在一些国家也被使用(表 17.1)。

压力性瘫痪包括周围神经的局灶性病变,发生在卡压或压迫部位(图 17.9)。糖尿病神经被认为更容易受到机械性损伤。最常见的是腕管综合征(正中神经受压),手指和手掌感觉异常,有时还会麻木。不适可能会辐射到前臂。检查可以显示大鱼际肌的消瘦和无力,外侧的 3 根半手指失去知觉。这一诊断可以通过神经传导检查来证实。大多数患者对手术减压有反应。

肘部的尺神经压迫会导致第四和第五指的麻木和软弱,以及骨间肌肉的萎缩(图 17.10)。外侧腓神经压迫会导致足部下垂。

在单神经病变中,单根神经或其根部受到影响,与远端对称性神经病不同,这些疾病起病迅速、可逆,表明这是急性的, 可能是血管性或炎症性的起源,而不是慢性代谢障碍。最常见的是股神经病变或糖尿病性肌萎缩(图 17.11 和图 17.12)。腰骶神经、神经丛和股神经多灶性受累。通常情况下, 患者年龄超过 50 岁,持续大腿疼痛,股四头肌消瘦无力,有时还会出现体重减轻。膝跳反射消失了。

其他单神经病变包括第三或第六神经的颅神经麻痹 (导致突发性复视)。原因被认为是局限性脑梗

表 17.1 症状性糖尿病多发性神经病的治疗、疼痛剂量和副作用

药物类别	药物	剂量	副作用
三环类抗抑郁药	阿米替林	50~150(qds)	嗜睡、头晕、口干、心动过速
	去甲替林	50~150(qds)	便秘、尿潴留、视力模糊
	丙咪嗪	25~150(qds)	慌乱
	去郁敏	25~150(qds)	
SSRI	帕罗西汀	40(od)	嗜睡、头晕、出汗、恶心、食欲减退
	西酞普兰	40(od)	腹泻、阳痿、震颤
SNRI	度洛西汀	60(od)	恶心、嗜睡、头晕、食欲减退
抗痉挛药	加巴喷丁	300~1200(tid)	嗜睡、头晕、神志不清、共济失调
	普瑞巴林	50~150(tid)	嗜睡、神志不清、水肿、体重增加
	卡马西平/奥卡西平	最多 200(qds)	头晕、嗜睡、恶心、白细胞减少
	托吡酯	最多 400(od)	嗜睡、头晕、共济失调、记忆障碍
阿片类药物	曲马朵	50~100(bid)	恶心、便秘、HA 嗜睡
	羟考酮	10~30(bid,最高可达 500(qd)	嗜睡、恶心、便秘、透明质酸便秘、恶心、
	他喷他多		嗜睡、头晕
局部药物	辣椒素	0.075%(qds)	局部刺激
	利多卡因	0.04%(od)	局部刺激
注射剂	肉毒毒素		无

Aaron Vinik, Endotext; www.endotext.org, 2018.

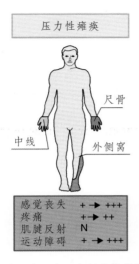

图 17.9　糖尿病患者压力性麻痹的临床表现。

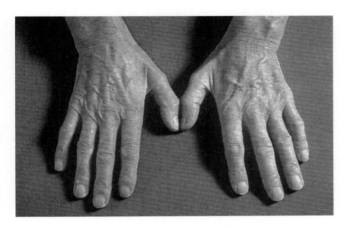

图 17.10　糖尿病患者双侧尺神经麻痹引起的骨间（和小鱼际隆起）萎缩。

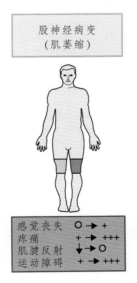

图 17.11　糖尿病性肌萎缩，显示明显的股四头肌萎缩和临床模式。

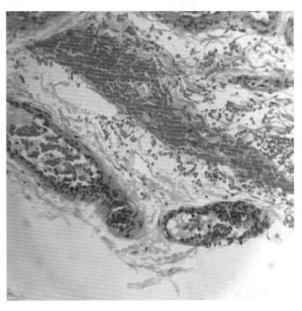

图 17.12　与糖尿病性肌萎缩相关的组织学改变。尤其是炎性细胞浸润、神经外膜血管闭塞和坏死性血管炎。H&E 切片显示炎性浸润，影响小动脉和小静脉。Courtesy of Dr R.Malik.

死，涉及脑干核团或神经根。老年人主要受影响。

在长期糖尿病患者中，接受自主神经支配的器官可以显示出许多异常（图 17.13）。通常，在那些远端感觉神经病变患者中会发现自主神经异常。症状很不寻常，大多发生在控制不佳的 1 型糖尿病患者身上。常见的表现是吃东西时出现味觉性出汗、直立性低血压（站立时收缩压下降>30mmHg）、生理性心率变异变钝、腹泻和勃起功能障碍。一项随机对照试验证实了

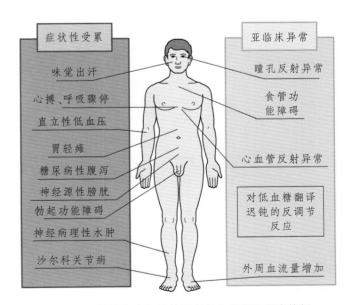

图 17.13　糖尿病自主神经病变的临床和亚临床特征。

外用抗毒覃碱剂格隆溴铵治疗味觉性出汗的有效性，在大多数患者中，每日应用至少 24 小时可以减轻这种并发症。米多君是一种外周的、选择性的、直接的 A1 肾上腺素受体激动剂，是 FDA 批准的治疗直立性低血压的药物。在一些直立性低血压患者中，小剂量的氟可的松也可能有益于补充容量，但存在仰卧位高血压、腿部水肿和低钾血症的风险。胃轻瘫（胃排空延迟和呕吐）和膀胱功能障碍是罕见的，但可能导致糖尿病的虚弱并发症。对疑似胃轻瘫患者的评估应包括停用潜在的违规药物，如阿片类药物、GLP-1 激动剂、左旋多巴、抗胆碱类药物和奥曲肽；排除功能原因，在某些情况下，还应进行营养和心理评估。诊断是通过胃排空检查做出的。FDA 只批准甲氧氯普胺（一种促胃动剂）用于胃轻瘫的治疗，但考虑到潜在的长期不良反应，建议治疗不超过 5 天。所有类型的自主神经病变的主要治疗方法是针对糖尿病患者的血糖和其他心血管疾病危险因素的多因素治疗方法。在某些情况下，患者可能需要通过空肠造口术进食，直到胃恢复或胃起搏。

糖尿病神经病变的治疗从解释和共情开始，排除其他导致神经病变的原因（如酒精中毒、维生素 B_{12} 缺乏和尿毒症），然后建立严格的血糖控制制度。DCCT 和 UKPDS 都表明，根据神经传导速度等客观指标判断，严格控制血糖可以降低发生神经病变的风险。然而，神经病变患者的主诉是疼痛，而且到目前为止，几乎没有证据表明改善糖尿病控制会影响神经病理性疼痛的强度（图 17.14）。

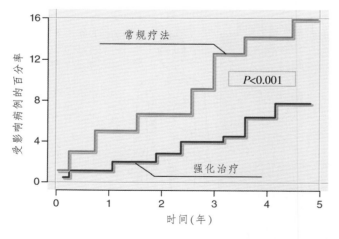

图 17.14   强化胰岛素治疗和严格血糖控制对 1 型糖尿病患者（DCCT）神经病变发病率的影响。From Diabetes Control and Complications Trial Research Group. Ann Intern Med 1995; 122: 566–568

关键性研究

Dyck PJ, et al. Risk factors for severity of diabetic polyneuropathy: intensive longitudinal assessment of the Rochester Diabetic Neuropathy Study cohort. Diabetes Care 1999; 22: 1479–1486.

EURODIAB IDDM Study Group. Prevalence of diabetic peripheral neuropathy and its relation to glycaemic control and potential risk factors: the EURODIAB IDDM complication study. Diabetologia 1996; 39: 1377–1386.

Ismail-Beigi F et al.; ACCORD trial group. Effect of intensive treatment of hyperglycaemia on microvascular outcomes in type 2 diabetes: an analysis of the ACCORD randomised trial. Lancet 2010; 376: 419–430

DCCT Research Group. The effect of intensive diabetes therapy on the development and progression of neuropathy. Ann. Intern. Med. 1995; 122: 561–568.

Backonja m et al. Gabapentin for the symptomatic treatment of painful neuropathy in patients with diabetes mellitus: a randomized controlled trial. JAMA 1998; 280: 1831–1836

Low PA et al. Midodrine Study Group. Efficacy of midodrine vs placebo in neurogenic orthostatic hypotension. A randomized, doubleblind multicenter study. JAMA 1997; 277: 1046–1051

关键网站

- https：//www.niddk.nih.gov/health—information/
  health—communication—programs/ndep/health—
  care—professionals/practice—transformation/spe—
  cific—outcomes/neuropathy/Pages/default.aspx
- http：//www.ninds.nih.gov/disorders/diabetic/dia-
  betic.htm
- https：//www.nice.org.uk/guidance/cg173/evidence/
  neuropathic—pain—pharmacological—management—
  full—guideline—191621341
- http：//www.sign.ac.uk/guidelines/fulltext/55/section7.
  html

拓展阅读

Dyck PJ, et al. Risk factors for severity of diabetic polyneuropathy: intensive longitudinal assessment of the Rochester Diabetic Neuropathy Study cohort. Diabetes Care 1999; 22: 1479–1486.

EURODIAB IDDM Study Group. Prevalence of diabetic peripheral neuropathy and its relation to glycaemic control and potential risk factors: the EURODIAB IDDM complication study. Diabetologia 1996; 39: 1377–1386.

Ismail-Beigi F et al.; ACCORD trial group. Effect of intensive treatment of hyperglycaemia on microvascular outcomes in type 2 diabetes: an analysis of the ACCORD randomised trial. Lancet 2010; 376: 419–430

DCCT Research Group. The effect of intensive diabetes therapy on the development and progression of neuropathy. Ann. Intern. Med. 1995; 122: 561–568.

Backonja m et al. Gabapentin for the symptomatic treatment of painful neuropathy in patients with diabetes mellitus: a randomized controlled trial. JAMA 1998; 280: 1831–1836

Low PA et al. Midodrine Study Group. Efficacy of midodrine vs placebo in neurogenic orthostatic hypotension. A randomized, doubleblind multicenter study. JAMA 1997; 277: 1046–1051

Diabetic Neuropathy. Position statement by the American Diabetes Association Diabetes Care 2017; 40: 136–154 | DOI: 10.2337/dc16-2042

Finnerup NB et al. Pharmacotherapy for neuropathic pain in adults: a systematic review and meta-analysis. Lancet Neurol 2015; 14: 162–173

Callaghan BC, et al. Role of neurologists and diagnostic tests on the management of distal symmetric polyneuropathy. JAMA Neurol 2014; 71: 1143–1149

（于世松 译　周瑾 审校）

第18章
血脂异常

血脂异常在 2 型糖尿病患者中常见，即使在血糖控制合理的情况下也是如此。2 型糖尿病的特征性血脂异常包括总甘油三酯(TG)和极低密度脂蛋白(VLDL)水平升高。高密度脂蛋白(HDL)降低，总胆固醇和低密度脂蛋白(LDL)浓度变化极小。肝脏过度产生富含甘油三酯的极低密度脂蛋白和内皮脂蛋白脂肪酶对甘油三酯的清除能力受损是其促成因素。虽然 2 型糖尿病患者的总胆固醇和低密度脂蛋白水平与非糖尿病的受试者没有区别，2 型糖尿病患者的低密度脂蛋白亚组分更易致动脉粥样硬化，这是由于更大比例的小而致密的低密度脂蛋白颗粒(称为"B 型"模式)更容易被氧化，氧化的低密度脂蛋白在动脉粥样化中起着重要作用。改善血糖控制可减少肝脏中极低密度脂蛋白–甘油三酯的合成，但这些脂质异常不能通过降低糖化血红蛋白完全解决(图 18.1)。

2 型糖尿病的血脂异往往是可接受的。其他代谢和生化异常提示胰岛素抵抗、慢性低度炎症，如增加高敏感性 C 反应蛋白质(hs CRP)和升高的细胞因子(如白细胞介素–6 和肿瘤坏死因子–α)，以及凝血状态 (纤维蛋白原和纤溶酶原激活物抑制剂–1 水平升高)。总的来说，这些异常相互作用，大大增加了患心血管疾病的风险(图 18.2)。

在非肥胖、控制良好的 1 型糖尿病患者中，血脂和脂蛋白浓度与非糖尿病患者群相似。在控制不佳的 1 型糖尿病中，可发生高甘油三酯血症，因为胰岛素缺乏引起脂肪分解增加，非酯化脂肪酸和极低密度脂蛋白过量产生，内皮脂蛋白脂肪酶活性下降，可减少含甘油三酯的极低密度脂蛋白和乳糜微粒的清除。很高的甘油三酯水平(>20mmol/L)可发生在控制不佳或新出现的 1 型糖尿病患者中，通常与酮症酸中毒有关。其并发症包括皮肤发疹性黄色瘤(图 18.3)、急性胰腺

2 型糖尿病血脂异常的特点

空腹甘油三酯水平(增加 1.5~3 倍)：

↑ 肝脏 TG 合成与分泌。

↓ 外周 TG 摄取和清除。

↔ 总胆固醇和 LDL 脂蛋白胆固醇水平不变。

↑ 小而致密的高致动脉粥样硬化的 LDL 脂蛋白颗粒的比例。

↑ 脂肪酸水平。

↓ HDL 胆固醇水平(通常为 10%~20%)。

图 18.1　糖尿病血脂异常的特征。在德国 PROCAM 研究中，39% 的糖尿病患者空腹血清 TG 浓度>2.3mmol/L(非糖尿病患者为 21%)，27% 的 HDL 胆固醇水平<0.9mmol/L(非糖尿病患者为 16%)。

炎和视网膜脂血症(检眼镜下可见视网膜血管乳白色外观)。1 型糖尿病高脂血症的主要决定因素是年龄、肥胖、血糖控制不佳和肾病。

总胆固醇水平与冠心病(CHD)死亡率的关系，首先在多危险因素干预试验(MR FIT)的男性受试者筛选数据库中确定(图 18.4)。超过 360 000 例健康男性进行了筛查，对于糖尿病和非糖尿病的受试者，胆固醇和冠心病随后 10 年期间的死亡率。

这种观察性流行病学为胆固醇作为一种危险因素提供了强有力的证据，并建议在糖尿病患者中，对于任何给定的胆固醇水平，冠心病死亡率为 3~4 倍甚至更高。随后，高质量的证据表明低密度脂蛋白胆固醇是他汀类药物与冠心病风险之间可靠的替代标志物。是否适用于非他汀类药物治疗尚不清楚，但最近非他汀类降脂疗法的阴性试验，例如，作为烟酸和胆固醇酯转移蛋白(CETP)抑制剂的托彻普提示并非所有低密度脂蛋白胆固醇降低策略在减少冠心病发生风险的能力上都是相同的。然而，系统综述和 Meta

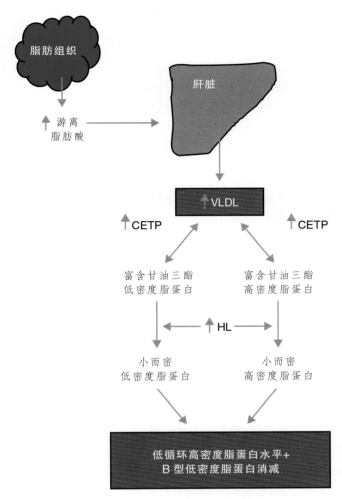

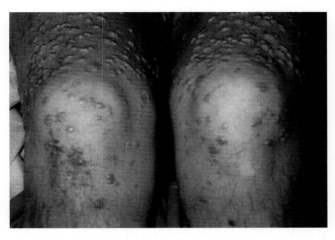

图 18.3 暴发性黄色瘤。这例年轻的 1 型糖尿病患者表现为酮症酸中毒、严重的高甘油三酯血症和暴发性黄色瘤。(Photograph courtesy of Pictures in Lipidology, MedNet, www. mednet.gr/pim/lipid.htm)

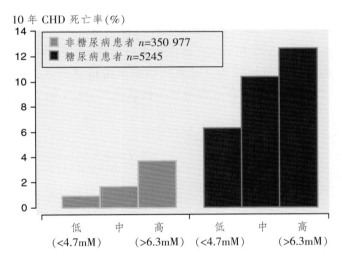

图 18.2 糖尿病血脂异常的发病机制包括增加从扩张的脂肪组织库(肥胖)释放游离脂肪酸(FFA),反过来又促进肝脏合成富含甘油三酯的极低密度脂蛋白(VLDL)颗粒。循环的极低密度脂蛋白的增加反映了肝脏 VLDL 的合成与分泌,以及脂蛋白降低脂肪酶介导的外周组织清除。胆固醇酯转移蛋白(CETP,在糖尿病中增加)将甘油三酯从极低密度脂蛋白转移到高密度脂蛋白和低密度脂蛋白交换胆固醇,从而产生富含甘油三酯的高密度脂蛋白和低密度脂蛋白颗粒。这些颗粒是肝脂肪酶(HL)的底物,该酶可切割甘油三酯留下小而密的高密度脂蛋白和低密度脂蛋白。

图 18.4 MRFIT 筛查研究在 20 世纪六七十年代共纳入了 360 000 多例男性患者,并显示了血清总胆固醇(分为低、中、高)与糖尿病和非糖尿病患者的 10 年冠心病死亡率的关系。对于任何给定的胆固醇水平,冠心病糖尿病男性的死亡率要高得多。

分析报道,他汀类药物和非他汀类药物通过上调低密度脂蛋白受体起作用的疗法和对低密度脂蛋白的降低和冠心病事件风险的降低有相似的影响(图 18.5)。

　　他汀类(HMG–CoA 还原酶抑制剂)是药物降低胆固醇水平和冠心病风险的首选药物,特别是在糖尿病患者中(图 18.6)。例如,辛伐他汀、瑞舒伐他汀和阿托伐他汀。它们通过抑制胆固醇合成的早期步骤起作用,减少肝脏的胆固醇产生高达 50%,其次,增加低密度脂蛋白受体合成,从而促进血液中低密度脂蛋白和极低密度脂蛋白残留颗粒的去除。低密度脂蛋白水平下降高达 50%,甘油三酯下降约 20%。第二代和第三代他汀类药物在降低甘油三酯水平方面更有效。这些药物通常是安全的,耐受性良好,但全身性肌肉酸痛和疼痛比以前认为的更常见。然而,肌炎是一种罕见的不良反应,当他汀类药物与贝特类药物、烟酸或环孢菌素一起使用时更为常见。

他汀类药物用于一级和二级心血管预防的初始安慰剂对照试验仅包括一小部分糖尿病患者。随后，CARDS 试验（阿托伐他汀与安慰剂相比）仅在 2 型糖尿病患者中进行，更大的心脏保护研究（HPS）包括约 25% 的糖尿病患者。这些试验表明，即使在相对较低的基线胆固醇水平下，他汀类药物对降低糖尿病患者的心血管死亡率和发病率也具有强大的作用，并且与非糖尿病患者相比，糖尿病患者在主要心血管事件中的相对风险降低，至少与非糖尿病患者一样高。现在大多数临床指南建议对所有糖尿病患者进行他汀类药物治疗。脂质的目标水平应为总胆固醇<4mmol/L 和低密度脂蛋白胆固醇<2mmol/L. 鉴于大多数患者的总胆固醇基线未经治疗水平>6mmol/L，使用这些标准剂量的第一代他汀类药物（如辛伐他汀 40mg）通常难以实现（图 18.7）。

纤维酸衍生物（苯扎贝特、非诺贝特、吉非贝齐）可用于治疗高甘油三酯血症和混合性高脂血症，降低血清甘油三酯和增加高密度脂蛋白浓度。它们的作用机制涉及与核受体、过氧化物酶体增殖物激活受体（PPAR-α）的结合。这与另一种核受体，维 A 酸 X 受体（RXR）形成复合物，并与控制脂蛋白代谢的几个基因的反应元件相互作用（例如，增加脂蛋白脂肪酶基因的表达，从而增加甘油三酯分解）。几项试验表明，贝特类药物可减少糖尿病中的冠心病事件，并且它们似乎对低高密度脂蛋白、向心性肥胖和代谢综合征其他特征的患者特别有益。

依折麦布是一种胆固醇肠道吸收抑制剂，是另一种降低低密度脂蛋白的药物。依折麦布与他汀类药物联合使用可有效降低低密度脂蛋白、降低甘油三酯和提高高密度脂蛋白水平。与他汀类药物单药治疗相比，依折麦布加他汀类药物在更大比例的患者中达到低密度脂蛋白目标。进一步降低终点事件的结果：维托林疗效国际试验（BETTER-IT）表明，在高风险（心肌梗死后）患者中，通过中等强度他汀类药物治疗和依折麦布的组合降低 LDL-胆固醇可提供适度且可预测的临床益处。然而，在该研究的亚分析中，非糖尿病患者令人惊讶地显示出依折麦布几乎没有益处。相比之下，研究中的 4933 例糖尿病患者显示心肌梗死显著减少 24%，缺血性脑卒中减少 39%。

前蛋白转化酶枯草溶菌素/可的松 9 型的化合物

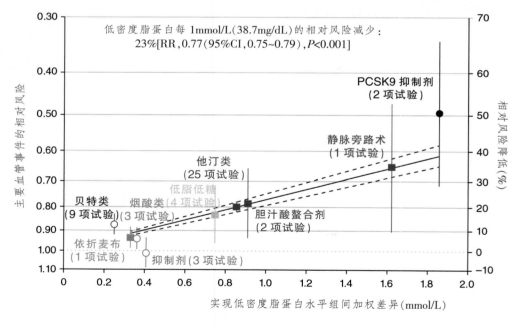

图 18.5　降低低密度脂蛋白对减少主要血管事件的重要性已被几个大型他汀类和非他汀试验的综合数据证实。每种类型的干预措施是根据达到的低密度脂蛋白水平的组间差异（在该类中所有试验中加权）和相对风险绘制的。（竖线表示 95% 的 CI）来源于该类别所有试验的 Meta 分析。方数据标记表明，已建立的干预措施主要通过上调低密度脂蛋白受体表达来降低低密度脂蛋白。元回归斜率（低密度脂蛋白降低程度的预测 RR）用黑实线表示，95% CI 用虚线表示。这两个数值都来自对所有既定干预措施的试验级分析。CETP，胆固醇酯转移蛋白。PCSK9，前蛋白转化酶枯草杆菌蛋白酶/可的松 9 型。Adapted from Silverman et al. JAMA. 2016;316 (12):1289-1297.

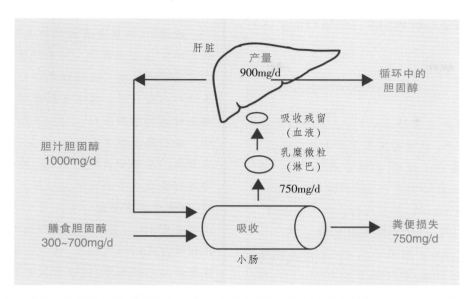

图 18.6　循环中的胆固醇有两个来源:肝脏中的从头合成(他汀类药物阻断胆固醇合成的限速酶,HMG 辅酶 A 还原酶),以及肠道对膳食胆固醇和胆汁中所含胆固醇的吸收。依折麦布可阻断肠道对胆固醇的吸收,可与他汀类药物合用,以最大限度地降低胆固醇。其他降低胆固醇的药物包括烟酸,烟酸可以阻止脂肪组织的脂肪分解,从而降低游离脂肪酸水平和肝脏极低密度脂蛋白-甘油三酯的合成。

每减少 1mmol/L 低密度脂蛋白的相对风险降低	
• 全因死亡率	9%
• 主要致命或非致命心血管事件	21%
• 心肌梗死或冠状动脉死亡	22%
• 冠状动脉血流重建	25%
• 脑卒中	21%

图 18.7　对 18 686 例糖尿病患者进行的降胆固醇治疗的 Meta 分析量化了低密度脂蛋白每降低 1mmol/L 的风险降低(Lancet 2008;371:117–125)。在个别患者中,他汀类药物治疗通常可使低密度脂蛋白降低 1~2mmol/L。

抑制剂是一类引起人们兴趣的新型降胆固醇药物。它抑制 PCSK9,并减少内化低密度脂蛋白受体的肝内降解,导致低密度脂蛋白受体的肝脏表达升高和循环低密度脂蛋白水平降低。一项针对糖尿病患者的 3 期试验的 Meta 分析显示,低密度脂蛋白平均降低了 55%。基于血糖、胰岛素使用、肾功能和心血管状况的糖尿病亚组的研究结果相似。阿莫罗布单抗和依洛尤单抗属于这种药物。这两种药物已经在糖尿病患者中进行了评估,并被证明在单药治疗或与他汀类药物联合使用时,无论是否使用依折麦布,对降低低密度脂蛋白浓度都是安全有效的。它们也被授权作为额外的治疗,用于动脉粥样硬化性心血管疾病或家族性高胆固醇血症患者,这些患者正在服用最大耐受剂量的他汀类药物,但需要进一步降低其低密度脂蛋白水平。傅里叶和奥德赛成果显示,分别使用依伏库单抗和阿利库单抗治疗后心血管事件的数量减少,与进一步降低低密度脂蛋白的程度有关。他汀类药物与新发糖尿病风险呈剂量依赖关系,与之不同的是,PCSK9 抑制剂的临床试验并未显示糖尿病发病率较高或糖尿病患者代谢恶化。

对于因肌肉症状而不能耐受他汀类药物,因而胆固醇水平高的患者,一种新型药物——贝派地酸,是一种抑制 β-羟基上游酶 ATP-柠檬酸裂合酶的前药。β-甲基戊二酰辅酶胆固醇生物合成通路中的还原酶已被证明可显著降低低密度脂蛋白、非高密度脂蛋白、总胆固醇、载脂蛋白 B 和高敏 C 反应蛋白,且耐受性良好(图 18.8)。

极低密度脂蛋白由肝脏分泌,并转化为低密度脂蛋白,低密度脂蛋白将胆固醇输送到外周组织,并具有致动脉粥样硬化作用。低密度脂蛋白颗粒通过低密度脂蛋白受体吸收,主要在肝细胞上,并降解。低密度脂蛋白受体的产生因细胞内胆固醇而降低,因此,用他汀类药物降低细胞内胆固醇会导致低密度脂蛋白受体和低密度脂蛋白摄取增加。PCSK9 可增强 LDL 受体降解,因此,用抗体抑制 PCSK9 可增加 LDL 受体的再循环和 LDL 摄取。

病例记录

　　一例有肥胖和 2 型糖尿病的 62 岁女性患者前来接受年度复查。她每天服用 2 次中效胰岛素、二甲双胍 1g,有 8 年心绞痛、胆结石和 2 型糖尿病病史。她的空腹血液检查显示总胆固醇 4.8mmol/L、高密度脂蛋白 0.65mmol/L、低密度脂蛋白 3.5mmol/L、甘油三酯 3.8mmol/L、糖化血红蛋白 8.8%。她已经在服用辛伐他汀 40mg、阿司匹林 75mg、苄氟噻嗪 2.5mg、雷米普利 10mg 和阿替洛尔 100mg。血压 166/92mmHg。检查无甲状腺功能减退的体征。肾和肝功能正常;患者不喝酒,饮食依从性不稳定。

点评:这例患者有典型的血脂异常与肥胖、胰岛素抵抗、2 型糖尿病,特别是低高密度脂蛋白和高空腹甘油三酯。改善她的血红蛋白将有助于改善这些血脂异常,噻嗪类利尿剂和 β 受体阻滞剂都会对高密度脂蛋白、甘油三酯水平产生不利影响。她已经出现了心绞痛,因此,她的心血管风险非常高。尽管辛伐他汀 40mg,她的总胆固醇和低密度脂蛋白水平仍高于目标值。饮食干预会有帮助,但她可能需要进一步改变她的降脂治疗:加用依折麦布 10mg 治疗以阻止胆固醇吸收;或改用阿托伐他汀或瑞舒伐他汀,这两种他汀更有效,也能降低甘油三酯水平;可以尝试大剂量的辛伐他汀,可能会很有效,如每日 80mg。

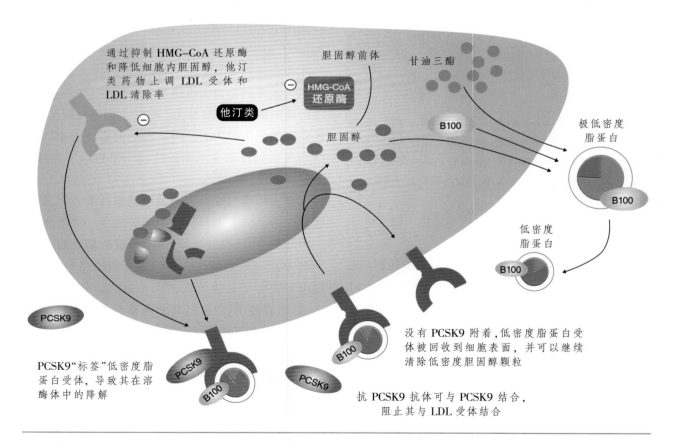

B100,载脂蛋白–B100　　PCSK9,前蛋白转化酶枯草杆菌蛋白酶/可的松 9 型　　LDL,低密度脂蛋白　　VLDL,极低密度脂蛋白

　　图 18.8　他汀类药物和 PCSK9 单克隆抗体的作用机制。Adapted from Page et al. Australian Prescrib. V39;2016 Oct.

关键性研究

Cannon CP et al. Ezetemibe added to statin therapy after acute coronary syndromes. NEJM 2015; 372: 2387–2397

Silverman MG et al. Association between lowering LDL-C and cardiovascular risk reduction among different therapeutic interventions: a systematic review and meta-analysis. JAMA. 2016; 316(12): 1289–1297

Cholesterol treatment trialists collaboration. Efficacy of cholesterol-lowering therapy in 18,686 people with diabetes in 14 randomised trials of statins: a meta-analysis. Lancet 2008; 371: 117–125.

Colhoun HM, et al. Primary prevention of cardiovascular disease with atorvastatin in type 2 diabetes in the Collaborative Atorvastatin Diabetes Study (CARDS): multicentre, randomised placebo-controlled trial. Lancet 2004; 364: 685–696.

Stamler J, et al. Multiple Risk Factor Intervention Trial Research Group: Diabetes, other risk factors and 12 year cardiovascular mortality for men screened in the multiple risk factor intervention trial (MRFIT). Diabetes Care 1993; 16: 434–444.

Heart Protection Study Collaborative Group: MRC/BHF Heart Protection study of cholesterol-lowering with simvastatin in 5,963 people with diabetes: a randomised placebo-controlled trial. Lancet 2003; 361: 2005–2016.

Knopp RH, et al. Efficacy and safety of atorvastatin in the prevention of cardiovascular endpoints in subjects with type 2 diabetes: the Atrovastatin Study for Prevention of Coronary Heart Disease Endpoints in non-insulin-dependent diabetes (ASPEN). Diabetes Care 2006; 29: 1478–1485.

Sabatine MS et al.; FOURIER Steering Committee and Investigators. Evolocumab and clinical outcomes in patients with cardiovascular disease. N Engl J Med. 2017; 376(18): 1713–22.

Schwartz GG et al. Alirocumab and Cardiovascular Outcomes after Acute Coronary Syndrome N Engl J Med. 2018; 379: 2097–2107.

关键网站

- www.diabetes.org/diabetescare
- http://www.dtu.ox.ac.uk/index.php?maindoc=/LDS/index.php
- https://www.nice.org.uk/guidance/cg67
- http://heart.bmj.com/content/91/suppl_5/v1

拓展阅读

Clinical Practice Recommendations American Diabetes Association Diabetes Care 2015 Jan; 38(Supplement 1): S49–S57. https://doi.org/10.2337/dc15-S011

Lloyd-Jones DM et al. Writing Committee. 2016 ACC expert consensus decision pathway on the role of non-statin therapies for LDL-cholesterol lowering in the management of atherosclerotic cardiovascular disease risk: a report of the American College of Cardiology Task Force on Clinical Expert Consensus Documents. J Am Coll Cardiol. 2016;68(1):92–125.

Sattar N. et al. Lipid lowering efficacy of the PCSK9 inhibitor evolocumnab (AMG 145) in patients with type 2 diabetes: a meta-analysis of individual patient data. The Lancet Diabetes & Endocirnology 2016; V4:403–410.

Heart Protection Study Collaborative Group. Lifetime cost-effectiveness of simvastatin in a range of risk groups and age groups derived from a randomised trial of 20,536 people. Br. Med. J. 2006; 333: 1145–1148.

Keech AC, et al. Effect of fenofibrate on the need for laser treatment for diabetic retinopathy (FIELD study): a randomised controlled trial. Lancet 2007; 370: 1687–1697.

The FIELD study investigators. Effects of longterm fenofibrate therapy on cardiovascular events in 9795 people with type 2 diabetes mellitus (the FIELD study): randomised controlled trial. Lancet 2005; 366: 1849–1861.

Betteridge DJ. Treating dyslipidaemia in the patient with type 2 diabetes. Eur. Heart J. 2004; 6 (Suppl. C): C28–C33.

Handelsman Y et al. PCSK9 Inhibitors in Lipid Management of Patients With Diabetes Mellitus and High Cardiovascular Risk: A Review J Am Heart Assoc. 2018; 7(13): e008953.

（柴莹 译　周瑾 审校）

第 19 章
糖尿病合并高血压

要点

• 高血压在糖尿病患者中更为常见；这两种情况都是所谓代谢综合征的组成部分。

• 高血压使糖尿病患者的心血管风险增加 2~3 倍。

• 胰岛素抵抗和氧化应激是高血压和糖尿病的两种常见的潜在致病机制。

• 英国糖尿病患者公认的高血压定义是血压≥140/90mmHg，美国是≥130/80mmHg。

• 如果年龄<65 岁，目标应是 120~129/70~79mmHg，如果年龄>65 岁，则为 130~139/70~79mmHg。

• 饮食和生活方式干预可对血压产生重大影响，应建议对所有人进行第一线治疗。

• 大多数患者将需要 3 种或 3 种以上的药物来达到目标血压；阻断肾素–血管紧张素系统的药物、钙通道阻滞剂或利尿剂是首选。

糖尿病和高血压被称为心血管疾病风险的危险因素。仅糖尿病就使这种风险增加了 2~4 倍；在存在高血压的情况下，冠心病的风险进一步增加两倍，而脑卒中的风险增加一倍。与微血管疾病也密切相关；在英国前瞻性糖尿病研究中，收缩压每升高 10mmHg，累及视网膜和肾脏的复合微血管终点增加 13%。此外，在 UKPDS 中，高达 50% 的 2 型糖尿病患者在诊断时患有高血压，或接受抗高血压治疗。在有代表性的研究中，高达 75% 的成年糖尿病患者患有高血压，如果他们有中度白蛋白尿（微量白蛋白尿）则增加到 80%，如果他们有重度白蛋白尿（临床肾病）则增加到 90% 以上。对于 1 型糖尿病患者，30%~43% 的成年人患有高血压，但这几乎总是在肾病存在的情况下。

因果关系

2 型糖尿病和高血压是所谓的代谢综合征的组成部分，其基础是胰岛素抵抗。有几个合理的原因可能导致高血压和葡萄糖不耐受（框 19.1）。然而，并非所有流行病学研究都表明空腹血浆胰岛素水平与血压（或心血管风险）之间存在正相关关系。此外，具有高循环血浆胰岛素水平的胰岛素瘤患者并非一直患有高血压。在胰岛素抵抗和血压水平的估计方面也存在种族差异。

已经提出了氧化应激对高血压和糖尿病的共同作用（框 19.2）。同样，有一些合理的机制将这两者联系起来。然而，氧化应激在人类中很难测量，关于抗氧化疗法的益处或其他方面的数据很少，并且观察到的某些抗高血压治疗反应中氧化应激指标的降低不能证明因果关系。

从框 19.2 和图 19.1 可以看出，高血压的潜在致病机制有一些重叠，胰岛素抵抗和氧化应激都可能发挥作用，在个体患者中有不同的优势。种族也有很大的影响，例如，非洲加勒比人和中国人的高血压和糖尿病患病率都很高。

对于 1 型糖尿病，高血压几乎总是肾病及其相关过程的结果。许多人都有胰岛素抵抗和氧化应激的潜在致病机制。有趣的是，糖尿病控制和并发症试验，以及糖尿病干预和并发症流行病学研究 8 年的随访显示，在最初的强化治疗组中，高血压患者的数量显著

框 19.1　胰岛素抵抗、高胰岛素血症和高血压之间的潜在
致病联系

- 钠潴留继发于刺激性肾小管重吸收。
- 细胞内钠增加继发于 Na^+/K^+ ATP 酶的增加。
- 通过直接的营养作用使血管平滑肌细胞肥大。
- 细胞内钙离子增多,导致血管平滑肌细胞收缩力增强。
- 增加交感神经系统刺激。
- 降低血管内皮一氧化氮生成。

框 19.2　氧化应激和高血压之间的潜在致病联系

- 一氧化氮的猝灭。
- 产生血管收缩剂脂质过氧化产物(如 F_2 异前列腺素)。
- 耗尽四氢生物蝶呤(BH_4),一种一氧化氮合酶辅助因子。
- 直接内皮细胞损伤导致通透性增加。
- 直接损伤血管平滑肌细胞。
- 增加的细胞内钙导致血管平滑肌细胞的收缩性增加。
- 刺激炎症和生长因子。

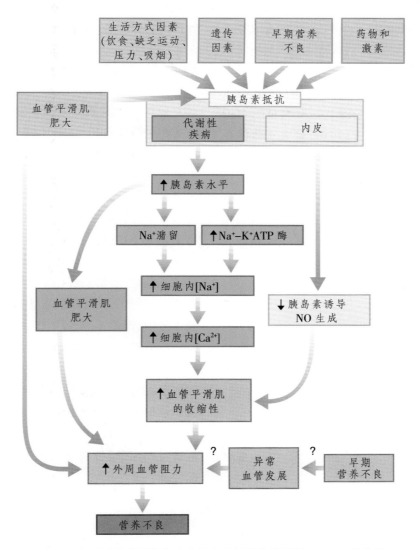

图 19.1　提示胰岛素抵抗与全身性高血压发生的机制。NO,一氧化氮。

减少(29.9%对 40.3%),几乎可以肯定是,由于该队列中肾病病例较少。

高血压的定义和目标

随着抗高血压药物和大量试验数量的增加,血压水平与心血管疾病风险之间的密切联系导致高血压的定义被重新修订,从 20 世纪 80 年代的 160/95mmHg 到今天的 140/90mmHg

血压每升高 20/10mmHg,高于 115/75mmHg,人群中心血管疾病的风险就会增加一倍。对于 2 型糖尿病患者,血压每升高 10mmHg,心肌梗死的风险增加 18%,脑卒中风险增加 29%。干预试验尚未显示从流行病学研究可能预测的心血管疾病的获益程度(图 19.2)。这导致许多已发布的指南中对血压目标进行了修订,但绝不是统一的共识(表 19.1)。有大量的 Meta 分析和系统反式评论,要么支持共识,要么主张降低诊断阈值和治疗目标。最近的一项 Meta 分析探讨了基线和血压对参加过抗高血压治疗随机临床试验(RCT)的糖尿病患者心血管结局的影响。在包含 73 738 例糖尿病患者的 49 项试验中,他们发现,在试验期间,进入收缩压>140mmHg 且达到 130~140mmHg 水平的患者对所有原因和心血管死亡率都有明确的益

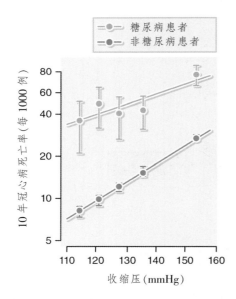

图 19.2 糖尿病和高血压对冠心病死亡人数的累加效应。来自 342 815 例无糖尿病受试者和 5163 例年龄在 35~57 岁的糖尿病受试者的数据,摆脱了心肌梗死。From Pickup & Williams. *Textbook of Diabetes*,2nd edition.Blackwell Publishing Ltd,1997.

处。低于这些阈值,没有证据表明有益处,也没有证据表明可能存在危害。根据这些数据和其他数据,使用 140/90mmHg 的诊断阈值(在<65 岁的人群中)和 130~140/80~90mmHg 的目标似乎是合适的。血压降低、在其他方面良好且无不良反应的患者不应放松治疗。普遍认为,收缩压不应低于 120mmHg 和(或)舒张压 70mmHg。2017/2018 年度英格兰和威尔士初级护理的最新英国国家糖尿病审计数据显示,91% 的 1 型糖尿病患者和 96%的 2 型糖尿病患者进行了血压测量,75% 和 74%的患者读数分别≤140/80mmHg。世界卫生组织(WHO)发布了心血管风险表,以指导治疗目标,并帮助告知患者(图 19.3)。

高血压的诊断

最新英国国家临床医学研究所指南建议,高血压应在临床指数>140/90mmHg 及经平均门诊和(或)家居血压记录≥135/85mmHg 的人群中确诊。最新美国指南将高血压定义为≥130/80mmHg。建议使用自动血压记录设备,汞血压计不应再使用(框 19.3)。无液装置应每 6 个月校准一次。目前英国国家临床医学研究所指南建议提供动态血压监测(ABPM)来确诊。在清醒时至少应测量 14 次,诊断阈值为 135/85mmHg。如果患者不能耐受动态血压监测或者不方便,家庭血压监测是可选择的方案。每天至少两次检查家庭读数,间隔 1 分钟,连续 4~7 天。

所有被诊断为高血压的人都应接受全面评估,寻找任何终末器官损伤的证据(框 19.4)。继发性高血压如库欣综合征、肢端肥大症、嗜铬细胞瘤、肾动脉狭窄或主动脉共缩窄,虽然罕见,但如果病史或检查提示应考虑。低或低于正常值的血钾(特别是当血清碳酸氢盐升高时)应立即考虑原发性醛固酮增多症(康恩综合征)。

管理

初始管理取决于阶段和严重程度。HICE 将高血压分为 1 期、2 期和 3 期(重度)(表 19.2)。

生活方式的改变可以非常有效,应该被所有人采纳。世界卫生组织(WHO)的高血压指南强调了减少饮食中盐的重要性。平均每日盐摄入量为 9~12g,是世界卫生组织建议的 5g/d(相当于 2000mg 钠)的两倍多。

表 19.1　糖尿病患者高血压诊断阈值和治疗目标指南的比较

标准	NICE	ASH/ACC	JNC 8	ADA	ESH/ESC	ISH
出版	2019	2017	2014	2020	2018	2020
诊断阈值 (mmHg)	140/90(门诊) 135/85 (动态血压监测/家庭血压监测)	130/80	140/90 30~59y 150/90≥60y	140/90	140/90	140/90(门诊) 130/80(动态血压监测) 135/85(家庭血压监测)
治疗目标 (mmHg)	<140/90<80y (门诊) <138/85 (动态血压监测/家庭血压监测) <150/90 >80y (门诊) <145/85 (动态血压监测/家庭血压监测)	<130/80 如果耐受	<140/90 30~59y <150/90≥60y	<140/90 <130/80 高危和安全/耐受性	<130/80<65y <140/80≥65y	<130/80<65y <140/80≥65y
一线治疗	血管紧张素转换酶抑制剂/血管紧张素受体阻滞剂	血管紧张素转换酶抑制剂/血管紧张素受体阻滞剂 钙通道阻滞剂或噻嗪类	噻嗪类或钙通道阻滞剂或血管紧张素转换酶抑制剂/血管紧张素受体阻滞剂 如果患有慢性肾病用血管紧张素转换酶抑制剂/血管紧张素受体阻滞剂	血管紧张素转换酶抑制剂/血管紧张素受体阻滞剂 如果没有蛋白尿用钙通道阻滞剂或噻嗪类 如果有蛋白尿用血管紧张素转换酶抑制剂/血管紧张素受体阻滞剂	血管紧张素转换酶抑制剂/血管紧张素受体阻滞剂+钙通道阻滞剂或噻嗪类	血管紧张素转换酶抑制剂/血管紧张素受体阻滞剂+钙通道阻滞剂或噻嗪类

注意:所有指南都建议收缩压 120mmHg 和舒张压 70mmHg 为治疗下限。

NICE,英国国家卫生与临床优化研究所。ASH,美国高血压学会。ACC,美国心脏病学会。

ISH,国际高血压学会。JNC 8,第八联合全国委员会。ADA,美国糖尿病协会。

ESC,欧洲心脏病学会。ESH,欧洲高血压学会。

ABPM,动态血压监测。HBPM,家庭血压监测。

ACEI,血管紧张素转换酶抑制剂。ARB,血管紧张素受体阻滞剂。CCB,二氢吡啶类钙通道阻滞剂。CKD,慢性肾病。

参考资料见本章末尾。

很多主食和零食都有明显的钠含量,如 250mg/100g 面包、1500mg/100g 爆米花或椒盐脆饼、20 000mg/100g 高汤块或肉汤。世卫组织还建议通过摄入更多的豌豆、菜豆、绿色蔬菜、坚果和水果如香蕉,将膳食钾增加到 3510mg/d(90mmol),但如果患者患有慢性肾脏疾病,或正在服用导致钾潴留的药物(如血管紧张素转换酶抑制剂),则应注意。

经常饮酒与高血压有关,而与酒精有关的高血压常对药物治疗产生耐药。在所有治疗难治性高血压的病例中,应仔细询问患者的饮酒史。表 19.3 列出了已知对血压有影响的生活方式因素。应该记住的是,这些数据大多来自没有糖尿病的人群,或者来自患有和

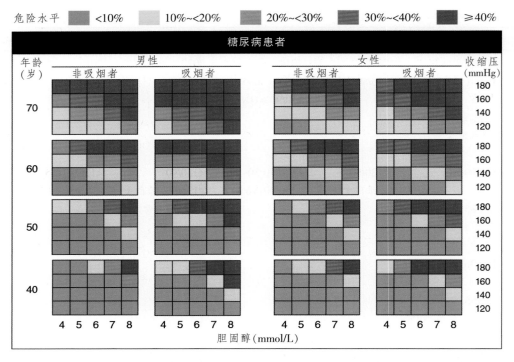

图 19.3　世界卫生组织/国际社会根据年龄、性别、吸烟状况、收缩压和血总胆固醇浓度,糖尿病患者心血管疾病风险预测图表。转载自预防心血管疾病口袋指南心血管风险评估与管理。WHO Geneva 2007.

框 19.3　血压测量推荐规程改编自国际高血压学会

- 使用经过校准和验证的仪器。
- 安静的房间。
  - 30 分钟内不吸烟、不运动、不喝咖啡。
  - 5 分钟后以坐姿测量,双足着地。
- 手臂不应穿紧身衣物,并且在心脏水平。
- 袖带膀胱应覆盖臂围的 80% 以上。
- 进行 3 次测量,间隔 1 分钟,平均持续 2 分钟。
- 检查双臂(始终使用读数较高的手臂)。
- 检查站立血压以检测自主神经功能
  神经病变和(或)药物引起的直立性低血压。

Adapted from International Society of Hypertension.

框 19.4　高血压患者的评估和调查

- 测量身高和体重(体重指数);或腰围。
- 审查:
  - 心脏左心室肥大证据。
  - 肺源性心力衰竭。
  - 腹部有搏动性肿块、肾肿大或眼底有无视网膜病变迹象。
  - 听诊颈动脉和股动脉杂音。
- 检查周边脉冲(排除缩窄或外周血管疾病)。
- 调查包括心电图、尿检(包括微量白蛋白尿)、血清电解质、尿素和肌酐(以及计算肾小球滤过率)、糖化血红蛋白(HbA1c)、空腹血脂谱、胸部 X 线片或超声心动图,以确认心电图可疑的左心室肥大。对于那些有症状或体征的患者,考虑转诊专家意见,以排除继发性高血压。

Adapted from NICE NG136 Hypertension in adults:diagnosis and management.

不患有 1 型和 2 型糖尿病患者群的混合人群。

　　已知一些药物和行为会升高血压(框 19.5),可能需要调整治疗和改变生活方式。

药物治疗

　　生活方式的改变应该被所有人接受,但是目前的英国国家健康与临床卓越研究所指南建议,在高血压伴随糖尿病的患者确诊后立即给予药物治疗。2 期高血压患者应使用两种药物治疗,3 期(重度高血压)患

者应转诊接受紧急专家评估。

阻断肾素-血管紧张素系统的药物(RAS)

　　RAS 与微血管和大血管并发症的发生密切相关。在糖尿病患者中,已经描述了局部组织水平和系统性激活。产生醛固酮的途径是复杂的,涉及许多步骤,现

表 19.2　高血压阶段

1 期高血压

临床血压范围为 140/90mmHg 至 159/99mmHg，随后的动态血压监测日间平均值或家庭血压监测平均血压在 135/85mmHg 至 149/94mmHg

2 期高血压

临床血压为 160/100mmHg 或以上，但<180/120mmHg，随后的动态血压监测日间平均值或家庭血压监测平均血压在 150/95mmHg 或更高

3 期或重度高血压

临床收缩压为 180mmHg 或以上，或临床舒张压为 120mmHg 或更高

From NICE NG136 Hypertension in Adults: Diagnosis and Management 2019.

表 19.3　生活方式改变和报告的血压下降幅度

改变	收缩压/舒张压效应
减肥	2.0/1.0/kg
停止高血压的饮食方法	8.0/6.0
钾摄入量>3.5g/d	1.8./1.1
钠摄入量<2.4g(6 g 氯化钠)/d 和正常饮食	5.0/2.7
酒精≤30mL 乙醇(3IU)/d 男性 ≤15mL 乙醇(1.5IU)/d 女性	3.3/2.0
运动 30~60 分钟中等强度×4~7 次/周	4.0/2.0
膳食纤维补充剂(11.5g/d)	1.1/1.3
多重调整(DASH 饮食、减肥、低钠摄入、体育锻炼)——为期 9 周的试验	12.1/6.6

框 19.5　引起血压升高的药物和行为

药物	行为
• 皮质类固醇。	• 酗酒。
• 环氧酶(COX-2)抑制剂。	• 烟草(吸烟、鼻烟)。
• 非甾体抗炎药。	• 甘草。
• 促红细胞生成素。	
• 口服避孕药。	
• 5-羟色胺再摄取抑制剂。	
• 单胺氧化酶抑制剂。	

在可以被药物阻断或修改(图 19.4)。血管紧张素Ⅱ(AⅡ)是一种强有力的血管收缩剂,在肾脏和心肌具有促纤维化特性。醛固酮引起盐和水潴留,也是促纤维化的。此外,血管紧张素Ⅰ(AⅠ)和Ⅱ的一些分解产物

具有血管活性。RAS 中 AⅡ产生的限速步骤是肾素激活。尽管肾素是一种酶,但它和前体原肾素一样,现在似乎有了自己的受体。

血管紧张素转换酶(ACE)负责从 AⅠ产生 AⅡ的大部分工作,但其他酶,如糜酶,也可能运作,并在 A-CEI 药物存在的作用下上调。ACE 2 是一种新发现的不受 ACEI 抑制的酶,负责血管紧张素 1~7 的产生。

通过阻滞剂 AⅡ在 1 型受体上的作用,血管紧张素受体阻滞剂(ARB)可能上调 2 型受体,但也会通过 ACE 2 增加血管紧张蛋白 1~7 的生成。

最后,螺内酯和依普利酮通过直接拮抗其受体而阻断醛固酮的作用,非甾体醛固酮阻滞剂(如非奈利酮)现已上市,对 2 型糖尿病肾病患者有益。

随着直接肾素抑制剂(阿利吉仑)的发展,阻断 RAS 几乎在所有水平上都是可能的,尽管其使用与血管紧张素转换酶抑制剂或血管紧张素受体阻滞剂单独相比没有显示出增加效益。脑啡肽酶抑制剂与血管紧张素受体阻滞剂联用最近已被授权用于心力衰竭,并正在进行高血压试验。

从理论上讲,药物的选择应取决于 RAS 所在位置是否活跃,以及就生理结果而言阻断的可能结果。然而,在实践中,根据药物开发的历史,关于血管紧张素转换酶抑制剂和血管紧张素 2 受体阻滞剂的信息更多(表 19.4)。

在实验动物中,ACEI 和 ARB 可降低肾小球内压力和随后的肾小球坏死。基于这些和其他数据,许多关于糖尿病患者 RAS 阻断的研究都集中在肾衰竭上,因此,在基线时对不同严重程度的肾病患者进行了研究。结果证实了其在减少白蛋白尿方面的有效作用。此外,在基线时,在晚期肾病患者中,肾小球滤过率的逐渐丢失也会减缓其对终末期肾衰竭的影响。ACEI 和 ARB 在疗效上似乎大致相当。对所有病因和心血管死亡率的影响不太明显。对有或无肾病的糖尿病患者的 Meta 分析的研究结果表明,RAS 阻断剂对心血管疾病(如心肌梗死和脑卒中)的疗效并不比其他抗高血压药物更有效。然而,由于 ACEI 或 ARB 在微血管并发症方面的潜在益处,它们通常被推荐为糖尿病患者高血压的一线治疗方法。由于存在急性肾损伤和高钾血症的风险,不再推荐联合使用两种或两种以上的 RAS 阻滞剂。例外的是安体舒通 NICE 指南步骤 4 中使用的螺内酯,可能是非奈利酮,也许更好,但定期

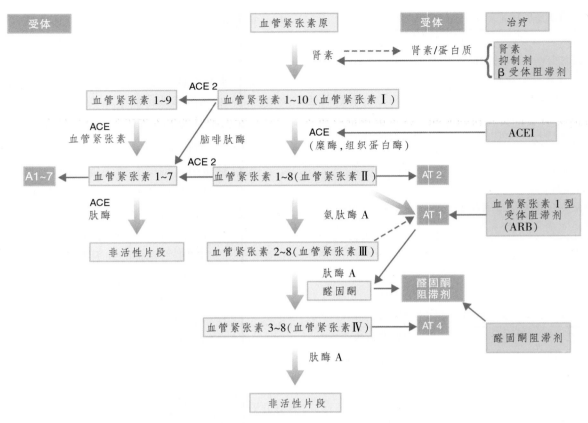

图 19.4　肾素-血管紧张素系统示意图。虚线表示可能的或较小的行动。血管紧张素 1~7 通过一个独立的受体系统发挥作用,拮抗 AT 1 的作用。AT 1 激活导致血管收缩、醛固酮释放、细胞生长、基质堆积、炎症和交感神经系统激活。AT 2 激活拮抗 AT 1 的一些行动,促进细胞凋亡,并可能促进炎症。AT 4 的激活导致血管舒张,肾小管钠转运减少,可能出现炎症。肾素或肾素受体激活促进纤维化和 A II 的产生(尚未在人类中证实)。ACE,血管紧张素转换酶;AT,血管紧张素 II 型受体。心血管疾病预防:心血管风险评估和管理袖珍指南。WHO Geneva 2007. ⓒ2007,WHO.

表 19.4　肾素-血管紧张素系统阻断剂

分类	适应证	禁忌证	预防措施/副作用
ACEI	肾病(1 型糖尿病) 心力衰竭 心肌梗死后年龄<55 岁的年轻患者	肾动脉狭窄 醛固酮增多症 主动脉瓣狭窄 妊娠(或风险)	第一剂量低血压 肾功能急性恶化 高钾血症 血管性水肿(特别是非洲加勒比人) 咳嗽(10%~15%)
ARB	肾病(2 型糖尿病) 不耐受 ACEI(咳嗽,血管性水肿) 心力衰竭	肾动脉狭窄 醛固酮增多症 主动脉狭窄 妊娠(或风险)	肾功能急性恶化 高钾血症
肾素抑制剂	未确定	肾动脉狭窄 醛固酮增多症,主动脉狭窄 妊娠(或风险)	胃肠道副作用 高钾血症
醛固酮阻滞剂	耐受性高血压心力衰竭	肾损害(亲属)	高钾血症 GI 副作用 男子女性型乳房(螺内酯)

监测血清电解质和肾功能是必需的(图 19.5)。根据高原试验的中立结果,阿利吉仑的作用尚不确定。

副作用

所有 RAS 阻滞剂均可引起高钾血症,在开始或调整治疗时需要定期进行血钾监测。肾小球滤过率的急剧减少可作为肾小球压力降低的一部分发生。

血清肌酐的急性升高可达基线的 30%(相当于肾小球滤过率下降 25%)是可以接受的,但超过这一点,要么减少伴随的利尿剂剂量,要么考虑调查可能的肾动脉狭窄。虽然许多 2 型糖尿病患者在死后有肾动脉粥样硬化和狭窄的证据,但这仅对少数人起作用。如果怀疑 RAS 阻断后肾功能迅速恶化导致狭窄,应进行肾动脉多普勒超声或肾血管造影。对肾动脉狭窄患者的临床试验表明,血管成形术或支架植入术对降低肾动脉收缩率没有一致的益处。一些患者在首次服用 RAS 阻断药物时可能出现低血压。因此,第一次给药应在夜间进行。

低肾素性醛固酮减少症(也称为 IV 型肾小管酸中毒)更常见于糖尿病肾病患者,可能是肾小管间质疾病的结果。通常只有当患者接受 RAS 阻滞剂治疗,并出现明显的高钾血症时,它才会变得明显。怀疑有此问题的患者应咨询专家意见,并停止使用 RAS 阻滞剂。氟氢可的松可能有助于控制血清钾水平。

钙通道阻滞剂

有两类:二氢吡啶和非二氢嘧啶;它们都是血管舒张剂,对收缩期高血压有效(表 19.5)。但是,在 2 型糖尿病和临床肾病患者中,它们可以增加肾病中的蛋白尿,在保护肾功能方面不如 ARB 有效。

非二氢吡啶类药物也能减缓心率,因此不应与 β 受体阻滞剂合用。它们会加重心力衰竭。维拉帕米已被证明在减少蛋白尿方面不如 ACEI 群多普利拉有效。

利尿剂

这些药物也分为两大类:噻嗪类和髓袢利尿剂(表 19.6)。如抗高血压和降脂预防心肌梗死试验所示,噻嗪类药物是治疗无并发症原发性高血压非常有效的一线药物。然而,它们也有副作用,包括葡萄糖不耐受,并与高渗性高血糖状态的发展有关(HHS;见第 12 章)。在肾小球滤过率<60 的患者中,它们很少能有效地产生利尿作用,需要更有效的髓袢利尿剂。利尿剂与 RAS 阻滞剂具有协同作用。

β 受体阻滞剂

这些药物可减少心输出量、减慢心率和减少肾脏肾素释放(表 19.7)。它们在心绞痛、心肌梗死后和心力衰竭中被证明是有益的。非选择性的 β 受体阻滞剂可恶化支气管痉挛,哮喘患者禁用。它们还可以减弱

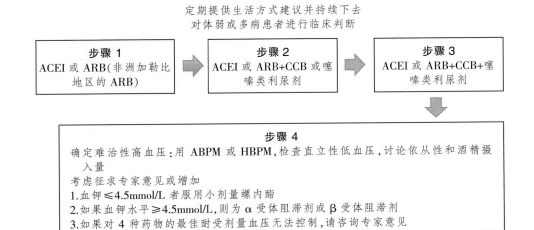

图 19.5　基于 2019 NICE 指南:成年人高血压的诊断和管理(NG 136)总结。在进行下一步之前优化每个步骤的剂量。如果在步骤 4 中添加螺内酯,则建议定期监测血清钾和肾功能。

表 19.5　钙通道阻滞剂

分类	适应证	禁忌证	注意事项/副作用
钙阻滞剂	收缩期高血压	心力衰竭	外周水肿
	非洲加勒比地区	主动脉瓣狭窄	脸红
非二氢吡啶类	心绞痛	心脏传导阻滞	便秘
		β 受体阻滞剂的使用	心动过缓
			直立性低血压

表 19.6　利尿剂

分类	适应证	禁忌证	注意事项/副作用
噻嗪类	心力衰竭	痛风	低钾血症/低钠血症
	加用 RAS 阻滞剂		高尿酸血症
	老年人		直立性低血压、勃起功能障碍
髓袢利尿剂	心力衰竭	低血容量症	便秘
	肾小球滤过率<60	痛风	心动过缓
	RAS 阻滞剂的添加		低钾血症/低钠血症
			直立性低血压
			高尿酸血症

表 19.7　β 受体阻滞剂

分类	适应证	禁忌证	预防措施/副作用
心脏选择性	心肌梗死后	心脏传导阻滞	支气管痉挛
	心力衰竭	哮喘（相对）	手/足冰冷
	心绞痛	严重的外周血管疾病	低血糖症状改变（罕见）
		对老年低血糖无意识（相对）无效	疲劳

低血糖的一些症状,加剧有症状的外周血管疾病。基于这些原因,糖尿病患者只能使用选择性 β 受体阻滞剂。β 受体阻滞剂与葡萄糖不耐受和 2 型糖尿病的发展相关,在最新指南中不再是一线治疗。然而,它们是指心肌梗死后或控制心绞痛,以及那些有症状的心力衰竭患者。

其他药物

在抗高血压和降脂预防心肌梗死研究中,α 受体阻滞药物与更多的心力衰竭相关,不应作为单一疗法使用。它们通过改善尿流对男性前列腺症状可能是有帮助的。拉贝洛尔(α 和 β 联合阻滞剂)推荐用于妊娠期,也可用于高血压急症的静脉注射。

在原发性高血压患者和心力衰竭患者的短期研究中, 脑啡肽酶抑制剂联合 RAS 阻滞剂已被证明是有效的。它们目前尚未获准用于高血压,也没有糖尿病或糖尿病肾病的积极研究。

中枢作用药物仅限于不能耐受一线药物的患者。但是,它们有嗜睡、直立性低血压和抑郁的问题。甲基多巴在妊娠期是完全安全的, 可作为 RAS 阻滞剂等禁忌药的替代药物。

联合治疗

英国前瞻性糖尿病研究显示, 大多数患者需要 3 种或更多的药物才能达到 144/82mmHg 的适度目标。来自英国 2015/2016 年度英国国家糖尿病审计的数据显示,89.1%的 1 型糖尿病患者和 95.7%的 2 型糖尿病患者的血压有记录,74.2%和 73.6%的患者血压

<140/80mmHg。在美国,全国健康和营养调查显示,在 2009—2012 年,53% 的糖尿病患者有记录血压<130/80mmHg。

目前英国国家健康与临床卓越研究所的建议是,以 RAS 或钙通道阻滞剂或噻嗪类为一线,如果没有达到目标,则增加另一类药物(图 19.5)。很少有指南建议首先使用 β 受体阻滞剂,但建议它们在伴有缺血性心脏病或心力衰竭的患者中占有一席之地。大多数人建议在加入另一种药物之前,将每一类药物的剂量滴定到最大的有效耐受性水平,尽管这样做可能会产生更多的副作用。最新的国际高血压联盟指南建议,最大剂量一半的组合可能会提高依从性。为了减少片剂的数量,已经开发了联合用药(如 RAS 阻滞剂和利尿剂、β 受体阻滞剂和利尿剂),以提高药物的依从性。

病例记录

一例 59 岁男性患者,患 2 型糖尿病 9 年,因高血压难以控制而转诊到我们诊所。他体重超重(体重指数 31kg/m²),尽管医生给他开了雷米普利 10mg、苄氟噻嗪 5mg 和氨氯地平 5mg,但他的血压为 164/102mmHg。他的血糖控制也在目标之外,服用格列齐特 80mg(bd),他的糖化血红蛋白为 68mmol/mol(8.4%)。他的心电图提示左心室肥大,胸部 X 线片证实。检眼镜显示一些动静脉夹闭和一些微动脉瘤。除肥胖外,其他检查正常。调查显示正常生化指标,肾小球滤过率为 84mL/(min·1.73m²),白蛋白:肌酐比值为 9mg/mmol。

详细的病史显示,自从开始服用雷米普利后,他出现了持续性咳嗽;医生阅读了患者的资料后提示药物有这种副作用,并已停止服用雷米普利。他有一些前列腺症状,因此只是间歇性服用利尿剂。因为是倒班工人,主要吃方便食品,估计钠摄入量在 8 g/d(20 g 氯化钠),患者从未接受过正规的饮食教育或糖尿病教育。

他治疗的积极性很高,因为他不想使用胰岛素,而且他的母亲最近得了致残性脑卒中。

他的血压被确认为 164/102mmHg,这远远超过了立即开始用药的阈值(高于目标值 20/10mmHg)。他开始接受血管紧张素受体阻滞剂的治疗,氨氯地平改为 α 受体阻滞剂(他被发现患有良性前列

腺肥大)。他的利尿剂维持不变,当剂量稳定后,他最终转为血管紧张素受体阻滞剂/利尿剂联合治疗。正规的饮食检查使他的钠摄入量显著减少,他在 6 个月内体重减轻了 4kg。他的血压降到了 140/86mmHg。

点评:这里有几点。许多 2 型糖尿病患者正在接受多种治疗,并发现很难依从,因此我们使用联合片剂。许多患者不按处方服药,往往是因为副作用。在这种情况下,真正仔细的药物史询问是必不可少的。咳嗽在血管紧张素受体阻滞剂中不太常见(但仍会发生),该患者因微量白蛋白尿需要肾素血管紧张素阻断剂。虽然 α 受体阻滞剂不推荐作为单一疗法,但它们对轻微的前列腺症状有效,使患者能够继续使用利尿剂。这一点很重要,因为它们与肾素血管紧张素阻断剂有协同作用,但如果膳食钠摄入量高,两者都无效。可以用氯化钾代替(低盐),但需要仔细监测血清钾,因为 RAS 阻滞剂的保留倾向。教育和认识钠在高血压及其治疗中的作用至关重要。该患者积极性很高,他得到的信息、支持和随访帮助他显著降低了心血管风险(心肌梗死 30%,脑卒中 45%)。

关键性研究

UK Prospective Diabetes Study Group. Tight blood pressure control and risk of macrovascular and microvascular complications in type 2 diabetes: UKPDS 38. BMJ 1998; 317: 703–713.

英国前瞻性糖尿病研究小组在本书中被多次提及,但这份报告不仅首次证明了高血压与大、小血管并发症之间的联系,降低血压本身也有益于两种类型的组织损伤,特别是视网膜病变。

共有 1148 例高血压患者(>160/94mmHg),或在诊断为 2 型糖尿病时接受抗高血压治疗的患者被随机分配到更小的组(n=390,目标<180/105mmHg),或者严格的(n=758,<150/85mmHg)血压管理。结果,不太紧密和紧密的队列平均血压分别达到 154/87 和 144/82mmHg 对于心肌梗死相对风险降低 21%(95% CI 41,−7%;原发性肾病综合征)(RRR),脑卒中降低 44%(65,11%;P=0.013);联合微血管终点(肾衰竭、死于肾脏疾病、玻璃体积血

或视网膜光凝)降低 37%(56.11%; P=0.0092)。6 年后相对危险度减少百分比对于中度蛋白尿(微量蛋白尿)和重度蛋白尿(临床肾病)分别为 29%和39%。

随后的分析和论文显示,收缩压每下降 10mmHg,微血管终点下降 13%,心肌梗死下降 12%,脑卒中下降 19%。最近,10 年后的原始研究随访显示,一旦不太严格的队列管理达到相同的血压目标(即没有"记忆"效应,不像血糖),严格控制的好处就不存在了。

英国前瞻性糖尿病研究对 2 型糖尿病管理的影响无论怎样强调都不为过。

关键网站

- 英国国家处方集:https://www.medicinescomplete.com/#/content/bnf/_ 461592678
- 英国国家糖尿病审计:https://files.digital.nhs.uk/88/F1E544/National%20Diabetes%20Audit%202017-18%20Full%20Report%201%2C%20Care%20Processes%20and%20Treatment%20Targets.pdf
- NICE 指南:www.nice.org.uk/guidance

拓展阅读

Adler AI, Stratton IM, Neal HAW, et al. Association of systolic blood pressure with macrovascular and microvascular complications of type 2 diabetes (UKPDS 36) A prospective observational study. BMJ 2000; 321: 412–419.

American Diabetes Association. Standards of medical care in diabetes – 2020. Diabetes Care 2020; 43(Suppl 1): S111–S134.

Arguedas JA, Leiva V, Wright JM. Blood pressure targets for hypertension in people with diabetes mellitus. Cochrane Database of Systematic Reviews 2013, Issue 10. art. No.:CD008277 doi: 10.1002/14651858.CD008277.pub2.

Brunstrom M & Carlsberg B. Effect of antihypertensive treatment at different blood pressure levels in patients with diabetes mellitus: systematic review and meta-analyses. BMJ 2016;352:i717 http://dx.doi.org/10.1136/bmj.i717

Grossman A & Grossman E. Blood pressure control in type 2 diabetic patients. Cardiovascular Diabetes 2017; 16.3 doi: 10.1186/s12933-016-0485-3

James PA, Oparil S, Carter BL et al 2014 Evidence-based guideline for the management of high blood pressure in adults. Report from the panel members appointed to the Eighth Joint National Committee (JNC8). JAMA 2014; 311: 507–20 doe:10.1001/jama.2013.284427

NICE NG136. Hypertension in adults: diagnosis and management. Published 2019. www.nice.org.uk/guidance/ng136. Accessed 5th June 2020

Sharma G, Ram CVS, Yang E. Comparison of the ACC/AHA and ESC/ESH hypertension guidelines. https://www.acc.org/latest-in-cardiology/articles/2019/11/25/08/57/comparison-of-the-acc-aha-and-esc-esh-hypertension-guidelines

Unger T, Borghi C, Charchar F et al. International Society of Hypertension global hypertension practice guidelines. J Hypertens 2020; 38: 982–1004 doi:10.1097/HJH.0000000000002453

UK Prospective Diabetes Study Group. Tight blood pressure control and risk of macrovascular and microvascular complications in type 2 diabetes: UKPDS 38. BMJ 1998; 317: 703–713.

Weber MA, Schiffrin EL, White WB et al. Clinical practice guidelines for the management of hypertension in the community. A statement by the American Society of Hypertension and the International Society of Hypertension. J Clin Hypertension 2014; 16: 14 -26 doi: 10.1111/jch.12237

Williams B, Mancia G, Spiering W et al. 2018 ESC/ESH guidelines for the management of arterial hypertension. Eur Heart J 2018; 39: 3021–3104. https://doi.org/10.1093/eurheart/ehy339

(柴莹 译　周瑾 审校)

第**20**章
糖尿病大血管疾病

动脉粥样硬化

对于任何给定年龄、胆固醇或血压水平,糖尿病患者患动脉粥样硬化性心血管疾病(CVD)的风险是非糖尿病受试者的3~5倍。大血管病变包括致命性和非致命性冠心病(CHD)事件、脑卒中和外周动脉疾病(PAD)。大多数患CVD的糖尿病患者存在过早死亡和预期寿命缩短的情况(>75%)。它对两性有同等的影响,特别是在糖尿病女性患者中,绝经前状态的保护作用丧失。在糖尿病人群中,高血压,尤其是蛋白尿(肾病)对CVD风险有成倍的影响,并且尿白蛋白排泄率与生存率之间有很强的负相关关系(图20.1和图20.2)。一些种族群体特别容易患有CVD合并糖尿病(例如,英国的南亚裔和美国的黑人),而其他人则相对受到保护(例如,印第安人,如皮马印第安人,和美国的西班牙裔白种人)。

组织学上,糖尿病患者的动脉粥样硬化疾病与非糖尿病患者相似,但斑块在本质上更具弥漫性,涉及更远端、更小的动脉,这往往使血管重建(血管成形术、支架植入术或旁路移植术)不太可行。在糖尿病患者中,动脉粥样硬化疾病发生的年龄较小,进展更快,斑块破裂导致重叠的血栓叠加和大血管闭塞更为常见(图20.3)。急性心肌梗死(AMI)和脑卒中的预后在糖尿病患者中都比非糖尿病患者更严重,例如,冠状动脉再灌注和再闭塞率、左心室功能和猝死率。动脉粥样硬化疾病进展和斑块破裂也有炎症成分,一些研究已经表明心血管疾病事件的风险与循环炎症生物标志物,如高敏感性C反应蛋白(hsCRP)之间的关系。

糖尿病患者的PAD通常累及多条血管,呈弥漫性、远端狭窄,下肢截肢的风险增加了40倍。影响血管营养膜(微小的营养血管为动脉壁本身提供氧气),这使得动脉的中层容易钙化——称为"蒙支伯格内侧硬化症",常见于糖尿病肾病和(或)神经病变患者的指动脉(图20.4)。

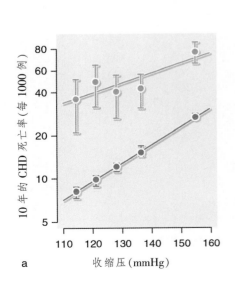
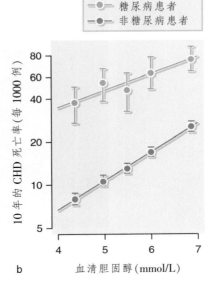

图20.1 在多重危险因素干预试验(MR-FIT)筛查计划中,糖尿病和非糖尿病受试者的收缩压(a)与血清胆固醇(b)和冠心病死亡率之间的关系。对于任何特定的血压或血脂水平,糖尿病患者死于冠心病的风险都要高出3~5倍。这种额外的风险从诊断为糖尿病时就很明显。

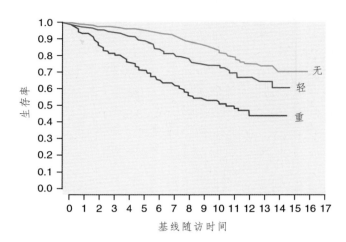

图 20.2   在糖尿病患者中,那些发生肾病和微观或宏观蛋白尿的患者发生致命性或非致命性心血管事件的风险甚至更高。根据世卫组织对糖尿病血管疾病的跨国研究,尿白蛋白排泄率是心血管风险的一个强有力的预后指标。肾小球蛋白的泄漏可能反映了广泛的内皮屏障功能障碍和动脉粥样硬化疾病的活动。

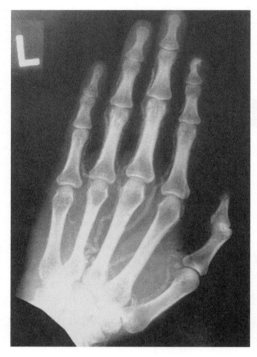

图 20.4   患有广泛动脉疾病和肾病的糖尿病患者的指动脉内侧钙化。

血糖性血管损伤

观察性流行病学研究表明,糖化血红蛋白和心血管死亡率之间存在连续的线性关系,这延伸到非糖尿病的血糖水平范围,但糖尿病中大血管疾病的高风险反映了糖尿病综合征和高血糖的多种成分(例如,血压、血脂、蛋白尿和炎症标志物)(图 20.5)。此外,有人担心糖化血红蛋白可能低估了血糖和大血管预后之间的联系;餐后血糖水平可能是心血管风险的更好指标。

高血糖导致与糖尿病相关的血管结构和功能异常的主要机制有 4 种:①组织蛋白的非酶糖基化和高级糖基化终产物(AGE)的形成,AGE 与特定的 AGE 受体(RAGE)结合,特别是在内皮细胞和平滑肌细胞上;②通过醛糖还原酶途径的葡萄糖代谢;③活性氧(ROS)的过量形成导致氧化应激和高动脉粥样硬化的终产物,如氧化低密度脂蛋白;④增加糖酵解步骤中

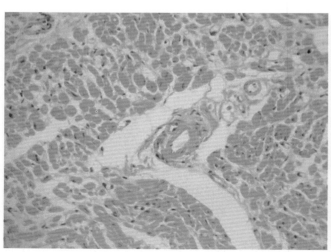
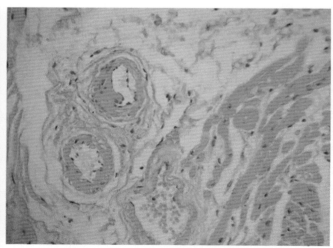

图 20.3   一例死于与糖尿病肾病相关大血管疾病的女性患者心肌中糖尿病动脉粥样硬化的变化。基底膜增厚、血管平滑肌过度病变和血管内血栓反映了糖尿病、高血压和蛋白尿加速的广泛动脉粥样硬化。

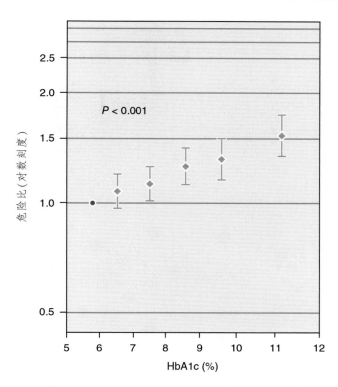

图 20.5　新西兰队列研究显示了 48 000 例 2 型糖尿病患者的心血管死亡率与 HbA1c 之间的关系。Adapted from Elley et al. *Diabet. Med.* 2008；25：1295–1301.

的甘油二酯从头合成，进而导致蛋白激酶 C 的激活，尤其是 PKC β。这些机制并不是相互排斥的，事实上，这 4 种机制都可能参与并相互影响大血管疾病的发展、进展和并发症（图 20.6 和图 20.7）。

降糖预防 CVD 的证据

降糖治疗对大血管疾病预后的影响是非常值得关注的。在最初的 UKPDS 人群中，强化与常规血糖控制策略（平均糖化血红蛋白 7.0% 对 7.9%）对糖尿病相关死亡（主要由心血管疾病引起）没有显著影响。最近和更大的随机对照试验（一致、进展、VADT 和主动）现在提供了一个超过 33 000 例患者的总研究人群，以评估强化降糖的利与弊。总体来说，Meta 分析显示，强化血糖控制 （平均强化治疗患者糖化血红蛋白降低 0.9%）导致非致死性心肌梗死减少 17%，但对脑卒中或全因死亡率没有显著影响。然而，值得注意的是，其中一项研究，即协议研究，被过早地停止了。这是因为，与对照组相比，血糖控制严格的那一组过早死亡率较高。其原因尚不清楚，而且至关重要的是，这一观察结果在其他研究中没有被发现。结果的不一致很可能是由研究人群的差异来解释的，也就是说，如果研究队列中糖尿病患者患病的持续时间较长，且大多数患者在招募时接受胰岛素治疗，则严格控制血糖没有任何益处。然而，那些报告潜在益处的研究是在糖尿病早期诊断时进行的，而不是在胰岛素治疗时进行的。这些研究的一项亚分析间接表明，不管患者接受了哪种治疗分配，低血糖都作为不良结局的独立预测因素。然而，在这些研究中，低血糖作为不良结局的诱因仍有待商榷。尽管如此，最佳的糖化血红蛋白靶点应该是个体化的——早期糖尿病的严格控制血糖，而不是胰岛素治疗（糖化血红蛋白约 6.5%），以及随着病程延长和（或）接受胰岛素治疗的不严格控制（糖化血红蛋白约 7.5%）（图 20.8）。

在诊断为 1 型和 2 型糖尿病后的头几年里，严格控制血糖对心血管的益处可能直到 10 年以后才会明

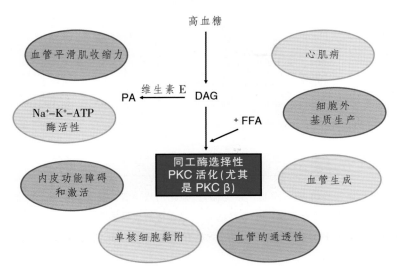

图 20.6　DAG 介导的蛋白激酶 C-β 的激活导致大量的蛋白质、酶和受体磷酸化和功能改变，这些功能改变包括内皮和血管平滑肌功能、心肌肥大、收缩性和纤维化。PKC β 抑制剂（如红霉素）已经进行了临床试验，以阻止糖尿病患者高血糖诱导的血管疾病。游离脂肪酸（FFA）增加 DAG-PKC 的激活，维生素 E 可以通过转化为磷脂酸（PA）来帮助减少 DAG。

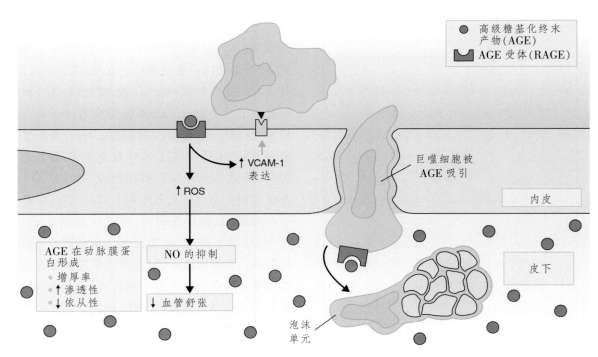

图 20.7 晚期糖基化终末产物(AGE)对血管结构和功能有许多不良影响。值得一提的是,AGE 结合特定受体(RAGE),并通过降低一氧化氮生物利用度,增加动脉硬化和活性氧(ROS)的形成。AGE 也吸引巨噬细胞和促进泡沫单元细胞的形成。泡沫细胞有助于动脉粥样硬化疾病的进展。

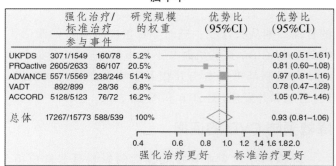

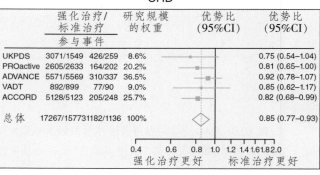

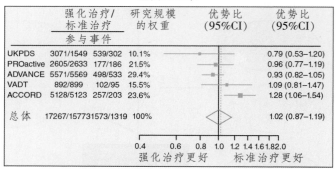

图 20.8 对共 33 040 例 2 型糖尿病患者的 5 项前瞻性随机对照试验的 Meta 分析。平均而言,强化治疗患者的糖化血红蛋白降低 0.9%,在预防冠心病和非致死性 AMI 方面有显著的益处,但所有强化治疗和脑卒中事件的死亡率和常规血糖控制之间没有显著差异。这些效果与降低血压和降低胆固醇的干预措施形成对比,后者对糖尿病患者的大血管预后有更强大的影响。Adapted from Ray et al,Lancet 2009;373:1765-72.

显。名为 DCCT-EDIC 的治疗 1 型糖尿病的试验和治疗 2 型糖尿病的 UKPDS 已经很好地证明了这一点。在这两项试验中,在研究结束后很长时间,尽管两组试验后的糖化血红蛋白水平几乎相同,但那些之前被分配到强化血糖控制的患者获得了持久的生存益处。在 UKPDS 中,最初的 10 年随访表明,心肌梗死发生的相对风险显著降低 15%($P=0.014$),全因死亡率的相对风险降低 13%。这些对最佳血糖控制的长期益处的观察被描述为 2 型糖尿病中的"高血糖遗留效应"和"1 型糖尿病记忆",它们强调了在 1 型和 2 型糖尿病的早期阶段严格控制血糖的重要性。

最近,几项具有里程碑意义的试验已经报道了降糖治疗能够显著降低心血管发病率和死亡率。第一项是 EMPA-REG 研究,该研究报告可显著减少心血管原因死亡、非致死性心肌梗死或非致死性脑卒中及因心力衰竭而导致的住院葡萄糖钠转运蛋白(SGLT)-2 抑制剂,恩格列净。该研究报道,与安慰剂相比,胰高血糖素类肽(GLP)1 类似物利拉鲁肽对 2 型糖尿病患者的心血管原因、非致死性心肌梗死或非致死性脑卒中的首次死亡发生率较低。最近,CANVAS 研究还报

道,与安慰剂相比,SGLT-2 抑制剂卡格列净显著降低心血管死亡、非致死性心肌梗死或非致死性脑卒中的危险结果。然而,这一发现被卡格列净导致下肢截肢的风险增加而造成了轻微的影响。另一种 SGLT-2 抑制剂达格列净在声明的研究中也报告了减少心血管事件的益处。关于 GLP1 类似物,其他 3 种药物在减少心血管事件方面也显示出了益处,即司美格鲁肽、阿比鲁肽和杜拉糖肽,它们都是计划每周使用一次。虽然这些研究大多是在活动性心血管疾病患者中进行的,但使用杜拉糖肽(REWIND)和达格列净(DECLARE)的研究,包括大多数没有明显心血管疾病的患者(图 20.9),大血管疾病仍然是糖尿病患者死亡的主要原因。

糖尿病中缺血性心脏病的表现包括心绞痛、急性心肌梗死(AMI)和心力衰竭,就像在非糖尿病患者群中一样。然而,心绞痛和 AMI 在糖尿病患者中可能是相对无痛的("无症状"),特别是老年人(可能是因为服务于心肌的自主神经的神经性损伤)。不适、出汗、恶心、呼吸困难和晕厥等症状可能被忽略或与低血糖混淆。糖尿病患者心肌梗死的即时和长期死亡率均增

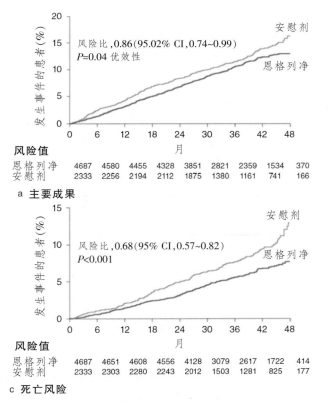

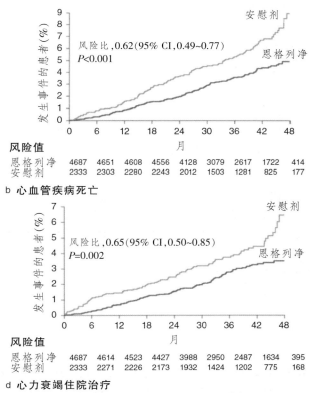

图 20.9 在 EMPAREG 研究中,与安慰剂相比,任何疗程的心血管疾病发作和死亡。Adapted from Zinman et al. N Engl J Med 2015;373:2117-2128. DOI:10.1056/NEJMoa1504720.

加,主要是由于糖尿病患者心力衰竭风险增加(由于糖尿病心肌病、叠加高血压和冠状动脉闭塞后心肌功能丧失)。然而,在过去的10~20年里,在改善糖尿病患者的大血管事件的预后方面已经取得了相当大的进展。

多重危险因素的干预

尽管最近有证据表明降糖疗法在预防心血管事件方面的疗效,但在预防大血管疾病死亡方面,严格控制血压和血脂的益处的证据更为明确。然而,在实践中,多因素干预策略,积极降低所有3个危险因素,是心血管保护的主要最佳实践(图20.10)。因此,国际指南为接受治疗的糖尿病患者设定了严格的目标,包括BP<130/80mmHg、低密度脂蛋白胆固醇<2.0mmol/L(总胆固醇<4.0mmol/L)和糖化血红蛋白<6.5%~7%。对于那些已确诊的肾病患者,最佳的血压目标甚至更低。

短暂性缺血发作和脑卒中在糖尿病中也很常见,糖尿病患者脑卒中后的死亡率和残疾比非糖尿病患者更高。这可能是因为脑卒中后的高血糖水平。

低剂量阿司匹林在无症状糖尿病患者大血管事件(一级)预防中的作用仍不清楚,主要的国际指南提供了不同的建议。对于那些有症状的患者[如心绞痛、跛行或以前的短暂性脑缺血(TIA)发作],毫无疑问,阿司匹林对二级预防有显著的好处,但一级预防更值得怀疑,请记住,低剂量的阿司匹林并非没有副作用。该提升试验研究了与安慰剂相比,每日100mg剂量的肠溶阿司匹林在试验开始时没有明显心血管疾病的糖尿病患者中的有效性和安全性。该研究表明,虽然阿司匹林的使用可以预防糖尿病患者和无明显心血管疾病的患者发生严重的血管事件,但它也导致了严重的出血事件。总的来说,绝对的益处在很大程度上被出血的风险所抵消。

对降糖试验和心血管结果的个体分析表明,SGLT-2抑制剂并不能减少糖尿病患者的脑卒中。然而,在GLP1类似物利拉鲁肽(先导研究)和PPARγ受体激动剂吡格列酮(缺血性脑卒中后IRIS-胰岛素抵抗试验)的研究中报道了一些可以减少脑卒中事件的益处(图20.11和图20.12)。

腿部的外周动脉疾病(PAD)通常表现为间歇性跛行(如行走时的小腿疼痛)(图20.13)。如果髂血管受到影响,可能会发生臀部疼痛,并可能会引起功能障碍阳痿(勒里什综合征)。跛行距离的减少或静息疼痛可提示严重缺血。糖尿病患者的PAD倾向于弥漫性和远端性质,因此不太适合经皮干预(即血管成形术或支架植入术)。糖尿病患者下肢截肢的风险约为非糖尿病患者的16倍。约20%的PAD患者在症状出现后两年内死亡,主要死于心肌梗死。由于钙化和僵硬增

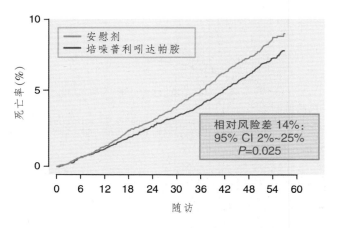

图20.10　这项前期研究将约2万例2型糖尿病高危患者随机接受常规降压治疗的基础上,添加血管紧张素转换酶抑制剂/利尿剂联合治疗(培哚普利+吲达帕胺)或添加安慰剂。研究人群的基线血压相当好(平均血压140/77mmHg),积极治疗导致进一步适度血压下降,平均6/2mmHg超过5年。这一效应转化为所有原因死亡率的风险降低了14%,主要是由于大血管事件的减少。治疗效果可能至少部分独立于血压,但该试验强调了血压物质的微小差异。Adapted from Patel et al. Lancet 2007;370:829.

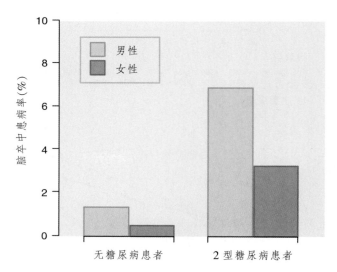

图20.11　与非糖尿病患者(45~64岁受试者)相比,年龄调整后的既往脑卒中患病率。小血管脑缺血和颈内动脉狭窄在糖尿病患者中更为常见。Data from Pyöräläet al.Diabet Metab Rev 1987;3:463–524.

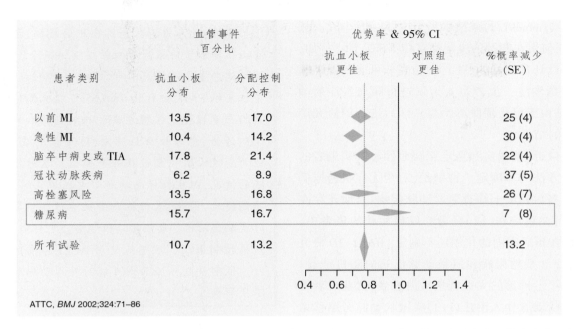

患者类别	血管事件百分比		优势率 & 95% CI			%概率减少 (SE)
	抗血小板分布	分配控制分布	抗血小板更佳	对照组更佳		
以前 MI	13.5	17.0				25 (4)
急性 MI	10.4	14.2				30 (4)
脑卒中病史或 TIA	17.8	21.4				22 (4)
冠状动脉疾病	6.2	8.9				37 (5)
高栓塞风险	13.5	16.8				26 (7)
糖尿病	15.7	16.7				7 (8)
所有试验	10.7	13.2				13.2

0.4　0.6　0.8　1.0　1.2　1.4

ATTC, *BMJ* 2002;324:71–86.

图 20.12　来自抗血栓试验合作组织，尚无明确的证据表明常规使用小剂量阿司匹林作为糖尿病患者大血管疾病的一级预防，但国际指南并不都同意这一观点。相比之下，小剂量阿司匹林对那些有 AMI、脑卒中或症状性心绞痛的患者非常有效。Adapted from ATTC, Br. Med. J. 2002;324:71–86.

加，测量踝臂压指数(ABPI；踝关节收缩压除以支气管收缩压) 可能被人为抬高，从而低估了糖尿病患者 PAD 的严重程度。贝特疗法已被证明可以降低糖尿病合并外周动脉疾病患者的截肢率。

冠心病和糖尿病

对于急性心肌梗死患者，静脉注射胰岛素应严格

控制血糖（图 20.14）。急性心肌梗死中糖尿病胰岛素葡萄糖灌注（DIGAMI）研究显示，与常规治疗相比，心肌梗死后不久使用胰岛素治疗的糖尿病患者的死亡率降低了 30%。这包括静脉注射胰岛素–葡萄糖溶液，

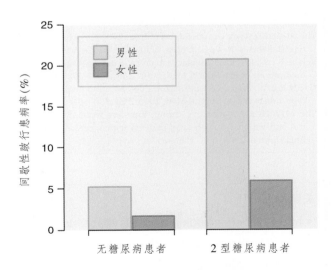

图 20.13　2 型糖尿病患者的年龄调整后间歇性跛行患病率（45~64 岁）。Data from Pyöräläet al. Diabet Metab Rev 1987;3: 463–524.

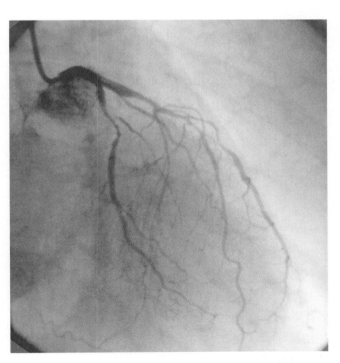

图 20.14　49 岁 1 型糖尿病女性弥漫性冠状动脉病变。左冠状动脉前降支和左旋支中间部广泛变窄。

以维持 7~11mmol/L 的血糖水平至少 24~48 小时。然而，对于任何潜在利益的机制都存在不确定性。例如，该研究的设计是这样的，死亡率的降低可能归因于胰岛素葡萄糖输注，或者是 4 天仅进行胰岛素注射治疗，或者是由于停止磺酰脲治疗。随后进行的研究产生了相反的结果。

直到最近，糖尿病和稳定型缺血性心脏病患者的最佳管理方法尚不确定。特别是，对于无症状糖尿病患者应在多大程度上筛查冠状动脉疾病，目前还存在不确定性；在稳定和（或）轻微心绞痛症状的患者中，血管重建在预后方面的作用还不确定。BARI-2D 研究（一项治疗 2 型糖尿病和冠状动脉疾病的随机试验）随机分配了已确诊的大血管疾病的患者，这些患者符合经皮冠状动脉介入治疗（PCI）或冠状动脉旁路移植术（CABG）的条件。在 2×2 的析因子设计中，患者被分配接受及时的血运重建或药物治疗，并分别随机分配到胰岛素致敏治疗或胰岛素提供治疗，以达到糖化血红蛋白<7%。总体而言，快速血运重建的患者与药物治疗的患者在死亡率和主要心血管事件的发生率上没有显著差异，两种降低糖化血红蛋白策略之间的心血管结局也没有差异。因此，血运重建术可能主要用于那些急性冠脉综合征患者和那些尽管经过药物治疗，但仍有不稳定或麻烦症状的患者。在 DIAD 研究中，使用心肌灌注成像筛查无症状糖尿病患者的冠状动脉疾病没有任何临床益处（DIAD 研究）。

病例记录

一例 57 岁男性患者，肥胖并患有长期 2 型糖尿病（15+ 年），并且表现为大血管并发症。他患有高血压、糖尿病肾病和血脂异常，但在他的年度回顾中，他有过间歇性跛行和足部冰凉的症状。临床检查显示，在他的左足趾尖失去足部脉搏和一些早期缺血性溃疡。踝臂压指数（ABPI）测量值左腿为 0.56，右腿为 0.65。但双相扫描显示弥漫性远端疾病和双腿动脉钙化，特别是左侧，有严重缺血的证据。此外，左股浅动脉近端有 75% 的狭窄，可接受 PCI 治疗和 CABG。手术后 2 天，左足灌注得到改善，但他出现了不典型性胸痛，心电图显示非 ST 段抬高心肌梗死（血清肌钙蛋白 I=0.18）。他在医院接受了阿司匹林、氯吡格雷和依诺肝素的治疗（7 天）。

点评：此患者有代谢综合征的特征，蛋白尿和高血压增加了他罹患大血管疾病的风险。ABPI 在糖尿病患者中可能是不可靠的。虽然他的 ABPI 测量证实了 PAD，但 0.56 和 0.65 可能低估了他的疾病的严重程度。保留左腿近端病变的目的是保存组织活力，愈合缺血性溃疡，防止脓毒症和截肢。他的急性心肌梗死症状并不典型，这通常是糖尿病的情况，但生物标志物和心电图证实了非 ST 段抬高梗死，因此，采用抗血小板治疗和短期低分子肝素联合治疗。最佳的二级预防还有他汀类药物，严格控制血压，理想地使用 ACEI 和抗血小板治疗。低剂量受体阻滞剂可能对外周动脉有最小的不良影响。

关键性研究

Ray KK, et al. Effect of intensive control of glucose on cardiovascular outcomes and death in patients with diabetes mellitus: a meta-analysis of randomised controlled trials. Lancet 2009; 373: 1765–1772.
Rajamani K, et al. Effect of fenofibrate on amputation events in people with type 2 diabetes mellitus (FIELD study): a prespecified analysis of a randomised controlled trial. Lancet 2009; 373: 1780–1788.
The BARI-2D Study group. A randomised trial of therapies for type 2 diabetes and coronary artery disease. N. Engl. J. Med. 2009; 360: 2503–2515.
Antithrombotic Treatment Trialists Collaboration (ATTC). Aspirin in the primary and secondary prevention of vascular disease: collaborative meta-analysis of individual participant data from randomised trials. Lancet 2009; 373: 1849–1860.
The DCCT/EDIC Study Research Group. Intensive diabetes treatment and cardiovascular disease in patients with type 1 diabetes. N. Engl. J. Med. 2005; 353: 2643–2653.
Young LH, et al. The DIAD study. Cardiac outcomes after screening for asymptomatic coronary artery disease in patients with type 2 diabetes. JAMA 2009; 301: 1547–1555.
The ACCORD study Group. Effects of intensive glucose lowering in type 2 diabetes. N. Engl. J. Med. 2008; 358: 2545–2559.
Selvin E, et al. Cardiovascular outcomes in trials of oral diabetes medications. Arch. Intern. Med. 2008; 168: 2070–2080.
Gaede P, et al. Effect of a multifactorial intervention on mortality in type 2 diabetes. N. Engl. J. Med. 2008; 358: 580–591.
The ADVANCE Collaborative Group. Intensive blood glucose control and vascular outcomes in patients with type 2 diabetes. N. Engl. J. Med. 2008; 358: 2560–2572.

关键网站

- http://diabetes.niddk.nih.gov/dm/pubs/stroke/
- http://www.americanheart.org/presenter.jhtml?identifier=3044762
- http://www.diabetes.org/diabetes-heart-disease-stroke.jsp

拓展阅读

Elley CR et al, Glycated haemoglobin and cardiovascular outcomes in people with type 2 diabetes: a large prospective cohort study. Diabet. Med. 2008; 25: 1295–1301.

Antithrombotic treatment trialists collaboration. Br. Med. J. 2002; 324: 71–86.

Patel A, et al. Effects of a fixed combination of perindopril and indapamide on macrovascular and microvascular outcomes in patients with type 2 diabetes mellitus (the ADVANCE study): a randomised controlled trial. Lancet 2007; 370: 829–840.

Cubbon RM, et al. Temporal trends in mortality of patients with diabetes mellitus suffering acute myocardial infarction: a comparison of over 3000 patients between 1995 and 2003. Eur Heart J. 2007; 28: 540–545.

Cubbon RM, et al. Aspirin and mortality in patients with diabetes sustaining acute coronary syndrome. Diabetes Care 2008; 31: 363–365.

Selvin E, et al. Meta-analysis: glycosylated haemoglobin and cardiovascular disease in diabetes mellitus. Ann. Intern. Med. 2004; 141: 421–431.

Law MR, et al. Use of blood pressure lowering drugs in the prevention of cardiovascular disease: meta-analysis of 147 randomised trials in the context of expectations from prospective epidemiological studies. Br. Med. J. 2009; 338 (doi:10.1136/bmj.b1665).

Do Lee C, et al. Cardiovascular events in diabetic and nondiabetic adults with or without history of myocardial infarction. Circulation 2004; 109: 855–860.

Belch J, et al. The prevention of progression of arterial disease and diabetes (POPADAD) trial: factorial randomised placebo-controlled trial of aspirin and antioxidants in patients with diabetes and asymptomatic peripheral arterial disease. Br. Med. J. 2008; 337: 1030–1038.

The ASCEND study Collaborative group. Effects of Aspirin for primary prevention in persons with diabetes mellitus. NEJM 2018; 379:1529–1539.

（刘唱 译 周瑾 审校）

第 **21** 章

糖尿病足

糖尿病患者终身发生足部溃疡的风险约为 25%。最近的研究表明,基线人群的糖尿病足溃疡发病率为 1%~4%,患病率为 4%~10%。糖尿病患者截肢的风险是普通人群的 10~30 倍, 全球估计表明, 每年有 100 万例糖尿病患者接受某侧下肢截肢。大多数截肢患者(85%)先前都伴有足部溃疡。据报道,截肢后的死亡率在 1 年时为 15%~40%,5 年时为 39%~80%。与生活在英国的欧洲人相比,南亚人患足部溃疡的风险可能更低。越来越多的证据表明,提供一个综合的足部护理途径,培训社区足部保护服务人员,并迅速获得多学科专家团队的技术支持,大大降低了截肢的风险(框 21.1)。

糖尿病足溃疡主要由神经病变(运动、感觉和自主神经)和(或)缺血引起,常伴有感染。疼痛感的丧失会直接损害足部(通过不合适的鞋子)和运动神经病导致典型的足部姿势——足弓、爪状足趾和集中在跖骨头部和足跟的压力。皮肤增厚(愈伤组织)在这些压力点下受到刺激,在愈伤组织中常见的出血或坏死可破裂形成溃疡。因此,老茧是溃疡的一个重要预测因子(图 21.1)。

糖尿病神经病变存在于至少一半 60 岁以上的糖尿病神经病变,并使足部溃疡的风险增加 7 倍。由于

周围神经损伤往往是隐匿的和无症状的,因此,由患者自己和医疗保健专业人员定期检查足部,对确定即将发生的溃疡的早期迹象至关重要。感觉神经病变经常使糖尿病足"聋而盲"。因此,有效和简单地选择鞋子的教学可以减少溃疡的发生风险,是糖尿病护理的重要方面,特别是对于有溃疡史和(或)多种风险因素的高危人群(框 21.2)。

运动神经病变会导致肌肉萎缩、足部畸形、生物力学的改变和足部压力的再分配。这反过来又会导致溃疡。感觉神经病变会影响疼痛和不适,这使足部容易遭受重复的创伤。自主神经损伤导致出汗减少,导致皮肤干燥和裂缝,从而允许感染进入和传播。足部交感神经支配的损伤导致动静脉分流和静脉扩张。这就绕过了受影响区域的毛细血管床,并可能会损害营养和氧气供应。微血管疾病也可能干扰足部组织的营养性血液供应(图 21.2)。

糖尿病足的溃疡分类

糖尿病足溃疡可为神经性、缺血性或神经缺血性(图 21.3 至图 21.5)。神经性溃疡经常发生在足底表面的高压力区域,如覆盖跖骨头,或在其他区域覆盖骨畸形。它们占糖尿病足溃疡的 50%, 通常是无痛的"孔"外观。缺血性或神经缺血性溃疡更常见于足趾尖或足部侧缘。神经性溃疡和坏死应定期清创,感染应及时用抗生素治疗。除了潜在的病因外,溃疡的描述还应包括溃疡的特征,包括大小、深度、外观和位置。这将有助于管理和后续跟进。有许多分类系统被用来描述溃疡,可以帮助开发一种标准化的描述方法。这些分类系统是以各种物理发现为基础的。

一种分类是 Wagner 溃疡分类系统, 它基于伤口

框 21.1 "糖尿病足"是多种疾病的统称

- 糖尿病性神经病变。
- 外周动脉疾病。
- Charcot 神经关节病。
- 足部溃疡。
- 骨髓炎。
- 截肢。

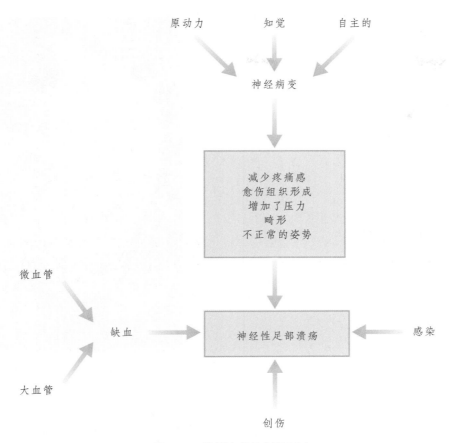

图 21.1　足部溃疡的主要病因。

深度和组织坏死的程度,但该系统的缺点是,它只考虑伤口深度和外观,而不考虑缺血或感染的存在。得克萨斯大学的系统是另一个分类系统,它处理溃疡的深度,包括感染和缺血的存在。分级和分期增加的伤口在没有血管修复或截肢的情况下不太可能愈合。

下肢进行性外周动脉疾病常为弥漫性和远端,累及胫骨腓骨干和足动脉,血管功能不全可能被忽视,直到出现危重缺血的体征。皮肤的营养变化,如鸡眼、老茧、溃疡,或直接发生足趾坏疽(图 21.6)。溃疡是典型的在足趾的远端末端有疼痛。ABPI 是容易测量和有用的 (ABPI<0.9 暗示动脉疾病进展;ABPI<0.5 代表危重型缺血),但糖尿病血管钙化患者的动脉病变程度可被错误地抬高或低估。测量足趾压力和经皮氧压(TcPo2)也有帮助。这个溃疡愈合的概率是由灌注决定的通过测量 ABPI、足趾压力和 TcPo2 表达。

沙尔科关节病是一种长期存在的糖尿病严重神经病变的罕见并发症(图 21.7)。始发事件可能是足中部骨折的损伤(可能未被注意到)。对疼痛不敏感的足部重复的轻微创伤,以及交感神经去神经支配引起的血流增强,会导致骨密度下降和骨质破坏。过度的破骨细胞活动导致骨吸收、融合和重塑,从而导致特征性的畸形和不稳定。几个月后,患者可能会注意到足部的形状变化,或行走时骨头嘎吱的感觉。在后期,大量积液可能包围被破坏的关节和骨碎片,通常在 X 线片上呈现出"骨袋"的外观(图 21.8)。沙尔科足愈合的时间各不相同,但通常经历 3 个阶段:

(1)活动阶段(0~3 个月)。全接触管型石膏(TCC)是最有效的治疗方法,而且直到充血和肿胀消失,根

如何进行年度足部检查：

✓ 脱掉鞋子和袜子。

✓ 使用10g单丝或使用音叉或公认设备振动测试足部感觉。

✓ 触诊足部脉搏。

✓ 检查有无任何畸形或变色。

✓ 检查是否有明显的愈伤组织。

✓ 检查是否有溃疡的迹象。

✓ 询问以前是否有溃疡史。

✓ 检查鞋类。

✓ 询问是否有疼痛。

✓ 告诉患者如何照顾他们的足部，并提供书面信息。

✓ 告诉患者他们的风险状况及其意味着什么。说明需要注意什么，并提供紧急联系电话。

建议患者：

➤ 每天检查他们的足。

➤ 注意感觉的丧失。

➤ 寻找他们足形的变化。

➤ 不要使用谷类去除膏药或刀片。

➤ 知道如何照顾他们的足趾指甲。

➤ 穿合适的鞋子。

➤ 保持良好的血糖控制。

➤ 每年进行足部检查。

➤ 观察足部颜色变化。

图21.2 对12岁以上糖尿病患者进行年度足部检查。

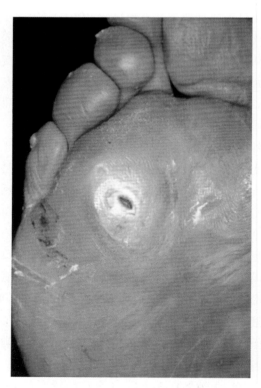

图21.3 典型神经性溃疡，周围有老茧。

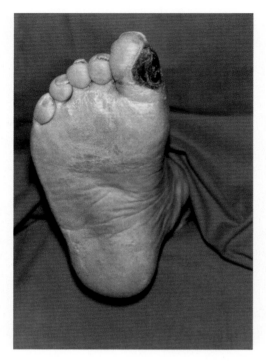

图21.4 鞋子太紧造成的神经缺血损伤。

本没有负重。双膦酸盐治疗也被提倡用于腓骨病的急性治疗，一些研究报告显示骨转换标志物和皮肤温度降低。然而，双膦酸盐并没有缩短固定时间和降低其长期疗效，特别是关于畸形和溃疡的发生仍有待证实，因为没有后续研究发表。

（2）愈合阶段（4~8个月）：逐渐负重，但足部应固定石膏或行走支架。

（3）康复（8个月后）：增加负重，用特殊的鞋垫和支撑鞋保护足部。如果形状有很大的变化，可能需要手术，包括截肢。

NICE已经建议建立一项针对糖尿病足部溃疡的风险分层系统和适当的随访。对患者进行足部护理、鞋类选择和自我检查的教育是至关重要的。溃疡的早期干预是很重要的，那些有溃疡病史的患者是复发性溃疡形成的高危人群（表21.1）。

减轻压力是指减轻伤口区域的压力并将压力重新分配到皮肤健康区域的干预措施。最简单的减压方法是卧床休息，但这是不切实际的，很难实施，而且关联到很多其他并发症（如深静脉血栓形成）。TCC是最有效的基于减压证据的方法（图21.9）。这应用于减轻足底神经病性、非缺血性、未感染的前足和足中部糖尿病足溃疡的压力。TCC虽然有助于活动，但需要定

```
                          ┌──────────────────┐
                          │   溃疡治疗原则    │
                          └──────────────────┘
```

缓解压力 保护溃疡	皮肤灌注恢复	感染的治疗	局部伤口护理
• 机械卸载 • 全接触铸造,特别是在足底溃疡 • 临时的鞋子 • 定制的鞋子或合适的鞋子	• 评估和血管干预(如支架植入)改善远端血液 • 心血管风险降低稳定和回归大血管疾病	• 用清创术和口服抗生素治疗浅表溃疡 • 更深的、威胁肢体的感染可能需要静脉注射抗生素、引流和切除坏死组织	• 经常性检查 • 经常使用手术刀清创 • 分泌物的控制和潮湿环境的维护

图 21.5　溃疡的治疗原则,另外提供教育和良好的代谢控制。

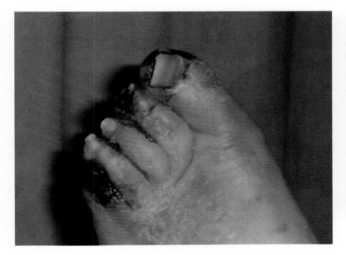

图 21.6　影响四肢的严重缺血、溃疡和坏疽。

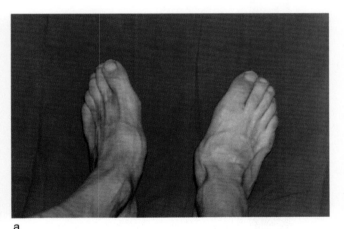

a

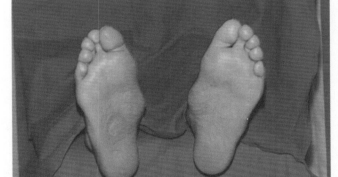

b

图 21.7　楔形跖骨区双侧沙可神经关节病导致了足中部的特征性畸形:(a)背侧和(b)足底视图。

期调试,而且限制了患者的有些行为(如洗澡),还有一点就是并不容易定期检查,并及时发现溃疡。"即时TCC"技术是一种使用减压 CN 急性活动期替代装置的技术,这种装置是一种预制的可移动行走的装置,将可移除的方行工具转换为不易移除的步行工具。

感染足溃疡的处理包括清洁伤口,定期清创坏死、不健康和感染的物质。每周使用手术刀进行清创术与溃疡的快速愈合有关。所有医院、初级保健和社区环境都应有抗生素指南,包括管理糖尿病足感染的护理途径,并考虑到当地的耐药性模式。如果怀疑糖

表 21.1　NICE 推荐这种风险分层系统,并进行适当频率的足部评估

风险种类	临床特征	足部评估频率
低风险	正常的感觉 明显的脉冲	1 年一次
中风险	畸形、神经病变和(或)无脉搏的证据	3~6 个月一次
高风险	既往溃疡、截肢、肾脏替代治疗、神经病变和非危重肢体缺血、神经病变、畸形迹象或皮肤改变	1~2 个月一次
非常高风险	足部溃疡活动期	1~2 周一次

Modified from NICE clinical guideline NG19, 2015.

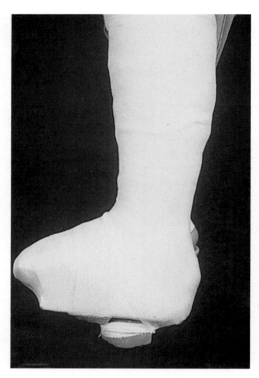

图 21.9　用于减轻神经性溃疡压力的全接触石膏,也用于沙尔科关节病。

病足部感染的靶向抗生素治疗方案。一般来说,对于轻度糖尿病足部感染,最初提供对革兰阳性菌和革兰阴性菌有活性的抗生素,包括厌氧菌。如有必要,则开始静脉注射治疗。根据当地的医疗水平,为糖尿病和骨髓炎患者提供长时间的抗生素治疗(通常为 6 周)(图 21.10)。

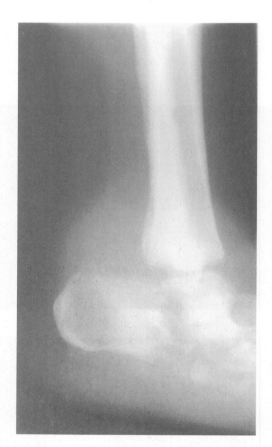

图 21.8　沙可足 X 线片显示踝关节严重破坏、畸形和不稳定+积液。"骨瘦如柴"的外表。

- 轻度糖尿病足部感染:氟氯西林或青霉素过敏、克拉霉素、红霉素或多西环素过敏。
- 中度或重度糖尿病足:氟氯西林联合或不联合庆大霉素和(或)甲硝唑;联合阿莫昔克拉夫联合或不联合庆大霉素;联合新诺唑(呱克林过敏)联合或不联合庆大霉素和(或)甲硝唑;头孢曲松联合甲硝唑。
- 微生物学结果怀疑有铜绿假单胞菌的其他抗生素:呱拉西林与他唑巴坦;克林霉素与环丙沙星和(或)庆大霉素。
- 如果怀疑耐甲氧西林(由于缺乏反应)或确诊:万古霉素、替考普兰、利奈唑胺。

尿病足感染,有伤口,根据提取的深组织吸出或骨样本进行微生物检查,并尽快开始使用抗生素。不要依靠"皮肤表面的药物"。之后,根据糖尿病患者对抗生素的临床反应和微生物学检查的结果,确定针对糖

图 21.10　在已发表的包括糖尿病足部感染患者的前瞻性研究中,单独或联合使用已显示出临床疗效的以下临床情况和抗菌药物。然而,抗生素的选择应遵循当地的抗菌药物的指导。

表 21.2 瓦格纳溃疡分类系统

等级	病变
1	浅表性糖尿病溃疡
2	溃疡延伸累及韧带、肌腱、关节囊或筋膜,无脓肿或骨髓炎
3	深部溃疡伴脓肿或骨髓炎
4	前足上的坏疽
5	足部广泛性坏疽

表 21.3 得克萨斯大学伤口分类系统

阶段	描述
A 阶段	无感染或缺血
B 阶段	存在感染
C 阶段	存在缺血
D 阶段	感染和缺血存在

分级	描述
0 级	上皮化伤口
1 级	浅层伤口
2 级	伤口渗透到骨或关节

病例记录

一例 56 岁 2 型糖尿病男性患者进行年度检查。他需要对左眼进行激光光凝治疗,但无大血管病史。体重指数为 28.1,糖化血红蛋白为 8.5%,血压为 142/90mmHg,低密度脂蛋白胆固醇为 2.7mmol/L。他正在接受二甲双胍和西格列汀的治疗。在询问他时,他否认有任何足部症状,但描述了他的右小腿有间歇性跛行的特征。在使用 10g 单丝和音叉进行检查时,他的感觉明显降低。检查显示,右足底表面有一块 1cm 长的溃疡,周围有愈伤组织。

点评:严重神经病变的患者报告没有足部症状(感觉很少)并不少见,所以脱下袜子和鞋子,检查足部是很重要的。虽然这是典型的神经性足部溃疡(外观突出、无痛、周围的骨痂),但间歇性跛行的症状值得进一步的血管检查。溃疡需要清洗,用手术刀清除愈伤组织,口服抗生素和卸载压力治疗。考虑到他的糖化血红蛋白水平升高和肥胖症,他可能还需要考虑额外的降糖治疗。SGLT-2 抑制剂可能是一种选择,因为它对葡萄糖、体重和降低血压有有利的作用。

关键性研究

Lincoln NB, et al. Education for secondary prevention of foot ulcers in people with diabetes: a randomised controlled trial. Diabetologia 2008; 51: 1954–1961.

Neal B et al. Canagliflozin and cardiovascular and renal events in type 2 diabetes. New England J of Medicine June 12, 2017 / DOI:10.1056/NEJMoa1611925

Hinchliffe RJ, et al. A systematic review of the effectiveness of interventions to enhance the healing of chronic ulcers of the foot in diabetes. Diabetes Metab. Res. Rev. 2008; 24 (Suppl. 1): S119–144.

Rubio JA, Aragon-Sanchez J, Jimenez S, et al. Reducing major lower extremity amputations after the introduction of a multi-disciplinary team for the diabetic foot. Int J Low Extrem Wounds 2014; 13: 22–26.

Ince P, et al. Use of the SINBAD classification system and score in comparing outcome of foot ulcer management on three continents. Diabetes Care 2008; 31: 964–967.

Treece KA, et al. Validation of a system of foot ulcer classification in diabetes mellitus. Diabet. Med. 2004; 21: 987–991.

Ince P, et al. Rate of healing of neuropathic ulcers of the foot in diabetes and its relationship to ulcer duration and ulcer area. Diabetes Care 2007; 30: 660–663.

关键网站

- http://www.diabetes.nhs.uk/downloads/NDST_Diabetic_Foot_Guide.pdf
- http://guidance.nice.org.uk/CG10
- www.diabetes.org.uk/putting-feet-first
- https://www.diabetes.org.uk/Professionals/Resources/Feet/
- https://www.diabetes.org.uk/Professionals/Resources/shared-practice/Footcare/
- http://www.iwgdf.org/files/2015/website_infection.pdf

有关最低技能框架的更多信息:*Putting Feet First*:*National minimum skills framework*,Diabetes UK and NHS Diabetes,2011 http://www.diabetes.org.uk/About_us/What-we-say/Improving-services-standards/

拓展阅读

Boulton AJ, et al. Clinical practice: Neuropathic diabetic foot ulcers. N. Engl. J. Med. 2004; 351: 48–55.

Boulton AJ, et al. The global burden of diabetic foot disease. Lancet 2005; 366: 1719–1724.

Cavanagh PR, et al. Treatment for diabetic foot ulcers. Lancet 2005; 366: 1725–1735.

Falanga V. Wound healing and its impairment in the diabetic foot. Lancet 2005; 366: 1736–1743.

Butalia S, et al. Does this patient with diabetes have osteomyelitis of the lower extremity? JAMA 2008; 299: 806–813.

Kerr, M, 2012, Footcare for people with diabetes: The economic case for change, NHS Diabetes and Kidney Care

Holman N, Young RJ, Jeffcoate WJ. "Variation in the recorded incidence of amputation of the lower limb in England", Diabetologia 2012.

Schaper NC, Van Netten JJ, Apelqvist J, Lipsky BA, Bakker K. Prevention and management of foot problems in diabetes: a summary guidance for daily practice based on the 2015 IWGDF guidance documents.

Boulton AJ. The diabetic foot: grand overview, epidemiology and pathogenesis. Diab. Metab. Res. Rev. 2008; 24 (Suppl. 1): S3–S6.

（刘唱 译　周瑾 审校）

第 **22** 章
糖尿病性功能问题

性功能障碍的症状会影响男性和女性糖尿病患者。男性中最常见的问题是勃起功能障碍(ED),它被定义为"无法达到或维持足够的勃起进行性交"。与无糖尿病的男性相比,糖尿病患者的 ED 发生时间早10~15 年,对生活质量的影响更大,对口服治疗的反应较差。男性糖尿病患者的 ED 患病率从 35%至 90%不等,年龄调整后的男性糖尿病患者的发病率是非糖尿病患者的两倍。年龄的增长和糖尿病病程的延长是ED 的主要危险因素,但 ED 更常发生在那些有宏观和(或)微血管和神经性并发症的男性患者中。它还与肥胖、高血压和抗高血压治疗有关。然而,在女性患者中,女性性功能障碍(FSD)与社会心理因素的关系比代谢变量更密切,而抑郁症的存在是 FSD 的一个关键预测因素(图 22.1)。

ED 是影响男性糖尿病患者最常见的性问题。与年龄相关的勃起功能下降在糖尿病中增强,特别是在有心血管、微血管或神经病变并发症的男性患者中。抑郁症是一种常见的潜在问题,可能诱发或加重 ED,而多种药物治疗,特别是抗高血压药物,经常加重或暴露 ED。1/3 的 ED 男性糖尿病患者仍然有早晨勃起,

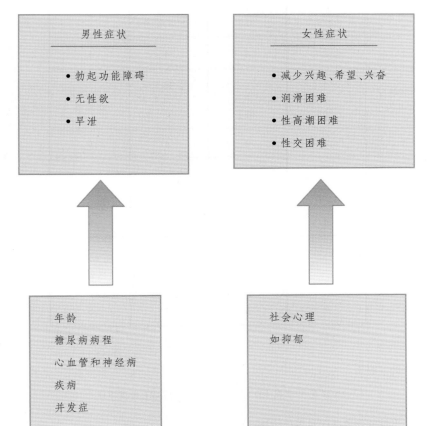

图 22.1 男性和女性糖尿病患者最常见的性功能障碍症状。

这表明他们的 ED 可能也有一个重要的心理因素。国际勃起功能指数(IIEF)及其缩短形式(IIEF5),也称为男性性健康清单(SHIM)(图 22.2),是一种有效的评估工具,用于确定 ED 的存在和严重程度 (Rosen et al. Urology 1997;49:822-30,and Int. J. Impot Res. 1999;11:319-326)。在 IIEF 的勃起功能领域,获得<25 分的男性被归类为 ED,>25 分的男性被认为没有 ED。

勃起反应的主要神经介质是一氧化氮(NO),它是由血管内皮细胞在胆碱能和非胆碱能、非肾上腺素能神经纤维刺激下释放的。NO 介导的阴茎海绵体血管平滑肌松弛导致海绵体空间充盈和静脉流出受压。介导 NO 诱导的平滑肌松弛的后受体通路涉及胞内酶鸟

男性性健康状况量表

患者姓名：——————————————————————————　　日期：——————————

患者说明

性健康是一个人整体身心健康的重要组成部分。勃起功能障碍,又称阳痿,是一种影响性健康的常见疾病。幸运的是,对于勃起功能障碍有许多不同的治疗选择。这份问卷旨在帮助你和你的医生确定你是否可能经历勃起功能障碍。如果你是,你可以选择与你的医生讨论治疗方案。

每个问题都有几个可能的回答。请圈出最能描述你自己的症状的数量情况。请确保你为每个问题选择了一个和唯一的回答。

在过去的 6 个月内:

		极低	低的	中等	高	非常高
1.你如何评价你的勃起和保持勃起的信心？		1	2	3	4	5
2.当你通过性刺激勃起时，你的勃起频率有多少次足以穿透（进入你的伴侣）？	无性行为活动	几乎从来没有,从来没有	几次(远不到一半的时间)	有时(大约有一半的时间)	大多数情况下(远远超过一半的时间)	几乎总是或始终
	0	1	2	3	4	5
3.在性交过程中,在你插入(进入)你的伴侣后,你多久能保持勃起？	没有尝试性交吗？	几乎从来没有,从来没有	几次(远不到一半的时间)	有时(大约有一半的时间)	大多数情况下(远远超过一半的时间)	几乎总是或始终
	0	1	2	3	4	5
4.在性交过程中,要保持勃起到完成性交有多困难？	没有尝试性交吗？	极困难	非常困难	困难	略困难	并不困难
	0	1	2	3	4	5
5.当你尝试性交时,你多久会满意一次？	没有尝试性交吗？	几乎从来没有,从来没有	几次(远不到一半的时间)	有时(大约有一半的时间)	大多数情况下(远远超过一半的时间)	几乎总是或始终
	0	1	2	3	4	5

添加问题 1~5 对应的数字　　　　　　　　　　　　　　　　合计：——————

男性性健康量表进一步将 ED 的严重程度划分为以下断点：

1~7 重度 ED　　　　8~11 中度 ED　　　　12~16 轻度至中度 ED　　　　17~21 轻度 ED

图 22.2　男性性健康状况量表(SHIM)。

苷酸环化酶的激活和第二信使环 GMP（cGMP）的形成。cGMP 被磷酸二酯酶 5 分解，它将 cGMP 转化为鸟苷单磷酸(GMP)(图 22.3)。

在男性糖尿病患者中，多种因素可导致 ED(图 22.4)。大血管疾病、高血压和其他心血管危险因素(如吸烟)损害阴茎的血液流动，导致内皮功能障碍(其中 NO 的生物利用度和(或)平滑肌对 NO 的反应可能会降低)。糖尿病患者的微血管病同时影响躯体神经功能和自主神经功能，导致神经病变。自主神经病变与 ED 密切相关。性腺功能减退常与 2 型糖尿病相关(高

达 35% 的 ED 男性糖尿病患者血清总睾酮水平可能为 <8nmol/L)。虽然性欲需要正常的睾丸激素水平，但睾酮在勃起功能中的作用尚不清楚。此外，当地和社会心理因素可能是重要的影响因素。

对于反应阳痿的男性，应记录详细的病史，特别是排除相关问题，如早泄和性欲丧失，患者可能会与 ED 混淆，并确定相关药物和危险因素，如吸烟。特别询问性功能障碍，特别是男性的 ED，应该是年度并发症评估的常规部分。患者经常默默忍受痛苦，希望专业的医疗保健师询问有关性功能的问题，或提供机会

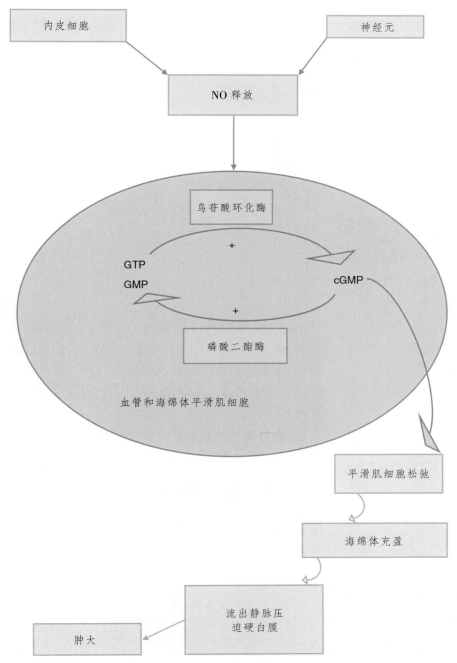

图 22.3　导致血管和海绵体平滑肌细胞松弛的通路。NO 是 cGMP 形成的主要介质。磷酸二酯酶 5 抑制剂可增加细胞内 cGMP 的浓度。

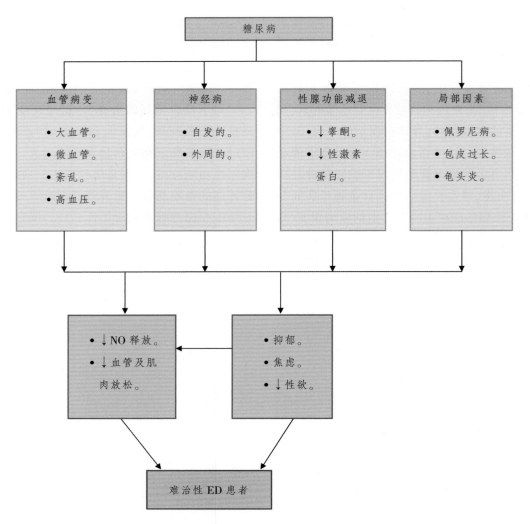

图 22.4 糖尿病男性患 ED 的主要途径。

让他们指出可能存在的问题。

在讨论症状和可能的治疗方案时,让伴侣在场通常是有帮助的。应该记录完整的用药史。

报告有 ED 的患者应进行检查。一般的体格检查可以为其病因提供线索(例如性腺功能减退),或提示相关疾病,如龟头炎、包茎病或佩罗尼病。应注意下肢循环的完整性和周围神经病变或自主神经病变的任何特征。肥胖和独立于糖尿病的代谢综合征的特征与 ED 相关。

调查包括在性欲降低或怀疑性腺功能减退时的

框 22.1 糖尿病患者 ED 病史的主要特征

- 起病通常是渐进的。
- 早期特征通常无法维持足够长的勃起时间,以进行满意的性交。
- 勃起障碍最初可能是间歇性的。
- 突然发作通常被认为是心理原因 (但几乎没有证据支持这一点)。
- 保留自发性和清晨勃起并不一定表示心理原因。
- 性欲减退与性腺功能减退一致,但不是可靠的症状。阳痿的男人经常出于各种原因低估他们的性欲。
- 注意药物史和吸烟史。

框 22.2 对 ED 患者的体格检查应考虑以下几点

- 性腺功能减退的任何特征。
- 手动灵巧——如果有限,可能无法进行物理治疗(如海绵体内注射)。
- 腹部隆起。
- 外生殖器
  - 龟头炎、包茎病、佩罗尼病。
  - 睾丸体积。
- 心血管疾病(腿部脉搏、髂骨和股骨杂音)。

框 22.3　对一例糖尿病患者 ED 的调查

- 血清睾酮（最好在上午 9:00 服用）——如果性欲降低或怀疑性腺功能减退。
- 血清催乳素和促黄体生成素(LH)——如果血清睾酮低于正常值。
- 如果有临床适应证，则评估心血管状态。
  - 心电图(ECG)。
  - 血清脂质。
- 糖基化血红蛋白、血清电解质(如有临床适应证)。

血清睾酮和促性腺激素。睾酮已被证明可以增强 PDE5 抑制剂(图 22.2)对性腺功能减退男性的疗效。此外，一些研究表明，即使没有 PDE5 抑制剂，性腺功能低的男性的睾酮替代也可以改善 ED。因此，对于性腺功能低下男性的 ED，睾酮水平需要在 PDE5 抑制剂启动之前是最佳的。对心血管、外周动脉、肾脏和血脂状况的评估，以及对血糖控制的回顾，也是对 ED 患者的重要研究。

在 ED 的管理方面，生活方式的改变被认为是一线治疗。定期锻炼、减肥、减少饮酒和吸烟可以改善内皮功能，自信，并提高整体幸福感。任何可能使 ED 恶化的药物，如 β 受体阻滞剂，可能会改变或停止，以尽量减少对勃起功能的不良影响。通常不需要心理性顾问，除了有一段人际关系失败、严重的焦虑(包括表现焦虑)和对亲密关系的恐惧。有几种治疗方法可供选择。它们都有优点、缺点和局限性(图 22.5)。

磷酸二酯酶 5（PDE5）是 ED 的主要二线治疗方法。PDE5 抑制剂如果在性刺激前空腹服用，效果最好。西地那非(伟哥)和伐地那非(艾力达)的作用时间(4~6 小时)短于他达拉非(希爱力)(36~48 小时)。它们都显示了它们在糖尿病患者中的功效，尽管有报道称，与非糖尿病男性相比，勃起障碍是由于阴茎神经

磷酸二酯酶 5(PDE5) 抑制剂

- 西地那非、伐地那非，他达拉非。
- 阻断 cGMP 的降解。
- 空腹更有效。
- 在糖尿病男性中有效率为 60%~70%。
- 男性禁忌服用口服硝酸盐。

经尿道或海绵体内给药血管活性化合物

- 罂粟碱(非特异性 PDE 抑制剂)。
- 酚妥拉明。
- Alprostadil(前列腺素 E1)。
- 经尿道 PGE1 微丸。(尿道药物治疗系统勃起，MUSE)增加 cAMP 介导的平滑肌放松。
- PEG1 注射可能更有效。

真空装置和阴茎植入物

- 非药理学方法使用真空和缩窄带。
- 阴茎冷感和逆行射精是缺点。
- 真空装置可以非常有效治疗那些失败或不能使用 PDE5 抑制剂的患者。
- 液压、半刚性或硅胶阴茎植入是最后的手段。

睾酮补充治疗

- ED 患者睾酮水平低的临床意义尚不明确。
- 有症状的患者需要补充上午 9:00 睾丸素水平<8nmol/L。
- 多项研究表明 ED 对性腺功能减退的男性有有益的作用。
- 配方包括凝胶、贴片、植入物、注射剂、片剂。

图 22.5　糖尿病男性患者 ED 的治疗选择。

和(或)内皮细胞中 NO 生成减少,ED 的糖尿病男性对 PDE5 抑制剂的反应较差，以及糖尿病患者睾酮水平低。一项随机的安慰剂对照试验,涉及 268 例糖尿病男性 ED 患者,在服用西地那非的患者中,有 56% 的患者勃起得到改善,呈剂量依赖,而对照组只有 10%。在另外两个多中心、安慰剂对照研究中,使用伐地那非(10mg 和 20mg)或他达拉非(10mg 和 20mg)分别改善了 57% 和 72%、56% 和 64% 的患者勃起功能，而安慰剂组的改善率分别为 13% 和 25%。在对 PDE5 有持续耐药性的个体中,实验室和临床研究均报道慢性或每日低剂量使用 ED 的 PDE5 抑制剂可显著改善内皮功能障碍。每日服用 2.5~5mg/d 的他达拉非也已被 FDA 批准用于治疗良性前列腺增生症状。

冠心病不是 PDE5 抑制剂治疗的绝对禁忌证,但对于不稳定和严重型心绞痛、近期心肌梗死、某些心律失常、高血压控制不良,以及同时使用硝酸盐或硝酸盐供体口服硝酸盐,有过度降低血压的风险。

另一种二线治疗是使用前列地尔,可在海绵体内或尿道内使用。有两种产品可用于直接注射,凯威捷(Pfizer)或 Edex(Actient)。用一根小针通过一根小尺寸的针将药物注射到阴茎的外侧。

反应与剂量有关，通常发生在 10~15 分钟范围内,不需要刺激。用于勃起的尿道栓剂(MUSE),由一个微小的药物颗粒插入尿道口。反应也与剂量有关,起效与海绵体制剂相似(图 22.6)。

真空设备自 20 世纪 70 年代以来就开始使用了。将一根半透明的管子被放置在阴茎上，抽出空气，将血液吸入勃起组织。阴茎基部的收缩带维持了勃起(图 22.7)。一旦患者能够熟练地使用真空装置,这种简单的非药理学方法是令人惊讶的有效和安全。糖尿病男性的应答率约为 70%，该设备可以用于那些对 PDE5 抑制剂治疗无效的患者。

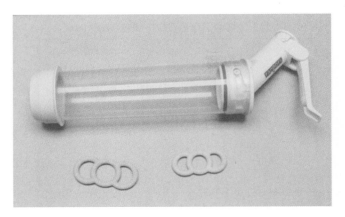

图 22.7   带有收缩环的真空装置。

女性性功能障碍

性功能障碍在糖尿病女性患者中似乎比在男性患者中少得多，但阴道干燥和性唤起受损的风险增加。月经不规律在糖尿病女性患者中也很常见,特别是那些肥胖和血糖控制不良的女性。大约 40% 的糖尿病女性患者的胰岛素需求在月经前后发生变化;大多数人需要更多的胰岛素，但大约 10% 的患者胰岛素需要更少。2 型糖尿病和 IGT 在多囊卵巢综合征(PCOS)的女性患者中很常见,其特征包括少月经或闭经、多囊卵巢超声检查、肥胖、多毛、循环中的雄激素水平升高(框 22.4)。伴有 IGT 和 PCOS 的 2 型糖尿病都与胰岛素抵抗相关。人们认为高胰岛素血症刺激卵巢雄激素合成和胸膜肥大。

泌尿生殖系统感染在糖尿病女性中很常见。阴道念珠菌病在受试者中控制不良尤其常见;它可能会刺激和疼痛,并可能干扰性活动。治疗包括改善控制,以及局部或口服抗真菌药物,包括氟康唑。其他生殖器感染,如生殖器疱疹和盆腔炎性疾病,发生在糖尿病女性患者中,但可能并不比一般女性人群更频繁。然

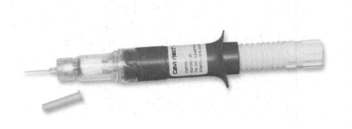

图 22.6   前列地尔可在海绵体内自行注射。

框 22.4   与糖尿病或 IGT 女性患者相关的妇科因素
• 阴道干燥。
• 月经不规律。
• 发生感染。
• 发生萎缩。
• 黄体酮替代疗法。
• 妊娠期。
• 多囊卵巢综合征(PCOS)。

而,尿路感染在糖尿病患者中控制不良,尤其是有自主神经病变和膀胱膨胀的患者中很常见(框 22.5)。

避孕建议对于糖尿病至关重要,因为在控制不良的患者中,意外妊娠会增加胎儿发病率和死亡率的风险。在许多国家,糖尿病女性患者的首选避孕方法是口服避孕药,其失败率最低(除绝育外)。根据现有证据,低剂量(<30μg 雌二醇)联合口服避孕药可以安全地用于 1 型和 2 型糖尿病;所有服用该药的女性患者应定期检查血压和血脂。因此,根据最近的指南,如果出现相关的心血管危险因素、心血管疾病或严重的微血管并发症,如蛋白尿肾病或活动性增生性视网膜病变,就必须避免使用这些避孕措施。2 型糖尿病女性患者的联合激素避孕处方也必须谨慎考虑,因为其经常

与肥胖和血管危险因素相关,从而增加血栓栓塞和动脉风险。在这些情况下,只有黄体酮避孕药,以及非激素方法,根据患者的意愿选择方案,但它们可能导致月经不规律。由于这些药物并不被认为与血管疾病有关,它们经常被更多地用于老年女性患者或那些有糖尿病并发症或危险因素的女性患者(图 22.8)。

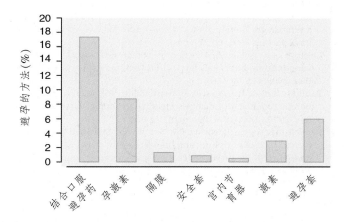

图 22.8　英国 1 型糖尿病女性患者使用避孕药具的模式。OCP,口服避孕药;IUCD,宫内节育器。From Lawrensen et al. Diabetic Med 1999;16: 395–399.

框 22.5　女性糖尿病患者的泌尿生殖系统感染

- 阴道念珠菌病。
- 阴道疣。
- 疱疹骨盆炎性疾病。
- 尿路感染。

病例记录

一例 55 岁男性患者,有 10 年的 2 型糖尿病史,每年参加一次并发症评估。在常规评估中,他没有主动发现任何与糖尿病相关的特定症状或问题,过去也没有明显的微血管或大血管并发症病史。然而,在直接询问中,他承认自己失去了性欲,经常难以实现或保持勃起。他的 BMI 为 34,服用二甲双胍 850mg(bid)时 HbA1c 8.1%,西格列汀 100mg(od),血压为 161/90,赖诺普利 20mg/d,溴氟甲嗪 2.5mg/d。他不吸烟。进行并发症评估的护士安排他和他的妻子参加一个后续预约,以探讨性功能障碍。病史被证实了,尽管 ED 似乎在他们的关系中造成了紧张和痛苦。体格检查无显著差异,但清晨总睾酮水平低于 6nmol/L。在讨论了糖尿病和 ED(患者的妻子没有意识到 ED)之间的关系后,他们得到了更好的信息,焦

虑程度更低。他们讨论了治疗方案,这对夫妇选择尝试使用西地那非 100mg(od),并结合睾酮替代凝胶。

点评:这例患者有代谢综合征的特征,这增加了性功能障碍和性腺功能减退的风险。减少或改变药物的范围有限;噻嗪类利尿剂可能比钙通道阻滞剂更能加重 ED。患者需要被敏感地询问有关性功能障碍,他们很少自愿说出症状,除非卫生专业人员给他们一个适当的提示。伴侣和患者需要关于与糖尿病相关性的信息。他睾酮缺乏并有症状(性欲丧失),因此替代凝胶是合适的,目的是将睾酮水平维持在>9nmol/L 水平,而不超过上参考范围,因为这可能有助于 ED。在开始使用西地那非时,应该提供足够的建议,包括空腹服用,如果不成功,可以在另一天再试一次。

关键性研究

Penson DF, et al. Sexual dysfunction and symptom impact in men with longstanding type 1 diabetes in the DCCT / EDIC Cohort. J. Sex Med. 2009; 6: 1969–1978.

Rosen R, et al. The International Index of Erectile Function (IIEF): A state of the science review. International Journal of Impotence 2002; 14: 226-244.

Bacon CG et al. Association of type and duration of diabetes with erectile dysfunction in a large cohort of men. Diabetes Care 2002; 25:1458-63

Goldstein I et al. Vardenafil, a new phosphodiesterase type 5 inhibitor, in the treatment of erectile dysfunction in men with diabetes: a multicentre double-blind placebo controlled fixed dose study. Diabetes care 2003; 26:777-83

Enzlin P, et al. Sexual dysfunction in women with type 1 diabetes. Long-term findings from the DCCT/EDIC study cohort. Diabetes Care 2009; 32: 780–785.

Vardi M, Nini A. Phosphodiesterase inhibitors for erectile dysfunction in patients with diabetes mellitus. Cochrane Database Syst Rev. 2007:CD002187. [PubMed]

Rendell MS, Rajfer J, Wicker PA, Smith MD. Sildenafil for treatment of erectile dysfunction in men with diabetes: a randomized controlled trial. Sildenafil Diabetes Study Group. JAMA. 1999;281(5):421–426. [PubMed]

拓展阅读

Malavige LS, et al. Erectile dysfunction in diabetes Mellitus. J. Sex Med. 2009; 6: 1232–1247.

Koudrat Y et al. High prevalence of erectile dysfunction in diabetes: a systematic review and meta-analysis of 145 studies. Diabetic Medicine 2017; 34: 1185–1192

Patel DP et al. Serum biomarkers of erectile dysfunction in Diabetes Mellitus: a systematic review of current literature. Sex med Rev. 2017; 5: 339–348

Penson DF, et al. Do impotent men with diabetes have more severe erectile dysfunction and worse quality of life than the general population of impotent patients? Results from the ExCEED database. Diabetes Care 2003; 26: 1093–1099.

Ucak S et al. Association between sarcopenia and erectile dysfunction in males with type 2 diabetes mellitus. Aging Male 2019; 22: 20–27

Waldinger MD. The neurobiological approach to premature ejaculation. J. Urol. 2002; 168: 2359–2367.

Corona G, et al. NCEP-ATPIII-defined Metabolic syndrome, type 2 diabetes, and prevalence of hypogonadism in male patients with sexual dysfunction. J. Sex Med. 2007; 4: 1038–1045

Wrishko R, et al Safety, efficacy, and pharmacokinetic overview of low-dose daily administration of tadalafil. J Sex Med 2009; 6: 2039–48

Kamenov ZA. A comprehensive review of erectile dysfunction in men with diabetes: 2015; 123: 141–58

（刘唱 译　周瑾 审校）

关键网站

* http://diabetes.niddk.nih.gov/dm/pubs/sup/
* http://www.diabetes.co.uk/diabetes–erectile–dysfunction.html
*   http://www.nhs.uk/Pathways/diabetes/Pages/Landing.aspx

第 23 章
糖尿病胃肠道问题

要点

- 胃肠道症状在糖尿病患者中很常见，并通常发生在有多种微血管并发症的患者中。

- 尽管胃肠道问题与自主神经病变有关，但症状与检查结果之间的相关性较差。

- 其中最麻烦的问题是胃轻瘫、腹泻和便秘引起的呕吐症状，但此症状会随着时间的推移最终趋于稳定。

- 胃肠道症状的治疗主要为服用影响胃肠蠕动的药物，但严重的胃轻瘫患者需要采用空肠喂养。

- 对肠道微生物群的研究为葡萄糖耐受不良的原因，以及肥胖和糖尿病治疗（如减重手术和药物治疗）的作用机制提供了新的思路。

- 肠道微生物群为肥胖和糖尿病治疗提供了有潜力的新目标。

胃肠运动功能紊乱在 1 型和 2 型糖尿病患者中均有发生，可导致恶心、呕吐、腹泻、便秘、营养不良、血糖控制不良和口服药物吸收延迟等症状（图 23.1），阵发性出汗（通常为头颈部）和餐后低血压也可能发生。以上症状通常归因于不可逆的自主神经病变，但血糖的急剧变化对其也有一定影响。例如，高血糖可使胃排空延迟 15 分钟，减缓胆囊收缩和小肠转运，抑制结肠反射；而低血糖会加速胃排空（图 23.2），其中的机制尚不明确。因此，为改善糖尿病患者的胃肠道症状应加强血糖控制，可考虑胰岛素泵连续皮下胰岛素输注（CSII）。

症状

胃肠道症状多见于糖尿病患者，且多于一般人群（表 23.1）。然而，这些症状与明显的胃肠运动功能障碍（例如，胃排空时间）或自主神经病变之间关系不确切。影响这些症状的其他因素包括：高血糖（可增强内脏的感知，如肠道饱胀感）；二甲双胍、阿卡波糖和肠促胰岛素（艾塞那肽和利拉鲁肽）等药物引起的腹泻和大便失禁。同时，在一项横断面研究中，心理压力和焦虑、抑郁的精神状态使胃肠道症状的患病率增加了一倍。排除其他可能，引起胃肠功能改变的内分泌疾病，如甲状腺功能亢进症和甲状腺功能减退症也十分重要。

食管

30%~50% 的糖尿病患者会有食管传输延迟（主要由于蠕动受损）情况，并会导致吞咽困难、胃灼热和胸痛（图 23.3）。此时需要采用内镜检查以排除其他疾病（如癌症和念珠菌病）。轻症无须治疗；事实上，包括促动力药在内的任何治疗方法都没有被证实对胃肠动力不足导致的严重症状有效。应考虑停用可加重胃灼热的药物，如钙通道阻滞剂。反流性食管炎也会因肥胖而加剧。可采用支撑起床头的方法减轻夜间胃灼热症状，使用海藻酸盐可能对接受 H_2 受体阻滞剂或质子泵抑制剂（PPI）治疗胃酸减少的患者有所帮助。

胃轻瘫

胃排空延迟（胃轻瘫）在长期糖尿病患者中的发生率高达 50%。胃轻瘫的症状在餐后往往更严重。据

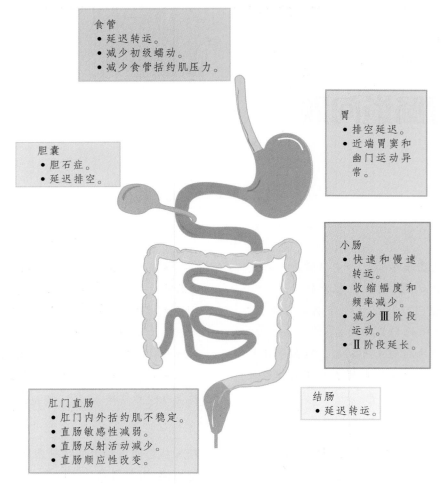

食管
- 延迟转运。
- 减少初级蠕动。
- 减少食管括约肌压力。

胆囊
- 胆石症。
- 延迟排空。

胃
- 排空延迟。
- 近端胃窦和幽门运动异常。

小肠
- 快速和慢速转运。
- 收缩幅度和频率减少。
- 减少Ⅲ阶段运动。
- Ⅱ阶段延长。

肛门直肠
- 肛门内外括约肌不稳定。
- 直肠敏感性减弱。
- 直肠反射活动减少。
- 直肠顺应性改变。

结肠
- 延迟转运。

图 23.1 糖尿病相关的胃肠道运动障碍。

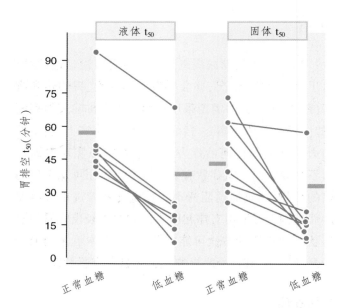

图 23.2 在 8 例无并发症的 1 型糖尿病患者中,胰岛素诱导的低血糖对 200g 固体 (经处理的牛肉和蔬菜) 和液体 (150mL 100% 的葡萄糖溶液) 胃排空的影响 (50% 排空 , t_{50}) (平均值 ± SD)。From Scharcz et al. Diabetic Med 1993; 10: 660–663.

如甲氧氯普胺、多潘立酮,以及红霉素(因耐受性好,急性发作最好静脉或短期口服)。使用传统的止吐药也可能有所帮助,但尚未进行对照试验。有病例报道,像阿瑞匹坦这样的新剂型对严重的患者有益。内镜下将肉毒素注射到幽门内对一些病情无法控制的患者显示出短期的获益,但一般不建议使用。手术幽门成形术也被证明对一些药物难以治疗的患者有帮助。重症患者可能需要入院静脉补液、控制血糖及鼻饲治疗。也可能需要经皮内镜下空肠造口(PEJ)管以维持营养。如有可能,应避免手术引流和旁路疗法。尽管长期随访提示部分患者通过植入心脏起搏器进行胃电刺激有所获益,但目前尚无定论。对怀疑是胃轻瘫的患者应采用阶梯治疗法,见表 23.2。应注意这些患者中许多可能患有糖尿病肾病,以及有 GFR 下降的情况,因此,必须注意药物的剂量以避免副作用。

表 23.1　基于 423 例澳大利亚糖尿病患者,研究糖尿病患者和对照组胃肠道症状的患病率(1 型 22 例,2 型 401 例)。

	患病率 (%)		
	对照组 (*n*=8185)	糖尿病组 (*n*=423)	95% CI 调整后比值
腹痛、不适	10.8	13.5	1.63 (1.21~2.20)
餐后饱胀	5.2	8.6	2.07 (1.43~3.01)
胃灼热	10.8	13.5	1.38 (1.03~1.86)
恶心	3.5	5.2	2.31 (1.45~3.68)
呕吐	1.1	1.7	2.51 (1.12~5.66)
吞咽困难	1.7	5.4	2.71 (1.69~4.36)
大便失禁	0.8	2.6	2.74 (1.40~5.37)
食管症状	11.5	15.4	1.44 (1.09~1.91)
上腹运动障碍	15.3	18.2	1.75 (1.34~2.29)
任何肠道症状	18.9	26.0	1.84 (1.46~2.33)
腹泻症状	10.0	15.6	2.06 (1.56~2.74)
便秘	9.2	11.4	1.54 (1.12~2.13)

From Horowitz et al. J Gastroenterol Hepatol 1998; 13: S239–245.

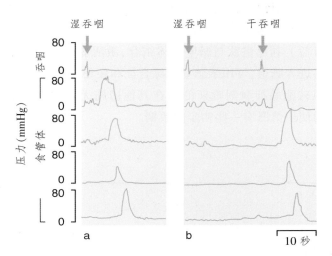

图 23.3　湿吞咽诱导的食管蠕动在健康受试者(a)和长期胰岛素依赖型糖尿病患者(b)中的情况。在糖尿病患者中,吞咽诱导的蠕动没有足够的动力将水分向远端推进(蠕动失败)。干吞咽与正常蠕动相关并可以清空食管。Adapted from Holloway et al. Am J Gastroenterol 1999; 94: 3150–3157.

报道,5%~12% 的糖尿病患者有恶心、呕吐、腹部不适和(或)饱胀,以及厌食的症状。美国报告了 10 年累积胃轻瘫症状发生率的情况:269 例 1 型糖尿病患者中有 5.2% 出现相关症状,409 例 2 型糖尿病患者中有 1.0% 出现相关症状,735 例无糖尿病患者中有 0.2% 出现相关症状,其中女性比男性受到的影响大。这些症状通常可稳定达 12 年,但似乎与死亡率无关。它们对于固体往往比液体更糟糕。

其病理生理机制很复杂,可能是迷走神经病变导致餐后收缩减弱和交感神经病变导致胃不能舒张的组合作用结果。前者会导致胃内容物存留时间延长和呕吐,后者则会导致早饱和腹胀。GI 激素分泌(如胰高血糖素)的改变也起到了一定的作用。患者通常会有既往长期血糖控制不佳的病史,但 HbA1c 与病情的发展无直接关系。并发高血糖会加重胃轻瘫症状。

如果胃部严重扩张,检查可显示胃腔胀大,液体进餐一或两个小时后出现震水音。放射性同位素显像是测量胃排空的金标准。理想情况下,应该在正常血糖期间进行,并对固体和液体排空进行双重同位素评估。该测试的缺点是费用贵和较大的辐射暴露。^{13}C 呼气试验具有更强的可接受性和敏感性,并且辐射少得多。其他测试包括使用 X 线标志法来监测传输时间;无线运动胶囊可将腔内图像及 pH 值和收缩情况传送给外部接收器;更常规的检查有超声或 MRI 成像。但这些方法很多缺乏标准且特异性低。

诊断主要依据患者的病史和其他糖尿病并发症,特别是自主神经病变;应对患者进行检查以排除其他情况。其中,上消化道内镜(OGD)是最有帮助的检查方法,有些药物可延缓胃排空,应避免使用(见表 23.1)。

症状性胃轻瘫的治疗很困难;治疗主要包括改善血糖控制、少食多餐(减少固体成分),服用促动药物

框 23.1	可加重胃轻瘫的药物

- 阿片类药物。
- 抗胆碱能药物(包括三环类抗抑郁药)。
- 钙通道阻滞剂。
- 质子泵抑制剂。
- β-肾上腺素拮抗剂。
- 多巴胺药物。
- 烟碱。
- 酒精。
- GLP-1 激动剂。

小肠

自主神经病变和结肠细菌造成的小肠运动能力低下可导致 "糖尿病性腹泻",其他因素可能也有影响。腹泻通常是间歇性的,在夜间更严重。发作持续数天后可能会有所缓解。诊断以排除为主,必须考虑其他可能引起腹泻的原因,如药物(二甲双胍、阿卡波糖、抗生素和酒精)、慢性胰腺功能不全导致的吸收不良、腹腔疾病等(见表 23.3)。

如果怀疑细菌过度生长或氢呼气试验证实的糖尿病性腹泻可通过阿片类衍生物(如洛哌丁胺)或广谱抗生素治疗。状况不好的腹泻,尤其是水样便时,可能对 α-肾上腺素能激动剂可乐定产生反应(无证指征)。长效生长抑素类似物奥曲肽和 5 HT3 受体阻滞剂昂丹司琼在其他措施无效时可能有所帮助(表 23.3)。

大肠

便秘也多见于糖尿病及自主神经病变、血糖控制不佳的患者,但通常症状较轻。应详细询问病史,包括吸毒史(许多麻醉药品、降压药和抗抑郁药均可引起便秘)。同时应检查甲状腺功能及血清钙、钾水平,以排除代谢紊乱情况。其他严重疾病也必须排除,如结肠癌。结肠镜检查可用于排查。如果便秘需要治疗,纤维素和膨胀剂是首选,渗透性泻药(如乳果糖)或促动力药物通常也有效。5 HT4 受体激动剂普鲁卡必利可用于对泻药无反应的便秘,也可能对腹胀等其他症状有益。利那洛肽与肠壁受体结合,激活氯化物和水分泌进入肠道,可用于肠易激综合征和便秘患者。此外,胆碱酯酶抑制剂吡斯的明在其他措施无效的患者中的使用情况有一些初步的数据。

表 23.2 对疑似胃轻瘫患者的逐步疗法

步骤 1	诊断	胃成像(金标准)
		^{13}C 呼吸试验
		不透射线标记
		无线运动胶囊
		超声
		MRI
步骤 2	a.排除医源性疾病	药物(例如,阿片类、GLP-1 激动剂,见表 23.1)
	b.膳食	低脂肪、低纤维、小颗粒或液体食物
	c.改善血糖控制	可考虑 CSII
步骤 3	药物	促动力药——甲氧氯普胺、多潘立酮、红霉素
		止吐药——抗组胺药、5 HT3 阻滞剂、神经激肽受体阻滞剂(阿普瑞坦)
步骤 4	营养	肠内营养
步骤 5	其他	外科——排气胃造瘘、空肠造瘘、幽门成形术、胃造瘘
		肠外营养
		胃电刺激(起搏器)
		针灸
		(肉毒毒素——不再推荐使用)

Based on Camilleri M et al. Am J Gastroenterol 2013.

表 23.3　对疑似腹泻患者的逐步疗法

步骤 1	排除	腹部疾病(尤其是 1 型糖尿病)
		乳糖不耐受
		胰腺功能不全(粪便弹性蛋白酶或钙保护素)
		胆盐吸收不良(如胆囊切除术)
		结肠炎(如水性腹泻——考虑结肠镜检查和活检)
		药物(如二甲双胍、他汀类、GLP1 激动剂、质子泵抑制剂)
		含山梨醇的糖尿病食物
步骤 2	考虑	小肠细菌过度生长(SIBO)——可能需要氢呼气试验或抗生素(如利福昔明)治疗 10~14 天
步骤 3	全面	改善血糖控制——可能需要 CSII
		纠正营养、体液和电解质不足
步骤 4	药物	洛哌丁胺(类阿片,但不进入大脑)
		可待因——有多种副作用
		地芬诺酯、阿托品——阿片类,进入大脑
		可乐定——有副作用
		昂丹司琼——未获得许可
		生长抑素类似物——需注射并有副作用
		考来烯胺——用于疑似胆盐吸收不良

腹痛

腹痛是 GI 自主神经病变的一个非常棘手的特征,并且很难治疗。它对抗抑郁药物如三环类抗抑郁药、SSRI 和 SNRI 的反应最强,但这些药物也可能有胃肠道副作用,所以需要限制剂量。此时应避免使用阿片类药物,其在很大程度上是无效的,并可能产生依赖性,而且会加重恶心和便秘。

肠道微生物

有越来越多的证据支持肠道微生物(定义为栖息在肠道内的微生物)在糖尿病和肥胖中的作用(图 23.4)。微生物和宿主之间存在着复杂的共生关系,这有助于能量代谢和代谢信号传导。此外,饮食和健康变化对微生物群的组成有重大影响。

过去 50 年间,在斯堪的纳维亚观察到 1 型糖尿病发病率增加了 5 倍,这种结果不可能仅由遗传因素造成,肠道菌群可能是自身免疫过程的触发因素。数据显示,在患有或有患糖尿病风险的儿童中,肠道菌群的组成存在细微差异。然而,在随后发展为 1 型糖尿病的儿童中丁酸和乳酸产生菌的减少显示了微生物在糖尿病进展中有一定作用,但并不存在因果关系。

在一些研究中提到了 2 型糖尿病患者的丁酸产生菌的减少,但这是原发性改变还是继发于二甲双胍的治疗尚不明确。丹麦的一项研究发现,循环支链氨基酸的增高与胰岛素抵抗之间存在联系,其联系来源可能是肠道菌群(前伏菌和拟杆菌)。另一种与肥胖和 2 型糖尿病有关的细菌是黏菌性阿克曼菌,在葡萄糖不耐受和新诊断的 2 型糖尿病患者中发现该菌的数量减少。该菌数量越高,葡萄糖稳态情况越好。

改变饮食(如增加复合多糖)可改变微生物群,但在所有个体中的影响并不一致。减重手术使肠道微生物发生变化,部分原因可能是改变了胆汁酸分泌和肠肝循环。在一项短期研究中,用益生菌或丙酸等营养素来补充饮食已被证明可减少能量摄入,并改善胰岛素分泌。

粪菌移植(FMT)是治疗男性重症艰难梭菌感染的有效方法。对 18 例体重指数由轻到超重的男性患者进行的 FMT 初步研究结果显示,胰岛素的敏感性有所改善,这与他们粪便中丁酸盐产生菌的增加相符。这些数据还需要在正式的试验中得到确认和测试。

今后可能对肠道细菌进行基因改造,以产生改善血糖控制的化合物。在小鼠中实现了乳酸球菌工程化以生产 GLP 1,从而改善了糖耐量,这样的方法在对人

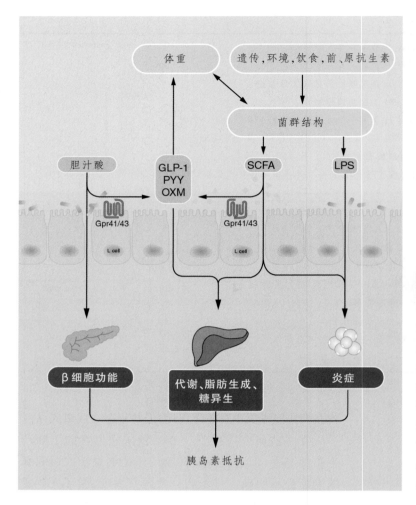

图 23.4　肠道微生物群对肝脏疾病、胰岛素抵抗及 2 型糖尿病的作用。GLP-1，胰高血糖素样肽 1；Gpr41，G-耦联受体 41；Gpr43，G-耦联受体 43；LPS，脂多糖；OXM，胃泌酸调节素；PYY，YY 肽；SCFA，短链脂肪酸（如丁酸酯）。Reproduced from Aydin et al Current Diabetes Reports (2018) 18: 55 https://doi.org/10.1007/s11892-018-1020-6 with permission and in accordance with the Creative Common License http://creativecommons.org/licenses/by/4.0/

类的治疗中具有很大的潜力。

　　近 10 年来，许多论文探讨了肠道菌群与 2 型糖尿病及肥胖的关系。但这项研究大部分是在动物身上进行的，由于缺乏标准化的技术在人体中的研究受到了阻碍。此外，许多数据来自粪便样本，这些样本可能不能准确地反映小肠的微生物学。尽管如此，小肠菌群仍然是代谢性疾病干预的诱人靶点。以后的研究无疑将更多地揭示肠道微生物与宿主之间的复杂关系，为肥胖和糖尿病的新型治疗带来新的前景。

病例记录

　　一例 32 岁女性患者，患有 1 型糖尿病，病程 20 年，患有糖尿病肾病[eGFR 42mL/(min·1.73m²)]、增生性视网膜病变及需要通气和临时透析的重症肺炎。多年来，她的糖尿病控制得很差 HbA1c>108mmol/mol(12%)，在入院前曾多次呕吐。在从强化治疗病室(ITU)转移后，呕吐加重，需要定期输注胰岛素和其他药物来控制极不稳定的血糖。于是开始 CSII 治疗。在定期注射甲氧氯普胺后，持续皮下输注赛克力嗪，状况并未改善。之后的鼻胃引流也未见好转，在插入经皮空肠造瘘管后病情稳定，在住院 4 个月后出院。

　　点评：这是典型的糖尿病胃轻瘫症状，并伴有间歇性的呕吐问题，她的其他急性疾病使情况更加严重。其他静脉输注方案造成了间歇性无胰岛素期，这也是她病情加重、血糖控制不佳的根本原因。

关键网站

- 美国胃肠病学会：www.gastro.org
- 美国运动学会：www.motilitysociety.org
- SIGN 指南：www.SIGN.ac.uk

拓展阅读

Azpiroz F, Malagelada C. Diabetic neuropathy in the gut; pathogenesis and diagnosis. Diabetologia 2016; 59: 404–8. doi 10.1007/s00125-015-3831-1

Brunkwall L & Orho-Melander M. The gut microbiome as a target for the prevention and treatment of hyperglycaemia in type 2 diabetes: from current human evidence to future possibilities. Diabetologia 2017; 60: 943–51. doi : 10.1007/s00125-017-4278-3

Bytzer P, Talley MJ, Leeman M, Young LG, Jones MP, Harowitz M. Prevalence of gastrointestinal symptoms associated with diabetes mellitus. A population-based survey of 15,000 adults. Arch Intern Med 2001; 161; 1989–1996.

Camilleri M. Diabetic gastroparesis. N Engl J Med 2007; 356: 820–829.

Camilleri M, Parkman HP, Shafi MA, Abell TL, Gerson L. Clinical guideline: management of gastroparesis. Am J Gastroenterol 2013; 108: 18–37. doi: 10.1038/ajg.2012.373

Knip M, Siljander H. The role of the intestinal microbiota in type 1 diabetes mellitus. Nat Rev Endocrinol 2016; 154: doi 10.1038/nrendo.2015.218

Maisey A. A practical approach to gastrointestinal problems in diabetes. Diabetes Ther 2016; 7: 379–86 doi. 10.1007/s13300-016-0182-y

NICE. Gastroparesis in adults: oral erythromycin. Evidence summary 13; 2013: www.nice.org.uk/guidance/esuom13

Shakil A, Church RJ, Rao SS. Gastrointestinal complications of diabetes. Am Fam Physician 2008; 77: 1697–1702.

Tornblom H. Treatment of gastrointestinal autonomic neuropathy. Diabetologia 2016; 59: 409–13. doi 10.1007/s00125-015-3828-9

（马博乐 译　周瑾 审校）

第 24 章
非酒精性肝病

引言

随着肥胖流行的增长，非酒精性脂肪性肝病（NAFLD）已成为慢性肝病的最常见原因，在一般人群中的患病率为 20%~30%。NAFLD 是一种以脂肪肝、脂肪变性开始的疾病，并可能进展为非酒精性脂肪性肝炎（NASH）、肝炎和肝硬化，其中，累积性肝损伤导致肝纤维化，并与门静脉高压、肝脏合成功能障碍、肝衰竭、肝癌或肝移植相关。大多数患者有简单的脂肪变性，但有 10%~30% 的患者发展为 NASH，而肝硬化的发展与长期预后不良有关。

定义

根据组织学分析或质子密度脂肪分数，在不过量饮酒（女性>20g/d，男性>30g/d）且无继发性脂肪变性的患者中，当肝细胞脂肪变性超过 5% 时，即出现 NAFLD。

非酒精性脂肪性肝病的危险因素

2 型糖尿病

1.年龄——随着年龄的增长，风险增加。

2.性别——男性更常见，但女性更易发生晚期纤维化。

3.代谢综合征。

4.肥胖。

5.种族——西班牙裔和南亚人的风险较高，黑人的风险低。

6.不运动。

7.高热量饮食习惯，过量饱和脂肪、精制碳水化合物、含糖饮料、高果糖的摄入。

8.阻塞性睡眠呼吸暂停征。

非酒精性脂肪性肝病的自然病史

高达 90% 的 NAFLD 患者仅为单纯性脂肪变性。这意味着会有相对良好的预后，总体死亡率也不会增加。然而，10%~30% 的患者会进展为 NASH，这与肝细胞的损伤和炎症相关。大约 25% 的 NASH 患者会发展为进行性肝纤维化，20%~30% 的患者最终会发展为肝硬化。这通常与不良的长期预后有关。Child-Pugh 评分用于对肝硬化的严重程度和预后进行分类（图24.1）。

2 Minute Medicine®	Child-Pugh 评分		2minutemedicine.com
参数	1 分	2 分	3 分
总胆红素（μmol/L）	>34	34~50	>50
人血清白蛋白（g/L）	>35	28~35	>28
PT INR	<1.7	1.71~2.30	>2.30
腹水	无	中度	难治
肝性脑病	无	Ⅰ~Ⅱ 期（或中度）	Ⅲ~Ⅳ 期（或重度）

	A 级	B 级	C 级
总分	5~6	7~9	10~15
1 年生存率	100%	80%	45%

图 24.1　Child-Pugh 评分。

描述 NAFLD 自然病史的最大研究报告了平均随访 13.7 年的 NAFLD 患者的活检结果。诊断时患者的平均年龄为 47 岁。本研究的主要发现之一是 NASH 患者的生存率降低了 10%（与一般年龄匹配人群相比），但单纯性脂肪变性患者的死亡率没有受到影响。初始诊断为 NASH 的患者与未诊断为 NASH 的患者相比，直接归因于肝病的死亡人数增加了 14 倍。

因此，NAFLD 是一种异质性疾病，与不同的风险状况相关，需要更精确的诊断来分级风险，并实施最佳治疗策略。

NAFLD 与糖尿病

NAFLD 长期以来被认为是一种代谢紊乱，并通常与 2 型糖尿病和（或）代谢综合征共存。高达 85% 的 NAFLD 患者肥胖或被诊断为 2 型糖尿病，在一些糖尿病研究中，2 型糖尿病患者中 NAFLD 的患病率约为 60%。另一项研究估计，无症状的 2 型糖尿病患者晚期纤维化的患病率为 5%~7%。但很难获得准确的患病率，因为诊断是基于肝活检的结果。

研究表明，NAFLD 可能是 2 型糖尿病中一个重要的新的心血管危险因素，即使在纠正了传统的心血管危险因素后也是如此。在 2 型糖尿病存在的情况下，NAFLD 的心血管事件增加了近两倍。NAFLD 也会增加糖尿病的微血管并发症，如慢性肾病和视网膜病变。据报道，晚期 NAFLD 如 NASH、晚期纤维化、肝硬化和肝癌更常见于 2 型糖尿病患者。

病理生理学

肥胖症的增加可能导致高胰岛素血症和高血糖，从而在肝脏中产生异位脂肪堆积和胰岛素抵抗。随后的肝功能损害导致了前面描述的肝脏异常。

NAFLD 的发病机制近年来一直是研究的热点。热量摄入过多会增加脂肪在组织的堆积，随后会在肝脏和骨骼肌中发生异位脂肪沉积。胰岛素抵抗在这些组织中发生，并会导致循环游离脂肪酸（FFA）和脂质代谢产物在肝内的流入进一步增加。随后，肝细胞衍生因子（如细胞因子、趋化因子）刺激炎症性纤维化反应，导致肝脏炎症和纤维化的发展。这是 NASH 发病机制中的"多重平行打击"模型（图 24.2）。

筛查

NAFLD 及肝脏异常的正式诊断需要肝活检。现已开发了各种非侵入性的筛查工具，以便识别肝纤维化的高危患者，但还需要进一步的试验。

肝酶

谷丙转氨酶（ALT）值与组织学检查结果无关，对 NAFLD 的诊断和确定疾病的严重程度也不相关。大约

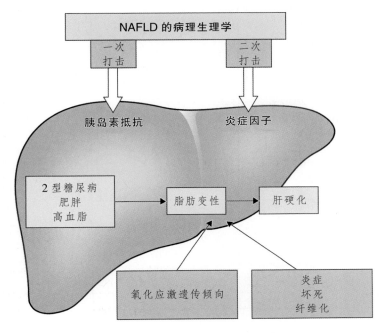

图 24.2 NAFD、NASH 和肝硬化发病机制中的多重打击模型。

80%的患者 ALT 水平正常(男性<40IU/L,女性<31IU/L)。如果出现 LFT 异常的情况,通常是谷丙转氨酶(ALT)、门冬氨酸转氨酶(AST)和(或)γ-谷氨酰转移酶(IU/L)的轻度升高。

非侵入性纤维化评分

进展为肝细胞功能障碍和门静脉高压是晚期肝纤维化的结果。这可能反映在"常规"血液检查中,如肝功能检查(低白蛋白)、全血计数(血小板减少)和凝血情况(凝血酶原时间延长)。这些检查提供了纤维化的间接测量方法。随着肝纤维化程度的加重,ALT 通常下降,AST 保持稳定或升高,因此,AST/ALT 比值升高。之前的研究确定 AST/ALT 比值的临界值>1 是肝硬化风险增加的替代指标。对于 NAFLD 患者,下限值>0.8 更为准确。

对于肝纤维化的诊断,已经制定了各种评分。

BARD 评分是一种根据 BMI、AAR 和是否存在 2 型糖尿病的简单测试。评分<2 的阴性预测值(NPV)为95%~97%,可以可靠地排除晚期纤维化。但在 2 型糖尿病患者中,很大一部分患者的得分≥2,这也限制了其在临床实践中的应用。

NAFLD 纤维化评分是一个经过验证的评分系统,包括 6 个常规测量参数。使用下限分数(<-1.455)可以可靠地排除晚期纤维化(NPV 93%),使用上限分数(>0.676)可进行高准确度的阳性预测(PPV 90%)。

FIB-4 评分是一种广泛使用的、用于诊断 NAFLD 晚期纤维化的非侵入性测试。对于 3~4 期纤维化,评分<1.45 的 NPV 为 90%,评分>2.67 的 PPV 为 80%。各种研究表明,FIB-4 得分在诊断 NAFLD 晚期纤维化方面,包括在 ALT 水平正常范围内的受试者中,比其他非侵入性试验稍好(图 24.3)。

商业非侵入性纤维化试验

增强型肝纤维化(ELF)是一种细胞外基质(ECM)标记物,由金属蛋白酶组织抑制因子 1(TIMP-1)、Ⅲ型前胶原氨基末端前肽(PIIINP)和透明质酸(HA)组成,其含量与慢性肝病的纤维化分期具有良好的相关性。

- ELF 评分结合了 3 种纤维化标志物 (TIMP-1、PIIINP 和 HA)到单个值。
- 该试验是诊断非酒精性脂肪性肝病患者的最佳试验,用于检测晚期肝纤维化。
- 诊断具有以下状态的晚期肝纤维化患者:
  1.ELF 分数为 10.51 或以上。

得分	指标	计算	解释
BARD 得分	BMI AST/ALT 比值 2 型糖尿病	加权总和: 1.BMI ≥28=1 分 2.AAR ≥0.8=2 分 3.2 型糖尿病=1 分	得分≥2:敏感性 0.91,特异性 0.66,为 3~4 级纤维化
NAFLD 纤维化 得分	年龄 高血糖 BMI 血小板数 白蛋白	$-1.675+0.037×$年龄(岁)$+0.094×$BMI(kg/m²)$+1.13×$IFG 或糖尿病(是=1,否=0)$+0.99×$AST/ALT 比值$-0.013×$血小板($×10^9$/L)$-0.66×$白蛋白(g/dL)	(<-1.455)可排除纤维化(NPV 93%),得分>0.676 诊断准确率高(PPV 90%)
FIB-4 得分	年龄 AST ALT 血小板数	年龄$×$AST(IU/L)/血小板计数($×10^9$/L)$×\sqrt{ALT}$(IU/L)	得分<1.45 对晚期纤维化有 90% 以上的阴性预测值,>2.67 对晚期纤维化有 80% 的阳性预测值

图 24.3　简单的非侵入性肝纤维化检测。

2.NAFLD。

非侵入性成像测试

超声：这种方式只能显示"脂肪肝"的存在，但无法区分简单的良性脂肪变性、NASH 和纤维化程度。

瞬时弹性成像（TE，Fibroscan®）：由于肝实质中纤维组织的沉积，纤维化肝脏的弹性降低。瞬时弹性成像（Fibroscan）使用脉冲回波超声作为纤维化的替代标志物，提供"肝脏硬度测量"（LSM）。在这种技术中，50MHz 的波从超声探头末端的一个小换能器传入肝脏，该探头可以测量横波通过肝脏时的速度（以 m/s 为单位）。然后，横波速度可以转换为肝脏硬度，以千帕（kPa）表示。由于肥胖患者的 TE 采集失败风险高，新型的 XL 探头（一种超声频率更低、穿透深度更深的较大探头）已被用于提高该技术的有效性。当<8kPA 时，≥3 阶段的 NPV 96%，但仅为中等 PPV（7.9kPa 时为 52%，>9.6kPa 时为 72%）。

管理

改变生活方式

优化代谢、改变饮食和生活方式是治疗 NAFLD 的主要手段。减重 ≥ 7%并超过 12 个月的患者中 25% 出现 NASH 的消退，40%的患者出现脂肪变性的消退。应避免摄入含糖饮料、含糖食品及饱和脂肪酸，酒精的摄入量应保持在风险阈值以下（即男性<30g、女性<20g）。鼓励增加体育运动，每周进行 150~200 分钟中等强度的有氧运动，分 3~5 次进行，如快走、骑自行车；每周进行 3 次 45 分钟的阻力训练。

噻唑烷二酮类

吡格列酮、维生素 E 和安慰剂治疗非糖尿病非酒精性脂肪性肝炎（PIVENS）的试验，是一项 3 期、多中心、随机、安慰剂对照、双盲试验，吡格列酮或维生素 E 分别治疗经活检证实为非酒精性脂肪性肝炎的无糖尿病成年患者。试验结果为维生素 E 和吡格列酮均与肝脏脂肪变性和小叶炎症的减轻有关，但与纤维化评分的改善无关。在另一项研究中，与安慰剂相比，吡格列酮的服用与脂肪变性、气球样坏死和炎症的组织学表现改善相关。在不同的随机对照试验中，Cusi 等还

表明，吡格列酮与非酒精性脂肪性肝病活动评分显著降低至少有两个点的相关性，不会造成纤维化的继续恶化，并有 51%的患者 NASH 状况消退。与之前的研究相比，吡格列酮的治疗也与个体组织学评分的改善相关，其中包括纤维化评分。据报道，脂肪组织、肝脏、肌肉的胰岛素敏感性及 18 个月的代谢组学结果均有改善，组织学的改善也持续了 36 个月。但该病的复发率很高，需要维持治疗。

胰高血糖素样肽-1 类似物和 DPP-4 抑制剂

在多个动物研究中，胰高血糖素样肽-1（GLP-1）类似物已被证明可通过减肥改善肝脏脂肪变性和脂肪性肝炎。在随后的人体研究中，GLP-1 对 NAFLD 患者的治疗也被证实同样有效。利拉鲁肽对肝脏组织学的影响在"利拉鲁肽对 NASH 患者的疗效和作用（LEAN）试验"中进行了评估，该试验对比了 1.8mg 利拉鲁肽组与安慰剂组治疗 52 例 NASH 患者（17 例受试者患有 T2DM）48 周的疗效。与安慰剂相比，接受利拉鲁肽治疗的患者肝细胞膨胀减少且不进一步纤维化的比例显著增加。对于小叶炎症，利拉鲁肽显著改善脂肪变性、NAFLD 活动评分和肝细胞囊，但与对照组相比无显著性差异。Petit 等的研究（Lira-NAFLD）显示，68 例 T2DM 控制不佳的患者在接受 1.2mg 利拉鲁肽治疗 6 个月后，肝脏脂肪含量经质子磁共振波谱测定降低了 31%。这主要是由体重减轻引起的。进一步的研究调查了诊断为 NAFLD 且至少接受 3 个月二甲双胍单一疗法（≥1500mg/d）治疗的 T2DM 患者（HbA1c 6.5%~10%）。75 例患者随机分为 3 组：利拉鲁肽组（1.8mg/d）、西格列汀组（DPP-4 抑制剂，100mg/d，每日 1 次）、甘精胰岛素组（睡前），并同时服用二甲双胍。在利拉鲁肽组和西他列汀组中，主要疗效指标肝内脂质（IHL）通过磁共振质子密度脂肪分数（MRI-PDFF）测量，其结果较基线显著降低。甘精胰岛素组则无明显变化。多元线性回归分析显示，体重变化是 T2DM 和 NAFLD 患者 MRI-PDFF 变化的单独决定因素。

在撰写本书时，正在进行持续 72 周的司美格鲁肽治疗 NASH 患者的 Ⅱb 期 RCT，以验证其疗效和安全性。患者随机接受 3 种剂量（0.1mg、0.2mg 或 0.4mg，每天一次皮下注射）塞马鲁肽或安慰剂治疗。在初步

分析中,320 例参与者中有 230 例患有 F2~F3 期纤维化。研究人员将主要结果确定为 NASH 的缓解和无肝纤维化的恶化。在基线检查和试验结束时进行的肝活检显示,接受 0.4mg 司美格鲁肽皮下注射的 56 例患者中有 33 例出现 NASH 缓解,安慰剂组 58 例患者中有 10 例出现 NASH 缓解(59% 对 17%)。这些发现为有或无糖尿病的 NAFLD 患者的有效治疗提供了希望。

钠-葡萄糖共转运蛋白 2 抑制剂

在 NAFLD 的实验动物模型中,钠-葡萄糖共转运蛋白 2 抑制剂已被证明可抑制 NAFLD/NASH 的发展,并改善肝脏脂肪变性或脂肪性肝炎。然而,只有少数研究试图从组织学上评估 SGLT-2 抑制剂对经活检确定的 NAFLD 或 NASH 的 T2DM 患者肝脏炎症和纤维化的作用。使用 SGLT-2 抑制剂对人体进行的大多数研究显示,肝纤维化的替代标志物如 ALT(达格列净、恩格列净和卡格列净)、使用瞬时弹性成像压力(达格列净)测量肝脏硬度,或用 MRI 评估(恩格列净和卡格列净)肝脏脂肪含量均有所改善。

维生素 E

NAFLD 和 T2DM 都存在氧化应激。如前所述,在 PIVENS 试验中,每天 800 IU 的维生素 E 持续治疗 96 周,改善了 42% 患者的肝酶、脂肪变性、炎症和气球样变(纤维化除外),并诱导了 NASH 的缓解。虽然剂量为 800 IU/d 的维生素 E 被认为是对经活检证实为 NASH 的非糖尿病成年患者的一线治疗药物,但由于缺乏该患者组的数据,尚未推荐伴有 NASH 的 T2DM 患者、未经肝活检的 NAFLD 患者、NASH 肝硬化患者或隐源性肝硬化患者使用。

减重手术

越来越多的证据表明,减重手术干预与肝脏组织学的显著改善及 NAFLD 的缓解有关。但对于晚期肝病患者(如肝硬化合并门静脉高压症或腹水)进行减重手术安全性的证据仍然缺乏,研究很少或几乎没有

术后死亡率或肝脏相关并发症的报告。其他研究报告了肝硬化患者减重手术的并发症,包括暴发性肝衰竭的发生。尽管如此,在 NASH 患者中,85% 的患者出现 NASH 缓解,37% 的患者出现炎症,20% 的患者出现纤维化,这些结果都是由于体重的减轻。

他汀类

他汀类药物治疗 NASH 的临床试验有限,结果也不一致。由于 NAFLD 是重要的心血管疾病危险因素,使用他汀类药物是改善 NAFLD 患者心血管预后的重要方案。GRACE 试验证实了他汀类药物在 NAFLD/NASH 患者中的安全性。在血脂异常时,他汀类药物和其他降脂药物在 NAFLD 和 NASH 患者中使用也是安全的。虽然他汀类药物在 NASH 肝硬化中的应用是有保证的,但在肝硬化的失代偿期应避免使用。

病例记录

一例 51 岁的 2 型糖尿病患者进行常规检查,他的 BMI 为 30.2kg/m², HbA1c 为 8.3%,血压为 23/12kPa。正在服用的药物包括:二甲双胍 1g,辛伐他汀 40mg,雷米普利 10mg。肝功能显示 ALT 51,略有升高,AST 升高到 67,血小板减少到 119。他的 Fib4 得分是 4.02,这表明其可能患有晚期纤维化。因此,进行了纤维扫描检查,结果压力增加了 27 kPa。随后的肝活检证实了肝硬化。因此,建议患者通过增加运动量和限制热量来减重。治疗管理应侧重于降低心血管风险、改善血糖控制和改善肝脏预后。因此,该患者开始接受 GLP-1 类似物治疗,塞马鲁肽从每周的 0.5mg 增加至每周 1mg。非洛地平也被添加到他的药物治疗方案中,以实现最佳的血压控制。

评论:患有严重肝病的患者通常是无症状的。因此,在对所有糖尿病患者进行常规检查时,应进行重大肝病的识别和评估。使用非侵入性工具有助于识别肝纤维化高危患者,以便进行进一步检查。

拓展阅读

Ekstedt M, Franzen LE, Mathiesen UL, et al. Long-term follow-up of patients with NAFLD and elevated liver enzymes. Hepatology 2006; 44: 865–73

Cusi K, Bril F, Barb D, Polidori D, Sha S, Ghosh A, et al. Effect of canagliflozin treatment on hepatic triglyceride content and glucose metabolism in patients with type 2 diabetes. Diabetes Obes Metab. 2018 Nov 16; doi: 10.1111/dom.13584.

Armstrong MJ, Gaunt P, Aithal GP, Barton D, Hull D, Parker R, et al. Liraglutide safety and efficacy in patients with non-alcoholic steatohepatitis (LEAN): a multicentre, double-blind, randomised, placebo-controlled phase 2 study. Lancet. 2016; 387: 679–90

Belfort R, Harrison SA, Brown K et al. A placebo controlled trial of pioglitazone in subjects with nonalcoholic steatohepatitis. N Eng J Med 2006; 355: 2297–307

Harrison SA, Oliver D, Arnold HL, et al Development and validation of a simple NAFLD clinical scoring system for identifying patients without advanced disease. Gut 2008; 57: 1441–7

Angulo P, Hui J, Marchesini G, et al The NAFLD fibrosis score: a noninvasive system that identifies liver fibrosis in patients with NAFLD. Hepatology 2007; 45: 847–54.

Foucher J, Chanteloup E, Verg niol J, et al Diagnosis of cirrhosis by transient elastography (FibroScan): a prospective study. Gut 2006; 55: 403–8

Petit JM, Cercueil JP, Loffroy R, Denimal D, Bouillet B, Fourmont C, et al. Effect of liraglutide therapy on liver fat content in patients with inadequately controlled type 2 diabetes: the Lira-NAFLD Study. J Clin Endocrinol Metab. 2017; 102: 407–15

Bower, G., Athanasiou, T., Isla, A.M., Harling, L., Li, J.V., Holmes, E., et al. (2015). Bariatric surgery and nonalcoholic fatty liver disease. European Journal of Gastroenterology & Hepatology, 27(7): p. 755–768.

Eilenberg M, Langer FB, Beer A, Trauner M, Prager G, Staufer K. Significant Liver-Related Morbidity After Bariatric Surgery and Its Reversal-a Case Series. Obesity surgery. 2018; 28(3): 812–9.

（马博乐 译　周瑾 审校）

第 **25** 章
糖尿病与癌症

要点

• 2 型糖尿病被证实与胰腺癌、肝癌、肝胆管癌、子宫癌、乳腺癌(绝经后女性)和肠癌的风险增加有关。

• 年龄和体重等风险因素混淆了这些关联,同样也会增加癌症风险。

• 患有 2 型糖尿病的欧洲白种人男性的前列腺癌发病率降低。

• 1 型糖尿病没有增加癌症的风险。

• 糖尿病的治疗与癌症之间没有已证实的因果关系。

• 某些肿瘤的癌症相关死亡率在 2 型糖尿病患者中较高。

• 某些癌症的治疗可加重高血糖。

引言

糖尿病与胰腺癌、肝癌的相关性已被证实一段时间。最近,糖尿病和其他更常见的癌症之间的联系也得到了证实。苏格兰最近的死亡率数据表明,癌症和心血管疾病各占糖尿病患者死亡率的 25% 左右。2009年多篇论文同时报道了使用长效胰岛素类似物的 2型糖尿病患者癌症发病率的增加。随后对癌症发病率、糖尿病及其治疗的关系进行了广泛的研究。本章将回顾当前的知识状况,但由于这是一个快速发展的领域,未来几年可能会有新的数据以供参考。

流行病学

最近对糖尿病和癌症相关数据的 Meta 分析证实,糖尿病与肝脏、胰腺和胆管癌症之间存在正相关关系(表 25.1)。子宫内膜癌的发病风险增加(2 倍);结直肠癌和绝经后乳腺癌也有增加(20%~40%)。胃癌在日本的糖尿病患者中更常见。此前报道的膀胱、肾脏

和非霍奇金淋巴瘤之间的关联没有证实具有统计学意义。前列腺癌在欧洲白种人男性 2 型糖尿病患者中不常见。最近的一项研究模拟了 BMI>25kg/m² 和糖尿病对全球癌症发病率的影响,得出的结论是,2012 年仅糖尿病对发病率的影响就可能占所有癌症的 2% 左右(图 25.1)。癌症与 1 型糖尿病之间无明显关联。

表 25.1　癌症与已报道的 2 型糖尿病的关联强度

癌症类型	关联度
肝癌	确定
胰腺癌	确定
肝胆管癌	确定
子宫癌	双重
乳腺癌(绝经后)	20%~40%
结肠癌	20%~40%
膀胱癌	可能
肾癌	可能
非霍奇金淋巴瘤	可能
胃癌	可能(在日本)
前列腺癌	减少(在欧洲白种人中)

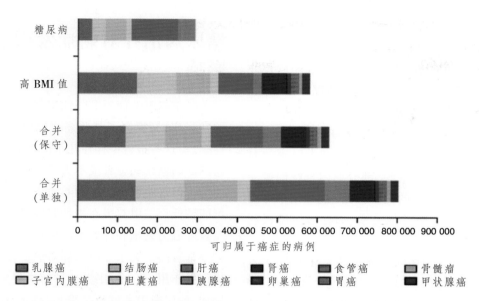

图 25.1　2012 年因糖尿病和 BMI≥25kg/m² 单独和合并导致的癌症病例。独立的联合估计糖尿病和 BMI 升高为癌症的独立危险因素。保守估计是假设糖尿病和 BMI 升高与癌症的病理生理学重叠。From Pearson-Stuttard et al. Lancet Diabetes Endocrinol 2018, permission.

可能的生物学机制

2 型糖尿病与一些可能导致癌症发展的病理生理变化有关（表 25.2）。首先，在被诊断为糖尿病，以及在此之前的至少 8 年中，许多患者都存在高胰岛素血症及 IGF1（胰岛素样生长因子）水平较高的情况，两者都能刺激细胞生长。其次，IGF 结合蛋白也发生了变化，这可能导致组织暴露于更高游离的、未结合的 IGF1 环境中。第三，促炎细胞因子的循环浓度也升高，这可能有助于肿瘤生长。最后，高血糖本身可能会造成肿瘤生长，因为恶性细胞严重依赖葡萄糖提供能量。但在 1 型糖尿病中癌症发病率没有增加使得最后一种机制的可能性较小。

探索糖尿病与癌症之间的联系的困难之一是，这

两种疾病都有一些共同的危险因素和关联。两者在老年人、超重者、饮食差者、运动少者、吸烟者和较贫穷的社会经济背景者中较为常见。

由于个体中癌症和（或）糖尿病的确切发病日期几乎无法确定使得情况进一步复杂化。例如，据估计，肠腺瘤的癌变可能发生在确诊前 20 年或更多年。因此，在这段时间内患糖尿病的人可能被记录为有正相关性，但可能很少或没有因果关系。

另一个潜在的影响是反向因果关系现象，因为癌症本身可能导致糖尿病。这种情况最可能出现在肝癌和胰腺癌中，但在这些患者中，许多患者在诊断出癌症之前已患有糖尿病较长时间，这就意味着这种偏差不能解释所有观察到的相关性。新诊断的糖尿病患者也可能存在这种偏差。与医疗专业人员接触并进行常规监测，可能会暴露原先未确诊的癌症，有数据显示，在糖尿病确诊后的前 12 个月内癌症的确诊更为常见。

糖尿病对癌症死亡率和治疗效果的影响

糖尿病对癌症死亡率的影响是复杂的，报告的数据存在偏倚。重要的是区分全因死亡率和癌症特异性死亡率。糖尿病患者的心血管死亡率大约增加了两倍，这可能会增加其中的癌症患者的总体死亡率。但

表 25.2　糖尿病与癌症的潜在联系机制

糖尿病特异性	非糖尿病特异性
高胰岛素血症	年龄
提高 IGF1 的生物利用度	体重
炎性细胞因子增加	不良饮食
高血糖	体育运动
	吸烟
	社会经济

糖尿病确实与结直肠癌患者、乳腺癌和子宫内膜癌患者癌症特异性死亡率的增加有关。肝癌或胰腺癌患者的情况并非如此，可能是因为这些肿瘤在诊断后往往病情发展迅速；肺癌或卵巢癌患者的情况也是如此。虽然报告的发病率较低，但糖尿病合并前列腺癌的男性全因死亡率和癌症特异性死亡率均有增加。

患有糖尿病的女性患乳腺癌和子宫内膜癌的时间往往比未患糖尿病的女性晚，部分原因是她们接受乳腺 X 线检查和宫颈筛查的比率较低。这种结果可能不是糖尿病特有的，会被其他关联（如社会经济权利丧失）混淆。

糖尿病患者与非糖尿病患者的癌症治疗方案不同。例如，患有乳腺癌的年轻女性如果患有糖尿病，更有可能接受手术治疗，而老年女性则相反。据报道，糖尿病患者接受手术或其他癌症治疗后的并发症发生率较高，但癌症类型、治疗地点和国家之间存在很大差异。研究表明糖尿病患者对肠癌化疗的反应不如非糖尿病患者好。

癌症治疗对糖尿病的影响

大剂量糖皮质激素广泛用于脑肿瘤的治疗，以减少原发性和继发性脑水肿；减少肝脏和其他部位转移性肿瘤的疼痛；作为某些血液系统恶性肿瘤的主要治疗方法。在没有糖尿病的人群中，30% 的人会发展为高血糖，直至确诊患有糖尿病。接受糖皮质激素治疗的糖尿病患者需要至少增加 50% 的胰岛素剂量，而使用口服降糖药的患者通常需要转换为胰岛素治疗，直到类固醇剂量减少为止。

接受雄激素剥夺疗法的前列腺癌患者更容易患糖尿病，而已患有糖尿病的患者通常需要加强降糖治疗。雌激素受体调节剂的治疗对女性会产生同样的效果。

一些新的、试验性的治疗方法会特异性地影响葡萄糖代谢的细胞信号通路。mTOR 抑制剂如西罗莫司可导致胰岛素分泌减少和胰岛素抵抗增加，导致 12%~50% 的受试者出现高血糖。抗 IGF1 受体抗体是一种经常与西罗莫司联合使用的试验性疗法，据报道，这种联合疗法的高血糖发生率>70%。

糖尿病治疗对癌症发病率和进展的影响

二甲双胍的使用既降低了某些癌症（如结直肠癌）的发病率，又提高了某些癌症（乳腺癌和肺癌）的总生存率。但这些报告中存在几个潜在的偏倚。二甲双胍是新诊断的糖尿病患者或不太严重的高血糖患者的一线用药，但这两种情况下的心血管死亡率和癌症风险都可能较低。二甲双胍在慢性肾脏病 4 期和 5 期患者以及重度心力衰竭和肝病患者中被禁用，这些患者的死亡率都较高。关于二甲双胍对癌症发病率和进展的明显积极作用，有人提出了一种解决偏倚的可能的方法。例如，糖尿病患者最初接受非药物治疗，如果血糖控制未达到目标，则继续接受二甲双胍治疗。如果事先有患上癌症的患者，则纳入继续接受二甲双胍治疗的对照组。正确的比较需要从相同的观察期开始（图 25.2）。二甲双胍在癌症预防方面的大型前瞻性试验目前正在进行，可能会更多地揭示这个问题。

如引言所述，2009 年提出了胰岛素使用（特别是长效类似物）与癌症发病率之间的潜在联系。但 1 型糖尿病患者的癌症发病率在胰岛素使用后没有任何增加，这意味着胰岛素本身不太可能致癌。此外，虽然经常观察到脂肪增生，但胰岛素注射部位皮下癌的报道并不支持对肿瘤发生的直接影响。新型的胰岛素类

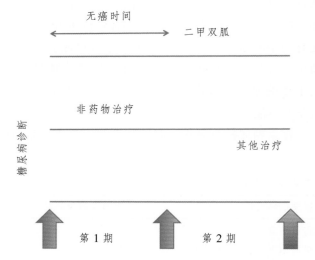

图 25.2　二甲双胍治疗的死亡率偏倚。第 1 期所记录的癌症发病率与二甲双胍的使用无关，从而导致永久的时间偏倚。这些尤为重要，因在诊断糖尿病之后，癌症的检测增加了，正确的设计应只比较第 2 期的癌变率。

似物对胰岛素受体有不同的结合特性，在体外研究中，有些类似物对 IGF1 受体也有刺激作用。一些肿瘤过度表达胰岛素受体 A 和混合胰岛素–IGF1 受体,这为增强肿瘤生长提供了一个合理的假设。然而,胰岛素治疗的适应证与糖尿病病程(年龄)和高血糖(与胰岛素抵抗和肥胖有关)有关,这两者都增加了癌症风险。由于许多糖尿病患者正在接受多种降糖治疗,通常胰岛素作为逐步治疗的最后一步被加入治疗方案。在撰写本书时,胰岛素类似物的使用是否与癌症的发生和发展之间有确凿证据或一致联系还没有得出结论。

在糖尿病试验中吡格列酮(而非罗格列酮)的使用与膀胱癌相关,这种影响为其在患者中的使用发出了警告。不建议在膀胱癌高危人群中长期使用或开始使用吡格列酮。关于使用吡格列酮的患者膀胱癌发病率增加的报道已经引起了激烈的争论,其中的联系也存在争议。

最近发现肠促胰岛素相关治疗与胰腺癌和其他癌症相关。GLP-1 激动剂与动物甲状腺 C 细胞肿瘤有关,但在人类中没有此类病例报告。一系列已发表的胰腺肿瘤文章促使对所有肠促胰岛素药物和正在研究中的此类癌症的随机对照试验(RCT)进行广泛的回顾性审查。由于这些随机对照试验的设计并不是为了解决此类问题,所以存在严重的局限性,但尚未证实两者有显著的相关性。70 岁以上人群中所有癌症的发病率约为每年 20/1000,因此,为了收集足够数量的胰腺肿瘤数据,需要对数千例患者进行多年的研究,并使用特定的测试进行鉴定,以便明确地解决这个问题。

拓展阅读

Johnson JA et al. Diabetes and cancer (I): evaluating the temporal realtionship between type 2 diabetes and cancer incidence. Diabetologia 2012; 55: 1607–18 Doi: 10.1007/s001 25-012-2525-1

Pearson-Stuttard J, Zhou B, Kontis V, Bentham J, Gunter MJ, Ezzati M. Worldwide burden of cancer attributable to diabetes and high body-mass index: a comparative risk assessment. Lancet Diabetes Endocrinol 2018; 6: e6–e15 doi: 10.1016/S2213-8587 (18)30150-5

Renehan AG et al. Diabetes and cancer (2): evaluating the impact of diabetes on mortality in patients with cancer. Diabetologia 2012; 55: 1619–32 Doi: 10.1007/s001 25-012-2526-0

Shlomai G et al Type 2 diabetes mellitus and cancer: the role of pharmacotherapy. J Clin Oncol 2016: 34; 4261–9 Doi: 10.1200/ JCO.201667.4044

Tsilidis KK et al. Type 2 diabetes and cancer: umbrella review of meta analyses of observational studies. BMJ 2014; 350; g7607 doi: 10.1136/bmj.g7607

(马博乐 译　周瑾 审校)

第 26 章

糖尿病皮肤和结缔组织疾病

　　糖尿病影响皮肤和结缔组织的细胞生化,特别是胶原的合成与结构,以及皮肤微血管的血流。几种非感染性皮肤疾病与 1 型和(或)2 型糖尿病相关。皮肤血管的微血管病变在糖尿病性皮肤病("胫斑")或糖尿病性类脂质体坏死等病变的发病中起着重要作用,前者较为常见(据报道高达 10%~15% 的患者出现在腿部),后者少见(<0.3%),多发于 40~60 岁年龄组。环状肉芽肿是否与糖尿病有关尚不明确,但证据表明其与 1 型糖尿病有关。播散性环状肉芽肿或脂肪坏死菌一旦出现,应对不知是否有糖尿病的患者进行糖尿病检查。此外,还有一些皮肤或指甲感染(真菌和细菌)在糖尿病患者中更常见,如甲沟炎(框 26.1)。

糖尿病性皮肤病

　　糖尿病性皮肤病(也称为斑点腿综合征或"胫斑")的特征是色素沉着、萎缩性黄斑,直径为几毫米,通常在胫部成簇出现(图 26.1)。在老年糖尿病患者中更常见,尤其是 50 岁以上的患者(也有 1~2 例这样的病变发生在 3% 的非糖尿病患者群中)。斑点慢慢变为边界清晰、萎缩、棕色的鳞片状瘢痕。通常出现在胫前区,但可能累及前臂、大腿和骨突起。没有有效的治疗,血糖控制程度对疾病的严重程度没有影响。这些斑点往往会在 1~2 年内消失。

框 26.1　与糖尿病相关的非溃疡性、非感染性皮肤状况
糖尿病性皮肤病
糖尿病脂质渐进性坏死
黑棘皮病
糖尿病大疱
环状肉芽肿

糖尿病脂质渐进性坏死

　　糖尿病脂质渐进性坏死(NLD)仅见于 0.3% 的糖尿病患者,但也几乎仅见于糖尿病患者,一般发生在 40~60 岁年龄段,且多见于女性。NLD 于胫前表面呈双侧红褐色丘疹(图 26.2)。病变处逐渐扩大,形成黄色、萎缩性斑块,有半透明的光泽,并伴有毛细血管扩张。溃疡发生率大约为 25%,病变部分或完全处于麻木状态。NLD 的病因不明,治疗方案包括局部或全身类固醇治疗、抗血小板治疗、烟酰胺治疗、光动力治疗

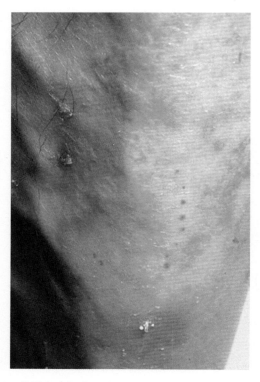

图 26.1　糖尿病皮损或"胫斑"。Source: Courtesy of Professor J Verbov, University of Liverpool, Liverpool, UK.

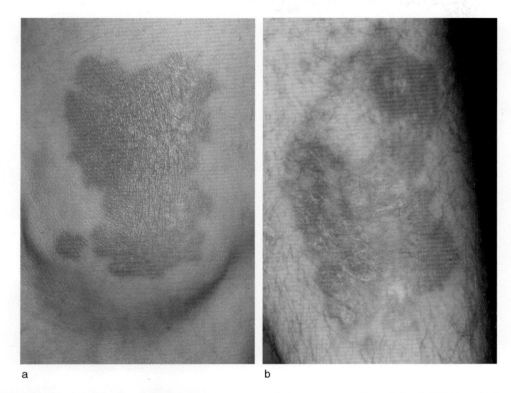

a   b

图 26.2 糖尿病脂质渐进性坏死(NLD)。(a)踝关节早期病变。(b)长期存在的 NLD 斑块,呈黄色、萎缩性外观,并伴有毛细血管扩张。

或抗 TNF 药物(如英夫利昔单抗)治疗。对于病程较长且伴有溃疡的患者,可能需要手术干预。

黑棘皮病

这种皮肤损害通常与胰岛素抵抗有关,因此多见于肥胖患者、脂肪营养不良患者、多囊卵巢综合征患者和因胰岛素受体缺陷或抗胰岛素受体抗体缺陷而患有罕见的胰岛素抵抗综合征患者。一般来说,黑棘皮病表现为皮肤的深色斑块,质地较厚,呈绒毛状,通常出现在皮肤褶皱和手臂凹坑、颈部、肘部、膝盖和指关节上 (图 26.3)。当皮肤中的胰岛素样生长因子–1 (IGF–1)受体刺激表皮皮肤细胞快速生长时促进了循环胰岛素水平的升高,其发育和生长就会被触发。

糖尿病大疱

糖尿病大疱(或糖尿病性大疱病)是在糖尿病患者足部任意地方自发出现的无痛性水疱(图 26.4)。病变少见,但多发生在足趾和足跟上,在成年男性中更常见。水疱的大小可以从几毫米到几厘米不等。可能与神经病变和视网膜病变有关。组织学上,病变通常表现为

表皮内水疱,内含清澈液体,但偶尔水疱出现在表皮下。免疫荧光研究未能明确病因。治疗包括通过引流大疱的液体减压,并保持大疱的完整作为保护。

环状肉芽肿

病变的范围从离散的丘疹到环状红斑斑块不等,

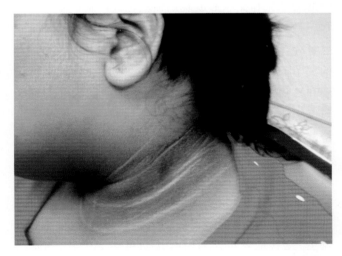

图 26.3 在儿童中,黑棘皮病与肥胖(±2 型糖尿病)、胰岛素抵抗和高胰岛素血症有关。Reproduced with permission from Marimuthu et al. Arch. Dis. Child 2009;94:477.

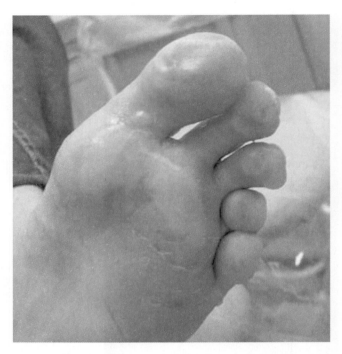

图 26.4　糖尿病足大疱——足部水疱。Reproduced with permission from Bristow. Diab. Metab. Res. Rev. 2008;24(Suppl. 1):S84–S89.

并且多见于远端肢体。潜在的发病机制尚不明确,但有些人认为创伤是触发因素。环形肉芽肿的局部治疗包括局部类固醇治疗,但更多的播散性病变由烟酰胺或 PUVA 治疗。

皮肤增厚、皮肤蜡质和关节僵硬

糖尿病患者的皮肤通常增厚,可能是因为真皮胶原的糖基化和交联形成晚期糖基化终产物(AGE)。通常,这在临床上并不关键,但 30%~40% 的 1 型糖尿病患者存在增厚、紧绷和蜡质皮肤与关节活动受限,1/3 的关节僵硬患者手背皮肤蜡质紧绷,这会导致手指僵硬和疼痛。及时发现这些变化很重要,因为它们可能与微血管并发症相关,指背增厚称为"加洛德指关节垫"(图 26.5)。

"糖尿病手综合征"的一个典型症状是"祈祷征",因为皮肤增厚和蜡质导致关节活动受限,患者无法对抗手掌表面(图 26.6)。

杜普伊特伦挛缩在多达一半的糖尿病患者身上发生,尤其是老年人和患有长期疾病的患者,并常与手关节病变同时存在(图 26.7)。

当屈肌腱鞘炎狭窄导致手指间歇性闭锁时,会发

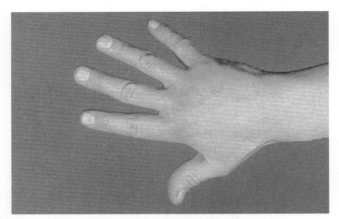

图 26.5　加洛德指关节垫。

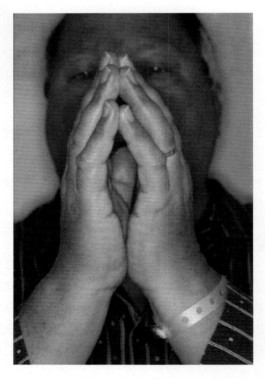

图 26.6　祈祷症。手关节病变的另一个特征。

生"扳机指"(图 26.8)。这通常与糖尿病相关。结节性肿胀和腱鞘增厚常可触及,并需要类固醇注射治疗。肩部粘连性包膜炎(常被称为"冻结肩")是另一种非关节纤维化疾病,糖尿病患者比普通人群更常见,会导致疼痛和运动受限。

其他皮肤状况

其他各种皮肤问题与长期糖尿病有关,但不是糖尿病特有的。其包括细菌感染(如金黄色葡萄球菌引

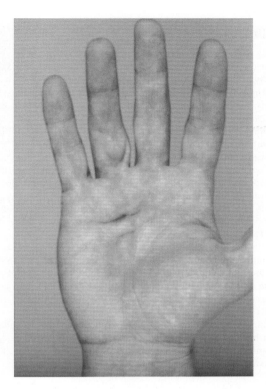

图 26.7　杜普伊特伦挛缩。Courtesy of Dr G Gill, University of Liverpool, Liverpool, UK.

起的疖和脓毒症）、白色念珠菌感染（如外阴阴道炎、龟头炎、湿疹和慢性甲沟炎）和癣（皮肤真菌感染）（图 26.9）。

　　SGLT-2 抑制剂的治疗与泌尿生殖道感染风险增加相关。还应注意糖尿病患者出现的神经性和缺血性足部溃疡，以及自主神经病变导致的出汗减少进而引起的皮肤干燥。

　　慢性甲沟炎表现为甲襞周围肿胀和红斑，并伴有分泌物（图 26.10）。严重地渗入可能会导致甲剥离症。其治疗方法是保持手指干燥和使用抗真菌药物，可能需要全身用药及局部用药，如特比萘芬。

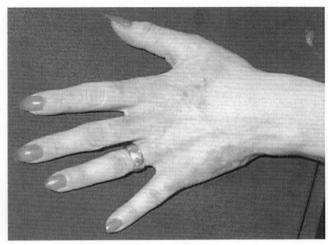

图 26.9　手癣，呈特征性红斑，鳞缘。

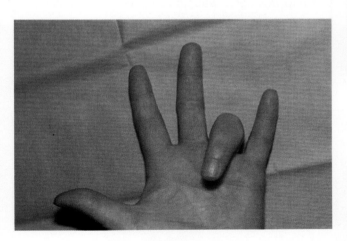

图 26.8　糖尿病患者的扳机指。

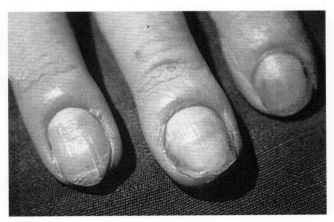

图 26.10　白色念珠菌引起的慢性甲沟炎。

病例记录

一例 58 岁的女性患者，患有 2 型糖尿病，病程 15 年，左胫骨前方有皮损，关节僵硬。斑块病变已存在 8 个月，并逐渐扩大，几乎没有任何症状。检查证实有一块 8cm 不规则的萎缩性斑块伴黄色色素沉着，家庭医生首先认为是真菌感染。无其他皮疹，足部及下肢循环总体良好。局部外用抗真菌乳膏没有效果，患者被转诊给皮肤科医生，诊断为糖尿病脂质渐进性坏死。皮肤活检证实为慢性肉芽肿性皮炎，为典型的 NLD。进一步检查发现有祈祷症的迹象。对微血管病风险的进一步评估确认存在糖尿病肾病（基于白蛋白-肌酐比率增加和糖尿病视网膜病变的广泛变化）。

点评：NLD 可能与真菌感染混淆。如果存在诊断不确定性，应进行皮肤活检，如本例。组织学鉴别诊断包括肉瘤和皮肤淋巴瘤。NLD 在这个年龄组和这个位置是典型的；并可能发生在双腿两侧。继发性溃疡并不少见。血糖控制较好时，病变可能也不会改善。鳞状细胞癌很少由 NLD 引起。类固醇（外用乳膏或病灶内注射）是治疗的主要手段，但光动力疗法和抗 TNF 药物已经取得了一些成功。

糖尿病性脑血管病的存在可能与微血管并发症的风险增加有关。

关键性研究

Wang YR, et al. The prevalence of diagnosed cutaneous manifestations during ambulatory diabetes visits in the United States, 1998–2002. Dermatology 2006; 212: 229–234.

Horton WB et al. Diabetes Mellitus and the Skin: Recognition and Management of Cutaneous Manifestations. South Med J. 2016; 109: 636–646

Min MS et al. Treatment of recalcitrant granuloma annulare (GA) with adalimumab: A single-center, observational study. J Am Acad Dermatol. 2016; 74(1): 127–33.

Zeichner JA, et al. Treatment of necrobiosis lipoidica diabeticorum with the tumour necrosis factor antagonist etanercept. J. Am. Acad. Dermatol. 2006; 54: 120–121.

Hu S, et al. Treatment of refractory ulcerative necrobiosis lipoidica diabeticorum with infliximab. Arch. Dermatol. 2009; 145: 437–439.

Berking C, et al. Photodynamic therapy of necrobiosis lipoidica – a multicentre study of 18 patients. Dermatology 2009; 218: 136–139.

Statham B, et al. A randomised double–blind comparison of aspirin dipyridamole combination versus placebo in the treatment of necrobiosis lipoidica diabeticorum. Acta. Derm. Venereol. 1981; 61: 270–271.

Jennings MB, et al. Treatment of toe nail onychomycosis with oral terbinafine plus aggressive debridement: IRON-CLAD, a large randomised, open-label, multicentre trial. J. Am. Podiatr. Med. Ass. 2006; 96: 465–473.

关键网站

- http://diabetes.webmd.com/guide/skin–problems
- http://www.diabetes.org/type–1–diabetes/skin–complications.jsp
- http://www.telemedicine.org/dm/dmupdate.htm

拓展阅读

De Macedo GM et al. Skin disorders in diabetes mellitus: an epidemiology and physiopathology review. HYPERLINK "https://www.ncbi.nlm.nih.gov/pubmed/27583022" \o "Diabetology & metabolic syndrome."Diabetol Metab Syndr. 2016; 8(1): 63.

Marimuthu S, et al. Acanthosis nigricans. Arch. Dis. Child 2009; 94: 477.

Erfurt-Berge C et al. Updated results of 100 patients on clinical features and therapeutic options in necrobiosis lipoidica in a retrospective multicentre study. Eur J Dermatol. 2015; 25(6): 595–601.

Matsuoka LY, et al. Spectrum of endocrine abnormalities associated with acanthosis nigricans. Am. J. Med. 1987; 83: 719–725.

Piette EW et al. Granuloma annulare: Pathogenesis, disease associations and triggers, and therapeutic options. J Am Acad Dermatol. 2016; 75(3): 467–79.

Harth W, et al. Topical tacrolimus in granuloma annulare and necrobiosis lipoidica diabeticorum. Br. J. Dermatol. 2004; 150: 792–794.

Bristow IR, et al. Topical and oral combination therapy for toenail onychomycosis: an updated review. J. Am. Podiatr. Med. Ass. 2006; 96: 116–119.

（马博乐 译　周瑾 审校）

第 27 章

糖尿病患者的心理和精神问题

要点

- 与任何慢性疾病诊断一样，新诊断糖尿病的儿童和成年人都可能发展成适应障碍。

- 患有 1 型和 2 型糖尿病的成年人抑郁症患病率是年龄相当的非糖尿病患者群体的两倍。焦虑也很常见，并会加剧血糖控制。

- 糖尿病的困扰现在是一种公认的现象，它起源于与卫生保健专业人员的沟通。

- 儿童和成年糖尿病患者可表现为认知功能障碍，并与慢性高血糖有关。

- 低血糖可导致短期记忆丧失，但目前还没有确凿的数据表明严重发作与长期认知功能障碍有关。

- 饮食失调是 1 型糖尿病女孩的一个特殊问题，但 2 型糖尿病患者也常见不正常的饮食行为。

糖尿病与增加抑郁和焦虑等心理疾病的发病率有关。此外，在患有严重精神疾病的患者中，2 型糖尿病患者的比例过高。发病率和患病率因性别、近期或长期诊断、诊断年龄和糖尿病类型而异。人们也对糖尿病和认知功能之间的联系有了更深入的了解，儿童和青少年的认知功能发生了微妙的变化，老年人的认知功能受损。在过去的几十年里，糖尿病困扰的概念被提出。饮食失调在 1 型和 2 型糖尿病中也更为常见。我们将依次讨论这些领域，但重要的是，要认识到它们通常是相互关联的，有时很难将患者归类为单一的诊断。

抑郁和焦虑

托马斯·威利斯在 17 世纪最初描述了糖尿病患者的悲伤性格类型。糖尿病与抑郁症和焦虑症之间存在着双向关系。成年 2 型糖尿病患者有抑郁症的可能性比其余未患糖尿病者高 37%，而那些糖尿病患者发生抑郁症的 OR 为 1.34。基于自我管理的问卷显示患病率的估计差异很大。因此，很难区分抑郁症的确诊和抑郁症状。大约 9%的成年糖尿病患者被确诊为抑

郁症，据报道，儿童糖尿病患者的比例要大得多(9%~45%)。另一项研究发现，在最近诊断为 1 型糖尿病的人中，有 6%的人患有抑郁症，14%的人在随后的 5 年里症状恶化。抑郁症状在儿童中更常见，约为 30%，成年人 1 型糖尿病为 12%(与年龄匹配的无糖尿病患者相比约为 3%)，2 型糖尿病为 19%(对比约 11%)。

糖尿病患者抑郁的相关风险因素与一般人群相同(女性性别、婚姻状况、童年逆境和社会经济剥夺)，但增加了更具体的糖尿病相关因素。这包括胰岛素的使用(2 型糖尿病)、并发症的发展(特别是足部感染和肾病)、性功能障碍、低血糖和糖尿病控制不良。将这两种情况联系起来的可能机制是归类为所谓的"共同点"和糖尿病特异性(框 27.1)。

抑郁症的诊断可能很困难，因为许多症状与糖尿病相关的症状重叠，如体重变化、嗜睡和性欲下降(框 27.2)。已经开发了一些工具，Meta 分析表明，初级保健健康问卷(PHQ9)具有最高的特异性，流行病学研究中心抑郁量表(CESD)具有最高的敏感性(框 27.3)。这些工具只能作为结构化护理方案的一部分使用，而不能用于调查目的。一个简单的询问，询问此人是否有感到沮丧、沮丧或失去兴趣应该足以作为一个基本

框 27.1　抑郁症和糖尿病的潜在共同点和糖尿病特定机制

共同点

1.免疫系统的过度活跃和慢性炎症。

2.下丘脑、垂体和肾上腺轴的功能障碍。

3.共享遗传学(到目前为止还没有很多证据)。

糖尿病特异性

1.疾病负担。

2.生活方式和坚持不懈(抑郁使这一点更难实现)。

3.抗抑郁药物(迄今为止尚无具体证据)。

4.由高血糖和低血糖引起的大脑结构和功能的改变。

5.睡眠功能障碍(与胰岛素抵抗相关)。

6.环境因素[宫内环境(Barker)假说和社会经济剥夺]。

框 27.2　抑郁症状

症状必须出现至少 2 周才能做出诊断

- 一天内大部分时间情绪低落(也焦虑、易怒)。
- 失去兴趣或乐趣。
- 食欲下降,体重减轻存在。
- 性欲降低。
- 失眠(清晨易醒、初期失眠或睡眠中断)或嗜睡症。
- 疲劳或能量损失。
- 精神运动性阻滞。
- 注意力难以集中。
- 自尊和自信的下降。
- 感到绝望、毫无价值或内疚的想法。
- 有自杀的想法或企图。

框 27.3　用于抑郁症的诊断工具

初级保健健康调查问卷(PHQ9)

通过回答 9 个与抑郁症状有关的问题来进行自我报告的测量。

与重度抑郁症标准相关。

可用于诊断和反应干预最高的特异性。

贝克抑郁量表(BDI11)

21 项对前两周的躯体和认知症状的自我报告。

流行病学研究中心——抑郁量表(CESD)

上一周评估抑郁症状的 20 个项目的敏感性最高。

医院焦虑和抑郁量表(HADS)

上周做的简短的自我报告。

关于抑郁症的 7 个问题;7 个与患者使用中的焦虑相关。

的筛查工具。

焦虑与糖尿病也有双向关系,但研究较少,与糖尿病痛苦有更大的重叠(见下文)。糖尿病患者的基线焦虑的 OR 为 1.47,与超重或肥胖、并发心血管疾病或症状、不健康的生活方式行为和睡眠障碍有关。在最近被诊断为 1 型糖尿病的患者中,8%被发现患有焦虑症;在 26 年的随访中,平均年龄为 9 岁的有 1 型糖尿病的患者患焦虑症的风险增加了 2.5 倍。在 2 型糖尿病患者中也发现了类似的风险,但仅经过 5~6 年的随访。一项对超过 16 年糖尿病患者的 Meta 分析发现,与年龄和性别匹配的非糖尿病患者相比,焦虑障碍和症状的合并 OR 为 1.25(95% CI,1.10~1.39)。

针对糖尿病和抑郁症患者的心理治疗或药物治疗的高质量试验很少,针对焦虑症的试验更少。建议对抑郁症采取阶梯式护理计划,需要与教育支持相结合,以帮助糖尿病管理。正向引导、有目的的随访和认知行为疗法都被证明有帮助。如果抑郁症状没有得到改善,则应结合药物治疗。SSRI 被推荐为一线药物,因为它们比三环类药物耐受性良好,而且副作用更少。

舍曲林可能在控制血糖和避免体重增加方面也有一些好处。对于焦虑症状,也建议采用与教育相结合的方法,并且与糖尿病困扰的对策有明显的重叠(见下文)。积极的情感治疗方法可以在短期内改善幸福感,减少压力。心理干预已被证明对血糖控制只有适度的影响。一项对涉及 14 796 例 2 型糖尿病患者的 70 项对照试验进行的 Meta 分析发现,糖化血红蛋白的汇总平均降低为-3.7mmol/mol(0.19%)。自助获取材料、认知行为疗法(CBT)和咨询的益处最大。

糖尿病困扰

乔斯林诊所在 1995 年将糖尿病痛苦描述为"负面的情感或情绪体验产生的挑战与糖尿病的需求,被认为是由于要求患者增加其他疾病和糖尿病并发症管理的结果。在诊断后的 18 个月内,发病率为 38%~48%,患病率为 18%~45%。它可能与抑郁和焦虑相混淆,有一个 20%~30%的共同差异。使用糖尿病问题领域(PAID)工具,20%~40%的 1 型和 2 型糖尿病患者都会在某些时候感到痛苦。相关特征见框 27.4。虽然一些关于控制和控制的担忧可能是其动机,但痛苦和自我照顾担忧之间的关系通常是消极的。

框 27.4　使用 PAID 工具显示了糖尿病痛苦的特征

非患糖尿病相关

在女性中更常见。

更常见的情况是缺乏社会支持。

在少数民族群体中更为常见。

自卑。

不良的饮食和生活方式的行为。

糖尿病相关

糖尿病持续时间较短。

对并发症和未来的担忧、无力感。

对糖尿病的信息,尤其是血糖数据感到筋疲力尽。

对低血糖的恐惧。

管理责任和新技术不堪重负。

与血糖控制不良有关。

人们认为糖尿病的发展与痛苦有关,特别是在诊断期间。患者报告说,强调生物医学解释是没有帮助的,许多人感到错过了探讨这些信息与个人情况相关性的机会。他们还认为应该花更多的时间来解决问题,并确定相关和现实的目标。最后,他们表示他们的担忧和忧虑应该得到更好的证实,而对未来负面医疗后果的警告往往会加剧问题。在糖尿病团队成员和糖尿病患者及其护理人员之间的互动中使用语言可能会导致糖尿病的痛苦。在糖尿病服务提供者和用户之间的合作下,英国国民保健服务体系最近制作了一本关于如何在咨询过程中避免负面概念的指南,并可以在他们的网站上找到(见本章末尾的有用网站)。

现在,许多国家指南建议,应定期(可能是每年)使用付费或糖尿病痛苦量表(DDS)工具来探索糖尿病患者痛苦的症状和体征。不同格式的 DDS 可用于 1 型和 2 型、年轻和老年糖尿病患者,以及护理人员和患者的父母。然而,对于抑郁和焦虑,这些工具只是作为解决上述一些沟通和教育问题的结构化方案的一部分才有用。这些工具不应单独用于调查目的,因为它们可能会无意中导致或加剧痛苦。建议使用以人为中心的方法,结合激励技术和情感支持,重点关注与糖尿病护理团队的专业关系。护理团队需要通过承认痛苦、探索病情恶化的因素、开始解决问题和设定现实的目标,以及对成功的肯定来证明同理心。研究表明,一些患者对小组会议反应良好,特别是如果他们在非专家的帮助下。建议在 3 或 4 个月内至少进行 6 个疗程。令人遗憾的是,患者调查显示,只有少数服务机构(至少在英国)采用了这种方法,而卫生保健专业团队的调查暗示了部分原因这就在于他们对这些技术缺乏信心、知识和技能。

认知变化

在糖尿病的所有阶段都有认知变化(框 27.5)。一些研究发现,5 岁或 6 岁以下的儿童最有可能出现认知功能障碍,他们在智力效率、智商、视觉空间能力(复制、解决拼图)和执行功能方面的认知得分较低(图 27.1)。Meta 分析表明,效应量较低,没有证实对学习和记忆的持续影响,但在较年轻的糖尿病患者中显示出更大的影响。有研究表明,严重低血糖发作的次数与发育中的大脑可能更容易受到损伤有关,但其他人已经发现,这与慢性高血糖有更强的关联。社会因素如出勤率 (可能影响复发性低血糖和高血糖的患者) 和家庭问题(包括社会心理)等因素必须被考虑在内,在早期的研究中有时被忽视。

在 DCCT/EDIC 研究中,与糖化血红蛋白 < 73mmol/mol (7.4%)的参与者相比,糖化血红蛋白 > 58mmool(8.8%)的参与者的运动速度和精神运动效能有中度下降,但没有发现随着时间的推移而恶化的证据。匹兹堡对 97 例中年 1 型糖尿病患者的研究发现,认知功能障碍的患病率为 28%,与 > 85 岁的非糖尿病患者相似,是无糖尿病的对照组的 5 倍以上(5%)。根据先前公布的数据,

框 27.5　糖尿病患者的认知变化

1 型糖尿病——在以下方面得分较低:

智力(IQ)。

学业成绩。

注意力。

心智发展。

执行功能。

这些在血糖控制较差和(或)发病年龄较小的患者中更为突出。

2 型糖尿病——在以下方面得分较低:

注意力持续时间。

精神运动速度。

执行职能和计划。

学习。

记忆力。

这在那些血糖控制较差的患者中更为突出。

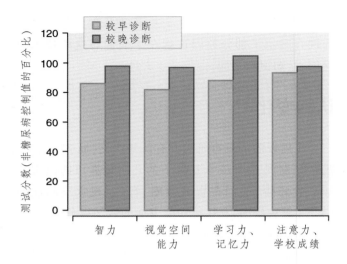

图 27.1 125 例<5 岁诊断的 1 型糖尿病青少年（早期诊断）与>5 岁诊断的青少年（晚期诊断）相比。From Ryan et al.Pediatrics 1985;75:921–927.

工作人员估计，从青少年时期开始的患病率将增加一倍。他们认为，匹兹堡和 DCCT 研究差异的一个原因可能是患糖尿病的年龄；所有匹兹堡受试者在儿童时期就发病，而 DCCT 受试者更有可能在成年早期或青春期后期被诊断，此时大脑发育基本完成。

据说，2 型糖尿病患者在成年人中认知障碍的发病率是年龄匹配的对照组的 1.5~2.5 倍。患有慢性高血糖的 2 型糖尿病的老年人可能在心智发展、注意力、学习和记忆方面存在缺陷（框 27.5）。磁共振成像研究显示，大脑、壳核、内侧颞叶和额叶的灰质损失更大。小血管疾病和腔隙性梗死的发病率也在增加。总体而言，2 型糖尿病患者患痴呆症的可能性要高出 73%，阿尔茨海默病增加 56%，血管性痴呆增加 1.27 倍。原因可能是多方面的：慢性高血糖对中枢神经系统神经元的微血管损伤、大血管（脑血管）疾病、阿尔

茨海默病（阿脂蛋白 ε4 缺乏）等淀粉样蛋白沉积和胰岛素抵抗。没有数据最终将成年人糖尿病低血糖与认知功能障碍联系起来，像抑郁症，这种关系可能是双向的——那些痴呆症患者更容易发生因治疗或忘记饮食而发生的低血糖，而严重的低血糖也可能损害老化的大脑。

严重精神疾病

严重精神疾病(SMI)包括主要的精神疾病，包括精神分裂症、精神性抑郁症和双相情感障碍。重度精神分裂症患者患 2 型糖尿病的风险增加（表 27.1），重度精神分裂症患者的糖尿病患病率为 10%~15%，比匹配的普通人群高出 2~3 倍。在重度精神分裂症患者中，高达 70% 的 2 型糖尿病患者可能未被确诊。2 型糖尿病风险的增加可能是多因素的。与一般人群相比，重度精神分裂症患者更容易久坐不动、吸烟，饮食中饱和脂肪和精制糖含量更高，水果和蔬菜含量更低。也有可能是遗传因素。重度精神分裂症和 2 型糖尿病都是高度遗传的，并且许多基因已经被确定与这两种疾病的风险增加有关。重度精神分裂症的直接影响代谢，如下丘脑-垂体-肾上腺轴的异常也可能起作用，抗精神病药物的代谢作用如体重增加也可能是原因之一。与无重度精神分裂患者的 2 型糖尿病患者相比，重度精神分裂患者的糖尿病预后较差，微血管和大血管并发症发生率更高，死亡率更高。尽管如此，他们也不太愿意接受微血管和大血管并发症筛查，使用心血管预防药物，并接受糖尿病自我管理教育。因此，重要的是，服务应考虑重度精神症患者的特定需求。例如，重度精神分裂症患者接受包括改变饮食习惯和增加体育活动原则的生活方式教育，而且已被证明可

表 27.1 在伦敦，来自不同种族的严重精神疾病患者中，2 型糖尿病患者的相对风险(95% CI)

种族	年龄 18~34 岁	35~54 岁	>55 岁
英国白种人	8.77(4.69,16.40)	2.54(2.13,3.02)	1.08(0.96,1.21)
印度人	5.20(2.01,13.41)	1.78(1.36,2.34)	1.02(0.99,1.53)
巴基斯坦人	4.54(1.49,13.99)	1.81(1.33,2.47)	1.11(0.88,1.39)
孟加拉国人	6.18(4.62,8.28)	1.71(1.48,1.98)	1.12(1.03,1.23)
加勒比黑人	7.32(3.66,14.63)	2.06(1.74,2.44)	1.04(0.94,1.15)
非洲黑人	3.00(1.34,6.73)	1.85(1.48,2.31)	0.99(0.81,1.22)

数据来自 189 例全科医生诊所。根据性别、地区剥夺水平和抗精神病药物进行调整。Adapted from Das-Munshi et al Diabetic Medicine 2017;34;916-24 with permission.

以帮助他们,并在减轻体重和改善心血管危险因素方面有效。二甲双胍和奥利司他等药物可能有助于减轻与使用抗精神病药物相关的体重增加。一个关键问题是专业人员提供的护理通常是分散的。糖尿病和精神保健专业人员参与的多学科综合管理方法是理想的,但往往无法实现。

饮食失调

患有 1 型糖尿病的年轻女性患临床饮食失调的可能性是前者的 2.4 倍。患亚临床饮食紊乱行为的可能性是前者的 9 倍。这些数字是基于定义的估计,没有考虑到需要平衡饮食和胰岛素的糖尿病护理的基本要素。与抑郁、焦虑和糖尿病的困扰也有相当大的重叠。尽管有这些混杂因素,暴食症行为似乎在 1 型糖尿病中更常见,但并没有增加神经性厌食症的风险。尽管如此,其后果很严重,患有糖尿病和临床饮食失调诊断的年轻女性的 10 年死亡率估计为 35%。

胰岛素遗漏行为更为常见(在一些调查中为 20%~25%),而且在男女中都有表现(尽管在女孩和女性中仍然更常见)。

这些行为的长期影响尚不清楚,但它们似乎确实在中期持续存在,并与较差的血糖控制、更频繁的 DKA 发作和微血管并发症的增加有关。据认为,有这些行为的年轻女性的死亡率增加了 3 倍。

在患有 2 型糖尿病的成年人中,暴食症患者的轻微增加。对于儿童和青少年,与年龄和性别匹配的 1 型糖尿病对照组相比,表现出饮食行为紊乱和临床饮食失调的比例要大得多。

原因是多方面的,实现和保持"完美"身材的社会压力对所有年轻人都是一样的,但这并不能解释所观察到的糖尿病患者人数的增加。许多新诊断出糖尿病的青少年体重事先减轻,使用胰岛素后体重增加,这可能导致糖尿病发病(及其所有压力)与体重之间的联系。年轻人很快就意识到,不使用胰岛素不会立即造成医疗危机,而且可以通过饮食避免体重增加,因此没有必要限制热量。忽略胰岛素可能是一种"恢复控制"的方式。碳水化合物的计数和饮食意识可能会引起人们对食物的关注。糖尿病的负担性质、监测血糖的需要、血糖的不可预测性,以及平衡治疗、锻炼和社会生活的需要,都增加了采用具有挑战性的饮食行为的风险。

不建议使用常规筛查工具来检测糖尿病患者的饮食失调,因为常规的筛查工具没有任何特定的糖尿病背景,这有可能鼓励患者非常规的饮食行为。

对于糖尿病和饮食失调患者没有具体的治疗方法,但在这些既定饮食失调和 1 型糖尿病的复杂病例中,多学科和多专业的方法比其他心理问题更重要。较轻的饮食紊乱行为会对于减轻糖尿病困扰的各种干预措施做出反应。

已发布的指南

NICE 和 ADA 都发布了关于糖尿病患者心理问题的指南。对于成年人,NICE 建议糖尿病团队应该警惕抑郁和(或)焦虑发展的可能性,并有适当的技能进行初始管理。这两个指南都强调了多学科和多专家方法的重要性。

病例记录

一例患病 6 年的 17 岁 1 型糖尿病女孩被转到我们诊所进行进一步的胰岛素泵治疗。她的家人是在当地募集到资金后买了这个泵,因为她的糖尿病控制非常不稳定,而且她曾多次发生 DKA。她害怕针头,并承认非常不喜欢做血糖测试,只是偶尔做。她自己更换泵的每一个导管需要得花一个小时左右的时间。因此,她很少更换插管。她的身体质量指数是 19kg/m²,糖化血红蛋白 108mmol/mol(12%)。她牙列差,患有活动性牙周病,牙釉质腐蚀严重,并患有龋齿。但她仍不想去见营养师。查看她的泵发现,她在吃饭时经常不给药,有时泵会长时间不使用。

当这一点被指出时,她变得非常有防御性,并离开了诊所。后来医生得知,她非常关心自己的身材形象,并担心血糖矫正可能会导致体重增加。她去夜店时会断开泵,因为她不想让别人注意到它,而且也没有找到衣服上合适放置它的地方。由于所有这些原因,双方达成了停止 CSII 的安全协议。

她同意每天单次注射长效和偶尔注射短效胰岛素。她的血糖控制仍然很差,糖化血红蛋白水平>97mmol/mol（11%）。她不承认自己有任何饮食问题,也拒绝去看心理学家。

点评：这一病例中的女孩患有针头恐惧症和确诊的饮食失调,可能是厌食症的一部分,尽管她糟糕的牙齿增加了暴食症(胃酸腐蚀牙釉质)的可能性。在这种情况下,胰岛素泵治疗充满危险；没有定期的血糖监测,很难设定基础率和检测 CSII 上更快速发生的代谢失代偿。

因为她没有经常更换插管,增加了局部感染的可能性,从而阻碍胰岛素的吸收,而且她还会长时间断开泵。由于这些原因,CSII 不得不以安全为由中止。解决饮食失调和针头恐惧症需要患者的积极参与,除非她愿意这样做,否则她的糖尿病几乎没有任何改善的可能。目前,她每年都要去一两次诊所就诊。此后,她成功妊娠两次,尽管一个婴儿胎龄很小,另一个很大,而且她的依从性在妊娠期间好了很多,但后来她又恢复了以前的样子,只是偶尔继续复诊。

关键网站

- www.nice.org.uk (NG 17 和 NG 18)
- SIGN 指南: www.SIGN.ac.uk
- 美国糖尿病协会：www.diabetes.org
- 语言的使用: www.england.nhs.uk/publication/language–matterslanguage–and–diabetes

拓展阅读

American Diabetes Association. Standards of medical care in diabetes – 2020. Diabetes Care 2020; 43: Suppl 1: S163–82

Broadley MM, Zaremba N, Andrew B et al. 25 years of psychological research investigating disordered eating in people with diabetes: what have we learnt. Diabetic Med 2020; 37: 401–8

Cukierman T, Gerstein HC, Williamson JD. Cognitive decline and dementia in diabetes – systematic overview of prospective observational studies. Diabetologia 2005; 48: 2460–2469.

Das-Munshi J, Ashworth M, Dewey ME et al. Type 2 diabetes mellitus in people with severe mental illness: inequalities by ethnicity and age. Cross sectional analysis of 588,408 records from the UK. Diabetic Med 2017; 34: 916–24.

Holt RIG, de Groot M, Hill Golden S. Diabetes and depression. Curr Diab Rep 2014; 14:

Kodl C, Seaquist ER. Cognitive dysfunction and diabetes mellitus. Endo Rev 2008; 29: 494–511.

Kubiak T, Priesterroth L, Barnard-Kelly KD. Psychosocial aspects of diabetes technology. Diabetic Med 2020; 37: 448–54

Nunley KA, Rosano C, Ryan CM et al. Clinically relevant cognitive impairment in middle-aged adults with childhood-onset type 1 diabetes. Diabetes Care 2015; 38: 1768–76

Pouwer F, Schram MT, Iversen MM et al. How 25 years of psychosocial research has contributed to a better understanding the links between depression and diabetes. Diabetic Med 2020; 37: 383–92

Skinner TC, Joensen L, Parkin T. Twenty-five years of diabetes distress research. Diabetic Med 2020; 37: 393–400

Smith KJ, Beland M, Clyde M et al. Association of diabetes with anxiety: A systematic review and meta- analysis. J Psychosom Res 2013; 74: 89–99

Smith KJ, Deschendes SS, Schmitz N. Investigating the longitudinal association of diabetes and anxiety: a systematic review and meta-analysis. Diabetic Med 2018; 35: 677–93

Winkley K, Upsher R, Stahl D et al. Psychological interventions to improve glycaemic control in patients with type 2 diabetes: a systematic review and meta-analysis BMJ Open Diabetes Res Care 2020; 8: e001150.doi.10.1136/bmjdrc-2019-001150

Young-Hyman D, de Groot M, Hill-Briggs F et al. Psychosocial care for people with diabetes: a position statement of the American Diabetes Association. Diabetes Care 2016; 39: 2126–40

（姜漫漫 译 周瑾 审校）

第 3 部分

糖尿病护理的工作范围和组织结构

第 **28** 章
影响糖尿病控制的其他情况

要点

• 定期锻炼是糖尿病患者良好自我管理的关键组成部分,尽管对糖化血红蛋白的影响不大;散步是最实用的锻炼方式。

• 定期锻炼的糖尿病患者长期死亡率较低。

• 可能加重高血糖的药物包括类固醇、利尿剂和β受体阻滞剂。这些药物可能会在治疗其他

疾病,如胸部感染时,提示患有糖尿病。

• 感染在糖尿病患者中很常见,并且可能无症状。

• 在计划或紧急手术过程中管理糖尿病患者需要注意避免低血糖或高血糖。

• 接受手术的糖尿病患者的风险分层有助于指导其在围术期和术后期间的管理。

锻炼

定期锻炼可以被认为是 2 型糖尿病高危人群的一种预防措施,而它被广泛接受为已确诊疾病治疗的重要组成部分。在 1 型糖尿病患者中,运动对长期的心血管健康也很重要, 但这给必须平衡胰岛素剂量、能量摄入和消耗的患者带来了独特的问题。

在非糖尿病患者的有氧运动中,胰腺的胰岛素分泌受到抑制,胰高血糖素的释放得到增强。这导致从肝脏释放的葡萄糖增加,最初是由于糖原分解,随后是糖异生。随着运动的继续或在更剧烈的无氧运动期间,其他反调节激素被释放,导致脂肪分解增加,这可以直接提供能量来源,并促进糖异生。由于这种反应的平衡,血糖水平保持稳定。储存在肝脏和肌肉中的糖原在运动后得到补充, 这一过程可能需要长达 24 小时,取决于运动的持续时间和强度。

在 1 型糖尿病患者中, 胰岛素水平不会受到抑制,如果注射到运动的肢体中,或继发于皮下血流增加,胰岛的分泌可能会增加。此外,胰高血糖素反应可能会减弱,特别是那些患糖尿病 5 年以上的患者。这两个因素都增加了低血糖的发生风险。随着更剧烈或

更长时间的运动,儿茶酚胺和皮质醇的反应往往会导致高血糖。运动后的一段时间为可能会发生迟发性低血糖。低血糖对 2 型糖尿病患者的问题要小得多,除非他们是胰岛素缺乏,但可能通过长时间运动发生高血糖。

因此,1 型糖尿病患者在运动开始时必须考虑他们的血糖水平;运动的持续时间和强度;他们最后一次摄入碳水化合物的数量、时间和质量;以及他们最后一次胰岛素使用的剂量、时间和类型。处理所有这些变量都是复杂的,许多患者发现这是进行定期锻炼的真正障碍。为了发现最好的治疗方案,许多人不得不走上一条在失败中探索经验的道路。尽管如此,其好处是显而易见的,应该鼓励所有患者定期锻炼。有很多患有 1 型糖尿病的运动员也参加了最高水平的比赛。目前的指导建议,在运动开始时,血糖水平应该在 5~13.9mmol/L。在此范围内,应额外摄入碳水化合物(建议 10~20g);超过 14mmol/L。建议进行血液或尿酮试验, 如果血酮水平为>1.5mmol/L,不建议适度运动。持续的血糖监测可能有帮助,当然可以为患者提供保证,特别是在运动后的夜间。然而,在运动过程中,间质葡萄糖浓度的滞后反应及传感器的微小物理位移都存在潜在的问题。

适度锻炼 30 分钟需要适度增加碳水化合物摄入

量 10~20g/h，超过 1 小时的时间可能是 75~90g/h。对于耐力运动或混合强度运动（如团队游戏），也需要调整胰岛素（见下文）。

饭前或一夜禁食后的运动最不可能导致低血糖或高血糖，但这个时间并不总是方便的。餐后运动需要增加碳水化合物，或减少胰岛素剂量，或两者兼有。观察性研究表明，饭后一小时内的运动最不可能导致低血糖。也有数据表明，低血糖指数（GI）碳水化合物与较低的低血糖有关。考虑膳食中的其他成分也很重要，因为脂肪和蛋白质可能会减缓碳水化合物的吸收；以及一天中的时间。运动后的低血糖在下午和晚上比早上更容易成问题，可能是由于白天早些时候反调节激素的循环水平升高（黎明现象）。

CSII（见第 10 章）的运动胰岛素剂量调整比每日多次注射（MDI）更容易，因为它能够每小时改变基础或背景胰岛素水平，而且缺乏皮下长效胰岛素。建议在 30~60 分钟前将基础胰岛素输注率降低 20%~50%。建议 MDI 患者在计划的适度运动前一晚将基础胰岛素剂量减少 20%。对于同时使用 CSII 和 MDI 的患者在进行餐后运动时，建议将餐前剂量减少 25%~75%。为了防止延迟性低血糖，特别是在白天或晚上晚些时候进行运动，建议将夜间基础胰岛素输注或夜间长效胰岛素减少约 20%，并在夜间摄入低 GI 碳水化合物的零食。

那些进行耐力运动的人，如铁人三项或长跑，将需要专家的建议。对于 1 型糖尿病的所有形式的运动，都有有用的网络指导（www.runsweet.com）。

运动对这两种类型的人都有很多好处（框 28.1），特别是在胰岛素敏感性（图 28.1）、血糖（图 28.2）和死亡率（图 28.3）方面都有所改善。Meta 分析显示，定期进行无氧有氧联合运动时，HbA1c 减少为 5~6mmol/mol（0.5%）。持续、有规律和有监督地将有氧运动和抗阻运动结合，最大的好处就是降低心血管风险因素。对于患有糖尿病的老年人来说，灵活性和平衡运动（如瑜伽和太极）也很重要，尽管关于心血管危险因素改善的证据较少。ADA 提出了锻炼建议，这些建议已被广泛采纳（框 28.2）。不幸的是，对糖尿病患者的调查显示，很少有人（在英国的一些研究中，<50%）正在定期进行锻炼。教育、规定、鼓励和参与都是至关重要的。

药物

许多药物可以通过干扰胰岛素分泌或作用，或两

框 28.1　有氧运动的好处

细胞

增加线粒体密度。

增加氧化酶。

增加改善免疫功能胰岛素敏感性。

增加微血管提高了法规遵从性和反应性。

心血管疾病

心输出量增加。

血压降低。

降低死亡率。

呼吸系统。

改善肺功能和肺容量。

代谢

糖化血红蛋白减少。

降低低密度脂蛋白胆固醇。

升高高密度脂蛋白胆固醇。

减少甘油三酯。

者兼而有之，或与糖尿病治疗相互作用来影响糖尿病控制，从而引起高血糖或低血糖（表 28.1）。许多药物可引起或加重高血糖。口服避孕药很少引起糖尿病恶化；目前已过时的高剂量雌激素、含有孕激素的左炔诺孕酮复合制剂及有妊娠糖尿病史的女性患高血糖的风险最高。高剂量噻嗪类利尿剂（如 5mg/d 苄氟噻嗪）可引起胰岛素抵抗和损害胰岛素分泌，而低剂量（2.5mg/d 苄氟噻嗪）仍能有效地控制血压。损害 β 细胞的致糖尿病药物包括喷他脒（一种抗原生动物药物）和环孢素。

类固醇可在高危人群中诱发糖尿病，并肯定会升高糖尿病患者的血糖。据估计，英国医院 10% 的患者使用类固醇，大多数用于呼吸系统疾病。治疗的目标是预防口渴、多尿和嗜睡的症状，目前的指南建议的目标血糖范围为 6~10mmol/L（尽管这可以在虚弱、多重共病或绝症的情况下放宽）。处方类固醇的生理等效量约为每天 20mg 氢化可的松（4~5mg 泼尼松龙）。任何超过这个剂量的处方都有可能升高血糖。对毛细血管血糖的监测是必要的，对于那些被认为有风险的人每天监测 1 次，对于已知糖尿病患者每天至少监测 4 次。糖皮质激素的作用持续时间为 8 小时（氢化可的松）、16~36 小时（泼尼松龙）和 18~54 小时，数小时（甲基泼尼松龙、地塞米松和倍他米松）。口服给药后的 4~8 小时达峰（静脉注射则更短）。

对于新发现的高血糖或通过饮食或使用二甲双

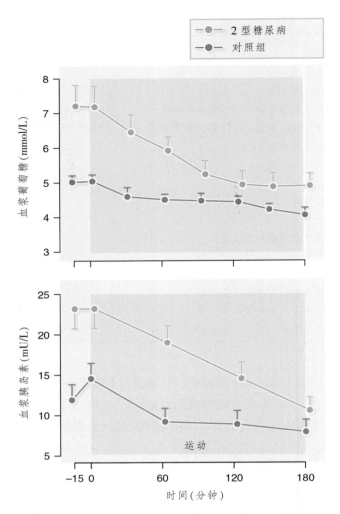

图 28.1 非肥胖型 2 型糖尿病患者在长时间低强度运动期间的血糖和胰岛素浓度的变化。这项运动(最大值的 30%~35%)是在禁食一夜后进行的。内源性胰岛素分泌量的减少降低了 2 型糖尿病患者在运动期间发生低血糖的风险。From Devlin et al. Diabetes 1987;36:434–439.

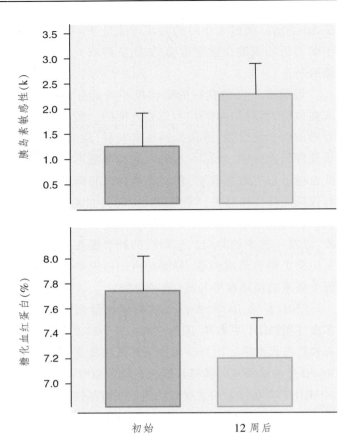

图 28.2 渐进式阻力运动训练,监督结束 12 周(每周 3 次),导致 2 型糖尿病患者的胰岛素敏感性增加,糖化血红蛋白降低。Adapted from Misra et al. Diabetes Care 2008;1282–1287.

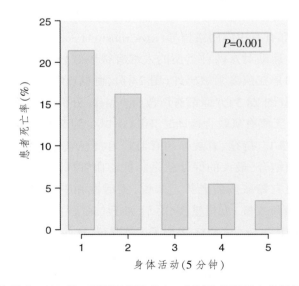

图 28.3 548 例 1 型糖尿病患者在 7 年随访期间死亡的男性比例,按其体力活动 5 分位数进行分层。5 分位数分别为 398、398~1000、1000~2230、2230~4228 和超过每周 4228kcal。From Moy et al. Am J Epidemiol 1993;137:74–81.

胍控制的糖尿病患者,一种短效磺酰脲类药物,如格列齐特,可能足以控制血糖。如果患者未使用胰岛素,则建议初始剂量为 10IU 的 NPH,与类固醇同时给予。如果他们已经在使用胰岛素,那么可能需要增加到他们通常剂量的 40%。在类固醇疗程结束后,类固醇疗程应最多持续 24 小时。对于长期使用类固醇,胰岛素的增加可能需要持续,并随着类固醇剂量的减少而逐渐减少。

除磺酰脲类、格列奈类和胰岛素外,还有几种药物可引起或加重低血糖。重要的例子有过量的酒精、磺胺甲恶唑(与复方新诺唑中的甲氧苄啶联合使用)、奎宁、甲氟喹、非选择性 β 肾上腺素受体阻滞剂、阿司

框 28.2　对糖尿病患者的运动的建议

1. 成年糖尿病患者每周应进行 150 分钟的中等强度活动，持续 3 天。理想情况下，不应该超过连续 2 天没有活动。
2. 此外，在非连续的几天里，每周应该有 2~3 次非连续性的抗阻力活动。
3. 儿童和青少年应参与其中。
4. 每天 60 分钟的中等强度有氧运动，每周进行 3 次肌肉和骨骼强化运动。
5. 老年人应考虑每周进行 2~3 次的灵活性练习和平衡训练。
6. 建议提供监督、定期、持续和联合培训方案，以获得最大效益。

Adapted from Colberg et al Diabetes Care 2016; 39: 2065–79.

表 28.1　可能加重或引起高血糖的药物

激素制剂
皮质类固醇
高剂量雌激素
促性腺激素类似物
生长抑素类似物（针对 2 型糖尿病）生长激素
心血管治疗药物
高剂量噻嗪类药物循环利尿剂
非选择性 β 肾上腺素受体阻滞剂他汀类
β₂ 肾上腺素受体激动剂
沙丁胺醇
利托德林
抗复发精神病药物
氯氮平
奥氮平
喹硫平
利培酮
高活性抗反转录病毒疗法
抗排斥疗法
环孢素
西罗莫司
他克莫司
其他
氟喹诺酮类喷他脒
二氮嗪脲佐菌素
异维 A 酸

匹林和对乙酰氨基酚过量；以及许多增强磺酰脲类药物作用的药物（例如，丙磺舒、磺胺类、单胺氧化酶抑制剂、氯霉素、氟康唑）（另请参见第 8 章）。

感染

糖尿病可与多种感染有关（框 28.3），其中一些感染比普通人群更常见，如尿路感染。其他一些几乎只发生在糖尿病患者中，如恶性外耳炎，或在糖尿病宿主中进行不同的或更具侵袭性的病程，如呼吸道感染。糖尿病患者的免疫缺陷可能解释了对感染的易感性，包括多形核白细胞功能受损。一些患者的其他促成原因包括频繁住院、伤口愈合延迟和伴随的慢性肾脏疾病。

大约 25% 的糖尿病女性患者有无症状菌尿（这是没有糖尿病女性的 4 倍）。大肠杆菌是最常见的病原体。尿路感染（UTI）可无症状或出现排尿困难、尿频或尿急（下尿路感染、膀胱炎）；或腹痛、发热和呕吐（上尿路感染、肾盂肾炎）。上尿路感染的罕见并发症是肾周脓肿和肾乳头状坏死，可能在糖尿病患者中更常见。

由某些微生物引起的呼吸道感染，包括金黄色葡萄球菌、革兰阴性菌、结核分枝杆菌和毛霉菌，在糖尿病患者中更常见。呼吸道感染链球菌、军团菌和流感病毒与糖尿病患者的发病率和死亡率增加有关。通常咳嗽和发烧是常见的主诉，尽管酮症酸中毒可能是第一表现。死亡率也更高，这似乎与种族合并肥胖、高血压和心血管疾病有关。其原因尚不清楚，但由高血糖引起的免疫反应受损，以及在微血管并发症患者中所看到的上调的细胞因子活性可能发挥了一定的作用。

深部软组织细菌感染（如化脓性肌炎，一种由外伤和血肿后出现的金黄色葡萄球菌引起的肌肉脓肿）和真菌（如皮肤毛霉菌病）在糖尿病中更常见。多微生

框 28.3　糖尿病感染的分类

糖尿病患者中发病率增加的常见感染：
- 尿路感染。
- 呼吸道感染软组织感染。

主要发生在糖尿病患者身上的感染：
- 恶性外耳炎。
- 坏死性筋膜炎。
- 福尼尔坏疽。
- 肉芽肿感染。
- 胆囊炎。
- 肾周脓肿。
- 足部感染。

物坏死性筋膜炎在糖尿病患者中更为常见。在一些病例报告中,一种特殊类型的被称为福尼尔筋膜炎更常见,与使用SGLT-2抑制剂有关。这种情况主要影响老年男性患者,开始于阴部疼痛,并迅速发展为涉及生殖器和前腹壁的坏死性病变。早期及有时还需要广泛的手术和广谱抗生素。

一些罕见的感染主要发生在糖尿病患者身上。恶性外耳炎是老年糖尿病患者的一种危及生命的疾病,通常由铜绿假单胞菌引起(图28.4)。患者表现为耳分泌物排出、严重疼痛和听力障碍,并伴有水肿、蜂窝织炎和耳道息肉样肉芽形成。可能会发生颅内骨髓炎和颅内感染的扩散。

鼻脑毛霉病是一种罕见的感染,由根霉或毛霉种真菌引起,在酸性培养基中生长最好;酮症酸中毒是一个诱发因素。约50%的病例是糖尿病患者。这些真菌很容易侵入血管。发病时可伴有鼻塞、鼻出血、面部和眼部疼痛。鼻甲或腭部出现典型的黑色坏死焦痂(结痂)。并发症包括海绵窦血栓形成、颅骨麻痹、视力丧失、额叶脓肿及颈动脉,或颈静脉血栓形成,它会导致偏瘫。死亡率非常高。

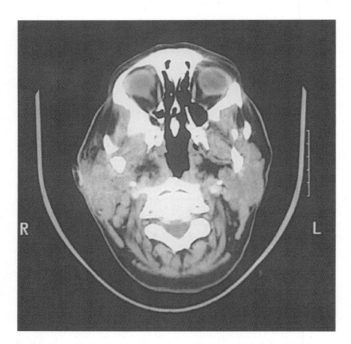

图 28.4 坏死性(恶性)外耳炎。磁共振扫描显示右侧广泛的软组织坏死和肿胀,早期累及底层骨。患者为 28 岁女性,长期患有糖尿病。Courtesy of Professor G Williams, University of Bristol, Bristol, UK.

许多这些严重的感染会导致与压力相关的高血糖,这至少在急性期可能需要静脉注射胰岛素。一旦患者身体健康,可以吃喝,那么 MDI 方案可能会提供最灵活的方法。每天需要定期监测血糖 4~7 次。

肠内营养

脑卒中是糖尿病常见的并发症,而高血糖可在发病时再次发生。脑卒中和(或)认知障碍患者越来越多地使用肠内营养,这给糖尿病患者的护理团队带来了管理挑战。定期的血糖监测对指导治疗至关重要。英国最近的指南建议目标范围为 6~12mmol/L。对于饮食和(或)单独使用二甲双胍的 2 型糖尿病患者则可使用二甲双胍溶液,并可在开始喂食之前和之后的间隔时间给药。如果这还不够,或者患者正在服用多种口服药物,那么就需要采用类似于类固醇治疗的方案中使用胰岛素(见上文)。NPH 或预混合胰岛素应在注射开始时给予,如果需要,应在 4 小时后给予。对于那些接受 MDI 等胰岛素治疗的患者,应继续使用基础胰岛素,并在开始时和进食期间间隔给予短效胰岛素。老年护理、饮食护理和糖尿病团队之间的多学科团队合作是必不可少的。

外科手术和严重的并发症

与手术相关的生理应激会导致皮质醇和儿茶酚胺等反调节激素的分泌,从而降低胰岛素的敏感性,抑制胰岛素的释放。在胰岛素缺乏的患者中,这可能导致显著的高血糖和酮症。一般来说,代谢紊乱在 1 型糖尿病患者中更为明显。低血糖是手术的另一个主要风险。术前评估以确认麻醉适应性后,优化控制(推荐糖化血红蛋白<69mmol/mol(<8.5%),并与手术和麻醉团队联系;管理计划取决于患者是否接受胰岛素治疗,以及手术的性质和持续时间(框 28.4 和框 28.5)。

整个围术期糖尿病的管理取决于患者的治疗背景和血糖控制情况;手术的性质和持续时间,以及恢复正常饮食摄入量的速度(框 28.6 和图 28.5)。可变速静脉注射胰岛素输注(VRIII)只对"高危"患者有必要。

没有高质量的证据来证实对 VRIII 的静脉注射液是理想的选择。当地有许多不同的治疗方案,最近对科克伦的审查无法做出肯定的建议。

框 28.4 接受手术、内镜或介入放射治疗的糖尿病患者：一般管理原则

- 手术前后良好的血糖控制可减少并发症的风险。
- 麻醉或镇静剂患者的主要风险是未确认的低血糖。
- 尽可能把患者放在早上第一台，或者放在下午第一台。
- 麻醉和程序管理应尽量减少呕吐、厌食和镇静的风险。
- 当需要紧急程序时，术前应处理复苏、补液和纠正高血糖或低血糖。
- 仔细选择日间病例或选择程序。

框 28.5 接受外科手术的糖尿病患者的风险分层

低风险
- "单独饮食"控制良好或口服药治疗的患者。
- 麻醉、镇静和手术本身持续时间不超过 45 分钟，术后不太可能需要静脉输液。

中等风险
- 胰岛素治疗控制良好的患者(糖化血红蛋白<69mmol/mol< 8.5%)。
- 没有酮症。
- 可能需要<24 小时的静脉输液。
- 术后不太可能出现问题。

高风险
- 任何接受大手术的糖尿病患者和(或)术后 24 小时可能需要静脉输液进行。
- 患者患病、脓毒症或酮症。
- 慢性血糖控制不良的患者（糖化血红蛋白>69mmol/mol> 8.5%)。
- 有可能由于情况或特殊准备、程序或麻醉而变得不稳定。

框 28.6 围术期糖尿病的管理(见图 28.6)

低风险患者(无须使用 VRIII)
- 在手术当天停用口服降糖药，或在实际手术当天禁食当天停用口服降糖药。
- 如果患者在下午进行手术，允许吃清淡的早餐（茶和吐司)。
- 一旦患者开始正常进食，就立即恢复常规用药。
- 然而，如果 eGFR≤44mL/(min·1.73m²)，需要接受静脉对比剂治疗的患者应在术前 48 小时或 48 小时内停止使用二甲双胍。如果紧急，则应在手术当天急用二甲双胍,48 小时内不应重新使用。

中风险患者(通常不需要 VRIII)
考虑在前一天晚上减少 20%的夜间(长效)胰岛素。

早间手术
- 忽略早晨剂量的胰岛素，并记录血糖。
- 手术后：在正常进食前，给予皮下注射胰岛素(通常为正常剂量)。

下午手术患者
- 如果患者不允许进食,请忽略早晨的胰岛素。
- 如果他们被允许进食，在吃清淡的早餐(茶和吐司)之前给患者通常剂量的一半。监测血糖。
- 手术后，一旦能够正常进食，就恢复正常的胰岛素剂量。

高风险患者
早间手术患者
- 在 07：30 记录血糖，通过注射器驱动开始 VRIII，单独注入 5%葡萄糖+0.45%氯化钠+0.15%或 0.30%氯化钾或 4%葡萄糖+0.18%氯化钠+0.15%或 0.30%氯化钾 1L/8h(老年人或心力衰竭减少)。

下午手术的患者
- 如果允许他们吃，在早餐前给患者常规量 1/2 的胰岛素剂量。
- 术前 1 小时，记录血糖，并开始进行 VRIII 和静脉输液，如上所述。

包括早上和下午的患者
- 在药物图表的"可变剂量"部分开具 VRIII 处方。
- 一旦患者进食正常，恢复正常的皮下胰岛素,1 小时后停止持续的胰岛素和静脉注射。

注：因病情而延长禁食的胰岛素使用患者，或进行特殊的术前准备，应在禁食时忽略胰岛素，开始 VRIII 单独注注含葡萄糖的液体。VRIII,可变速率静脉注射胰岛素输注(图 28.7)。

在英国，糖尿病协会推荐 5%的葡萄糖、0.45%的氯化钠、0.15%或 0、30%的氯化钾。遗憾的是,这并不被广泛使用，通常会用 4%的葡萄糖、0.18%的氯化钠和 0.15%或 0.30%的氯化钾液代替。无论哪种方式，输注速率设置为 1L/8h，并使用 50IU 的可溶性胰岛素(如短效胰岛素或优泌林 S)加入 50mL 0.9%的氯化钠，由注射器驱动器根据血糖以可变速率输注(图 28.6)。目标范围为 6~10mmol/L。一些中心仍然使用原来的葡萄糖-钾-胰岛素方案，尽管这确实有低钠血症的潜在副作用，在长期使用中，它仍然非常方便，有固定的输液速率，避免了使用单独的注射器驱动器。

近年来，糖尿病危重患者的管理一直是研究的热点，但早期研究表明，真正严格控制血糖的益处尚未得到证实,实际上可能通过低血糖造成伤害。目前的建议是使用 VRIII 将血糖保持在 6.0~10.0mmol/L 的范围内(在美国为 140~180mg/dL)。对于急性冠脉综合征患者，目前认为 VRIII 没有任何益处,除非患者的血糖是>11.0mmol/L。

胰岛素	入院前一天	手术当天或正在使用胰岛素泵		
		早上手术的患者	下午手术的患者	正在使用泵
每天一次(晚上) (例如,甘精胰岛素或地特胰岛素、德谷胰岛素、精蛋白胰岛素、优泌林胰岛素、重组人胰岛素)	减量剂量 20%	入院时检查血糖	入院时检查血糖	继续使用常规剂量的 80%
每天一次(早上) (例如,甘精胰岛素或地特胰岛素、德谷胰岛素、精蛋白胰岛素、优泌林胰岛素、重组人胰岛素)	减量剂量 20%	减少剂量 20%,入院时检查血糖	减少剂量 20%,入院时检查血糖	继续使用常规剂量的 80%
每天两次 (例如,门冬胰岛素 30 注射液,优泌林 M3、优泌乐 25、优泌乐 50 混、重组人胰岛素 25、重组人胰岛素 50 一天两次、甘精胰岛素或地特胰岛素)	无剂量变化	把早上常用的剂量减半。入院时检查血糖,保持晚餐剂量不变	把早上常用的剂量减半。入院时检查血糖,保持晚餐剂量不变	停止,直到正常饮食为止
每天两次 单独注射短效药物 (例如,动物胰岛素,短效胰岛素 优泌林 S)谷赖胰岛素注射液 **及中间使用** (例如,低精蛋白锌动物胰岛素优泌林、精蛋白重组人胰岛素)	无剂量变化	计算两种早晨胰岛素的总剂量,只在早上给予一半有效剂量。入院时检查血糖,保持晚餐剂量不变	计算两种早晨胰岛素的总剂量,只在早上给予一半有效剂量。入院时检查血糖,保持晚餐剂量不变	停止,直到正常饮食为止

图 28.5　建议对正在接受手术或其他需要禁食的手术的糖尿病患者修改现有的胰岛素治疗方案。VRIII,可变率静脉注射胰岛素输注。Reproduced from JBDS for In - patient Care. Management of adults with diabetes undergoing surgery and elective procedures 2016. With permission.

葡萄糖 (mmol/L)	胰岛素输注率(mL/h)						定制范围
	标准输注率 (以标准输注率开始除非有说明)		降低输注率 (用于胰岛素敏感的患者。如需要少于24IU/d)		提高输注率 (用于胰岛素耐药患者。如需要多于100IU/d)		
	如果没有基础胰岛素	如果基础胰岛素继续的	如果没有基础胰岛素	如果基础胰岛素持续	如果没有基础胰岛素	如果基础胰岛素持续	
<4	0.5mL/h 和静脉注射 100mL 20% 葡萄糖	0.1mL/h 和静脉注射 100mL 20% 葡萄糖	0.2mL/h 和静脉注射 100mL 20% 葡萄糖	0mL/h 和静脉注射 100mL 20% 葡萄糖	0.5mL/h 和静脉注射 100mL 20% 葡萄糖	0mL/h 和静脉注射 100mL 20% 葡萄糖	
4.1~6	0.5mL/h, 并考虑静脉输注 50mL 20% 葡萄糖*	0mL/h, 并考虑静脉输注 50mL 20% 葡萄糖*	0.2mL/h, 并考虑静脉输注 50mL 20% 葡萄糖*	0mL/h, 并考虑静脉输注 50mL 20% 葡萄糖*	0mL/h, 并考虑静脉输注 50mL 20% 葡萄糖*	0mL/h, 并考虑静脉输注 50mL 20% 葡萄糖*	
6.1~8	1	1	0.5	0.5	2	2	
8.1~12	2	2	1	1	4	4	
12.1~16	4	4	2	2	6	6	
16.1~20	5	5	3	3	7	7	
20.1~24	6	6	4	4	8	8	
>24.1	8	8	6	6	10	10	
>24.1	确保胰岛素在运行,而不是测量伪影						

图 28.6　接受手术或长期禁食的患者的建议 VRIII 率。VRIII,可变速率静脉注射胰岛素输注。Reproduced from JBDS for In-patient Care. Management of adults with diabetes undergoing surgery and elective procedures 2016. With permission.

病例记录

一例 84 岁的女性患者出现尿失禁。她患有早期痴呆症和 2 型糖尿病,用二甲双胍治疗。她的家庭医生注意到她小腿有一块蜂窝织炎,从表面擦伤处扩散。其糖化血红蛋白含量为 76mmol/mol(9.1%)。

点评:感染在糖尿病患者中很常见,特别是在血糖控制不佳的情况下。很有可能是这例患者同时患有尿路感染(尿液培养很重要)和需要抗生素治疗的扩散性蜂窝织炎。也有可能她的尿失禁继发于高血糖和多尿。她需要蜂窝织炎和除二甲双胍外的糖尿病治疗,但由于她的尿路症状,须避免使用 SGLT-2 抑制剂。老年患者尿失禁应及时询问糖尿病的控制情况,并考虑是否有症状菌尿。

关键性研究

Alberti KGMM and Thomas DJB. The management of diabetes during surgery. Br J Anaesthesia 1979; 51: 693–710. doi.org/10.1093/bja/51.7.693

　　本文回顾了糖尿病患者对手术的代谢反应和目前有关治疗方案的文献。他们提出了一种简单的葡萄糖−钾−胰岛素输注 (GKI)，这是英国管理的基础，直到 JBDS 指南的迭代。由于其简单易行，仍被广泛使用。

关键网站

- 英国 NHS 网站：www.nhs.uk/Diabetes
- 英国糖尿病网站，链接到 JBDS 指南：www.diabetes.org.uk
- 英国糖尿病协会网站有优秀指南：www.diabetologists–abcd.org.uk/JBDS/JBDS.htm
- SIGH 指南：www.SIGN.ac.uk
- ADA 网站每年更新临床实践指南：www.diabetes.org
- 为糖尿病患者和卫生保健专业人员提供的关于锻炼的网站：www.runsweet.com
- NG17 和 NG18 1 型糖尿病：www.nice.org.uk

拓展阅读

Colberg SR, Siberg RJ, Yardley JE et al. Physical activity/exercise and diabetes: a position statement of the American Diabetes Association. Diabetes Care 2016; 39: 2065–79

Colunga-Lozano LE, Gonzalez Torres FJ, Delgado-Figueroa N et al. Sliding scale insulin for non-critically ill adults with diabetes mellitus. Cochrane Database of Systematic Reviews 2018; Issue 11: Art.No.:CD011296.doi:10.1002/14651858.CD011296.pub2

Houlder SK, Yardley JE. Continuous glucose monitoring and exercise in type 1 diabetes: past, present and future. Biosensors 2018; 8: 73–85

JBDS-IP The use of variable rate intravenous insulin infusion VRIII in medical inpatients. 2014. www.diabetologists-abcd.org.uk/JBDS/JBDS.htm

JBDS-IP Management of hyperglycaemia and steroid (glucocorticoid) therapy. 2014. www.diabetologists-abcd.org.uk/JBDS/JBDS.htm

JBDS-IP Glycaemic management during the inpatient enteral feeding of stroke patients with diabetes. 2018. www.diabetologists-abcd.org.uk/JBDS/JBDS.htm

JBDS-IP. The management of adults with diabetes undergoing surgery and elective procedures. 2016. www.diabetologists-abcd.org.uk/JBDS/JBDS.htm

Misra A, Alappan NK, Vikram NK, et al. Effect of supervised progressive resistance-exercise training protocol on insulin sensitivity, glycaemia, lipids and body composition in Asian Indians with type 2 diabetes. Diabetes Care 2008; 31: 1282–1287.

Pan B, Ge L, Xun Y-Q et al. Exercise training modalities in patients with type 2 diabetes mellitus: a systematic review and network meta-analysis. Int J Behavioural Nutrition and Physics Activity 2018; 15: 72–86

Riddell MC, Gallen IW, Smart CE et al. Exercise management in type 1 diabetes: a consensus statement. Lancet Diabetes Endocrinol 2017; 5: 377–90

Scott S, Kempf P, Bally L et al. Carbohydrate intake in the context of exercise in people with type 1 diabetes. Nutrients 2019; 11: 3017–38

Stevens DL, Bryant AE. Necrotizing soft-tissue infections. N Engl J Med 2017; 377: 2253–65

Vadstrup ES, Frolich A, Perrild H, et al. Lifestyle intervention for type 2 diabetes patients: trial protocol of the Copenhagen Type 2 Diabetes Rehabilitation Project. BMC Public Health 2009; 9: 166.

Venmans LM, Hak E, Gorter K, Rutten G. Incidence and antibiotic prescription rates for common infections in patients with diabetes in primary care over the years 1995 to 2003. Int J Infect Dis 2009; 13(6): 344–351.

Wu N, Bredin SSD, Guan Y et al. Cardiovascular health benefits of exercise training in persons living with type 1 diabetes: a systematic review and meta–analysis.J Clin Med 2019; 8: 253–79

（姜漫漫 译　周瑾 审校）

第 29 章

妊娠和糖尿病

要点

- 孕产妇 1 型和 2 型糖尿病是最常见的使妊娠复杂化的医学问题，在英国每 250 例新生儿中约有 1 例受到影响。

- 患有糖尿病的孕产妇，发生包括子痫前期、羊水过多、妊娠前分娩和剖宫产的并发症的概率增加。

- 与同龄且分娩次数相同的非糖尿病女性患者相比，妊娠前患有糖尿病的女性可致使主要的先天性畸形发生率增加近 4 倍，围生期死亡率增加 4 倍，死胎率增加 3 倍。这些并发症与妊娠早期的血糖控制密切相关。

- 患有 2 型糖尿病的女性与患有 1 型糖尿病的女性有相似的并发症发生率。

- 妊娠前和产前严格控制血糖可减少先天畸形和产妇并发症的风险。

- 巨大胎儿（巨大儿）在妊娠前及妊娠期患有糖尿病的女性中的发生率至少是普通胎儿的两倍，并且可能导致分娩期间的并发症，包括肩难产。

- 患有糖尿病的母亲所生的婴儿更容易出现新生儿低血糖、黄疸、低血钙及一些在分娩后需要入住新生儿病房的情况。

- 在英国，4%~16% 的孕产妇会受到妊娠糖尿病的影响，少数民族女性更为常见。糖尿病诊断标准仍然存在争议，没有普遍共识。

- 良好的血糖控制可以减少患有妊娠糖尿病的产妇和孩子的并发症。

妊娠前糖尿病是最常见的使妊娠复杂化的医学问题，在英国，每 250 例新生儿中就有 1 例（0.4%）会受到影响。自 2014 年起，英格兰和威尔士开始进行全国妊娠糖尿病（NDIP）审计，虽然并非所有患有糖尿病女性的妊娠数据都是完整的，但 2018 年的最新报告含有 4400 个数据集，且提供了关于护理质量和标准及母婴结果的基本信息。这首次表明，患有 2 型糖尿病的孕产妇超过患有 1 型糖尿病孕产妇，比 2002 年 3 月孕产妇和儿童健康（保密询问，内容涉及外交和儿童健康）监测报告中报道的 25% 增加了两倍多。妊娠糖尿病的患病率正在上升；使用一个包括 44 万多例妊娠的初级保健数据库，妊娠期 1 型糖尿病的发病率已经从 1995 年的每 1000 例中 1.56 例上升到 2015 年的每 1000 例中 4.09 例。妊娠期 2 型糖尿病的发病率也有所上升，从 1995 年的每 1000 例中 2.34 例上升到

2008 年的 5.09 例和 2012 年的 10.62 例，但部分原因是诊断标准和筛查做法的改变。这意味着所有的初级保健产前服务可能都需要对不同程度葡萄糖耐受不良的女性患者进行护理。糖尿病对母亲和胎儿都会造成问题，尽管最近产前护理有了进展，但围生期健康和存活率方面的结果仍然显著低于没有糖尿病的妊娠。由于母亲肥胖和年龄的增加，妊娠糖尿病通常发生在妊娠后半期，且这种情况越来越普遍，尽管绝对值高度依赖于研究对象的人群，并反映了 2 型糖尿病的背景风险。

妊娠对糖尿病女性患者的影响

在已有糖尿病史的女性患者中，胰岛素敏感性在妊娠早期增加，这增加了她们患低血糖的风险。妊娠

16 周后，血糖水平和胰岛素需求通常会增加，18 周后平均增加 40%（范围在 0~300%）（框 29.1）。这是因为妊娠通过胎盘激素、细胞因子如 TNF-α 及黄体酮的致糖尿病作用诱发胰岛素抵抗，其作用在妊娠的中期和晚期达到最大。胰岛素抵抗和脂肪分解增强导致的高血糖，对没有糖尿病的女性来说可能是有利的，因为它可以促进营养物质向正在发育的胎儿转移，但是对于糖尿病女性患者来说，它可以导致加速饥饿和易患酮症。随着妊娠的进展，膈肌被向上推，肺泡通气相对增加，伴随呼吸性碱化和代偿性肾小管碳酸氢盐丢失。血清碳酸氢盐水平下降，酸缓冲能力丧失，这解释了在妊娠期相对适度的高血糖，甚至正常血糖情况下出现糖尿病酮症酸中毒的部分原因。

由于妊娠期严格的血糖指标，孕产妇存在患有低血糖的风险。有报道指出，1999—2000 年，在荷兰 323 例妊娠糖尿病女性患者中，41% 至少有 1 次严重的发作，其中一人几乎确定是因低血糖发作而死于交通事故。开车的女性患者应谨慎遵守血糖监测指引（见第 32 章）。NDIP 2015 年的报告发现，20~39 岁 1 型和 2 型妊娠糖尿病女性患者与同龄非妊娠女性患者相比，因低血糖住院的人数增加了 3 倍以上，而 2018 年的报告发现，患有 1 型糖尿病的孕产妇中有 12% 需要住院治疗低血糖。

孕产妇糖尿病对妊娠的影响

孕产妇糖尿病通过导致胎儿发育畸形、高血糖致胰岛细胞发育改变（胰岛素分泌增加）及促进婴儿生长（巨大儿），对胎儿造成不利影响（图 29.1，框 29.2）。先兆子痫在糖尿病孕产妇（特别是肾病孕产妇）中更为常见；1999—2000 年，荷兰有报道称，与非糖尿病孕产妇相比，患糖尿病的孕产妇先兆子痫发生率增加了 12 倍以上。孕产妇死亡率也明显高于非糖尿病妊娠；在荷兰，每 323 例中有 2 例死亡（0.6%），在每年的 3733 例中有 5 例在分娩后 1 年内死亡，但其中只有 3 例可能与糖尿病有关。

糖尿病是致畸的，特别是在妊娠的前 8 周，胎儿主要器官正在这一时期形成。在孕产妇和儿童健康的队列研究中，有 144 例发生主要先天畸形，大约是非糖尿病妊娠出现致畸率的 2 倍，致畸情况与糖尿病的分型无关，主要造成心脏（42%）、肌肉骨骼（17%）和神经系统（13%）的缺陷。畸形率与妊娠早期高血糖密切

框 29.1　妊娠对已有糖尿病的女性的影响

由于胰岛素敏感性增加和饮食改变，以及需要严格控制血糖，因此在妊娠早期容易发生低血糖。

由于妊娠相关激素引起的胰岛素敏感性降低，增加了妊娠后期对胰岛素的需求。

由于延迟胃排空和（或）食管反流导致的妊娠后期潜在低血糖。

视网膜病变和肾病恶化的风险。

由于妊娠后期肾脏碳酸氢盐丢失和酮症代谢增加，DKA 的风险增加。

肾脏阈值降低导致糖尿病泌尿道感染重吸收的风险。

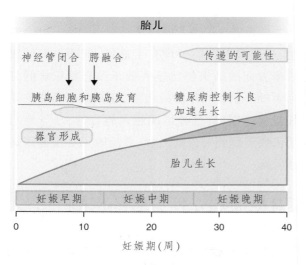

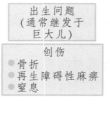

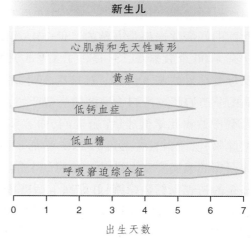

图 29.1　孕产妇糖尿病对胎儿和新生儿的影响，按孕龄和新生儿年龄划分。

相关。在 1996—2008 年英格兰北部的妊娠糖尿病调查（NorDiP）中，与没有患糖尿病的女性相比，有妊娠糖尿病前症状的女性患非染色体主要先天异常的相对风险为 3.8（95% CI，3.2~4.5）。在这个队列中，调整后的优势比为 1.3/11mmol/mol（1%）线性增加，围生期糖化血红蛋白≥45mmol/mol（6.3%）。已存在的肾病也是一个重要的危险因素。NPID 2018 报告 1 型妊娠糖尿病患者的胎儿先天性异常率为 48/1000，2 型的为 48/1000，与 2014 年持平。妊娠前护理和严格的血糖控制与低发病率有关（由于显而易见的原因，在这个地区没有随机对照试验）。在荷兰，患有妊娠糖尿病的孕妇中，84% 是有计划受孕的，75% 早期 HbA1c<53mmol/mol（<7.0%），尽管其先天畸形率仍然是非糖尿病女性的 3 倍多。部分问题在于糖化血红蛋白只是衡量平均血糖水平的指标；血糖峰值变异可能更为重要，而且很少有女性在妊娠前、妊娠期间或胚胎发育期间，有完全正常的血糖水平。尽管如此，荷兰研究人员报告称，对于有计划与意外妊娠的糖尿病患者，主要致畸率为 0.34（95% CI，0.13~0.88）。近年来，新生儿死亡率有所下降，但仍然是非糖尿病妊娠的 3~4 倍（2002—2003 年的监测报告中显示的 32/1000）。死产率仍然是非糖尿病患者群的 3 倍左右（2019 年 NDIP 报告中为 13.7 对 4.2/1000 新生儿），并与整个妊娠期的血糖控制标准有关；在每次询问中，不到 50% 的死产女性在妊娠期间的任何时候都达到糖化血红蛋白<53mol/mol（<7.0%），而 70% 以上的正常妊娠结局女性在任何阶段的 HbA1c<53mmol/mol。NDIP 2018 显示，有<45% 的 1 型糖尿病患者和<75% 的 2 型糖尿病患者可以达到

糖化血红蛋白≤48mol/mol（6.5%），这表明血糖控制水平仍然不理想。1 型和 2 型糖尿病患者的死胎率和先天性畸形率相似。

葡萄糖转运增强和其他营养素输送到胎儿会加速胎儿生长，导致巨大儿，即大于胎龄的婴儿（图 29.2）。这刺激了胰岛，诱发了胎儿的高胰岛素血症，从而促进了腹部脂肪沉积、骨骼生长和器官肥大。这些巨大儿的并发症包括出生创伤和新生儿低血糖症和低钙血症。尽管胎龄较大，但巨大儿往往发育不良，出生时容易出现呼吸窘迫综合征。巨婴率取决于定义；在 NDIP 2018 报告中，婴儿≥90 分位数出生体重的总体比例在 1 型和 2 型糖尿病孕产妇中分别为 54% 和 26%，但对于那些妊娠晚期糖化血红蛋白≥48mmol/mol（6.5%）的孕产妇来说，这一数字明显更大（61% 对 48% 1 型糖尿病；50% 对 18% 2 型糖尿病）。NorDiP 研究发现，第三个月糖化血红蛋白 ≥53mmol/mol（7.0%）时，每增加 11mmol/mol（1%），出生体重平均增加 310g，母亲糖化血红蛋白从 37mmol/mol（5.5%）上升到 70mmol/mol（8.5%）时，娩出巨大儿的可能性从 27% 增加到 66%，强调了在妊娠后期控制血糖对预防巨婴症

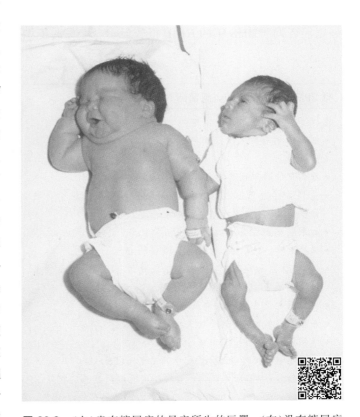

图 29.2　（左）患有糖尿病的母亲所生的巨婴。（右）没有糖尿病的母亲所生的类似妊娠期的正常婴儿。

的重要性。

小胎龄(SGA)婴儿的普遍性记载较少,其在2型糖尿病中更经常发生(2018年NDIP中2型占13%,1型占5%)。这可能反映了患有2型糖尿病的女性年龄较大,以及高血压和肥胖症发病率的增加。NorDIP发现,较高的围孕期糖化血红蛋白、产妇吸烟和存在微血管并发症与SGA婴儿的可能性有关。

糖尿病患者的妊娠管理

妊娠前咨询

糖尿病女性患者的妊娠管理始于妊娠前建议和咨询(框29.3)。这包括解释妊娠的风险和成功妊娠的要求,包括在妊娠后尽快开始频繁就诊、优化代谢控制、停止吸烟和饮酒,以及补充叶酸和饮食(5mg/d——比通常推荐给非糖尿病孕产妇的剂量更高)。潜在的致畸药物应该用更安全的替代品来代替——例如,ACEI和他汀类药物是禁忌的。女性患者应进行视网膜筛查和尿液分析以了解白蛋白/肌酐比率(ACR)。对糖尿病女性患者进行妊娠前门诊护理可以减少约2/3的先天性畸形。遗憾的是,在英国只有少数女性参加妊娠前咨询。2018年的NDIP报告显示,<45%的1型糖尿病患者和<25%的2型糖尿病患者在妊娠前服用了5mg叶酸,1型糖尿病患者和2型糖尿病患者中分别有<20%和<40%的女性在妊娠前3个月的HbA1c水平在推荐的目标范围内,即≤48mmol/mol(6.5%)。在妊娠前实现严格的血糖控制会给家庭和就业带来真正的挑战。在这方面,必须强调的是,即使没有达到推荐的糖化血红蛋白目标,任何血糖的改善都会带来好处。血糖的改善也会给母亲和胎儿带来好处,并减少并发症的风险。总体而言,可以说只有1/8的女性患者为妊娠做了充分的准备。在审计的5年里,这种情况没有发生实质性的变化。由于不良后果的风险很高,NICE建议糖化血红蛋白≥86mmol/mol(10%)的女性患者不应该尝试妊娠。

既定妊娠的管理

NICE对妊娠糖尿病的管理指导包括优化血糖控制,旨在使空腹血浆葡萄糖浓度达到4~5.3mmol/L,餐后1小时峰值≤7.8mmol/L或餐后2小时峰值<6.4mmol/L。HbA1c没有达标,但应告知孕产妇,如果HbA1c水平≥48mmol/mol(6.5%),不良后果的风险会增加。ADA指南建议类似的血糖目标[餐后2小时血糖为6.7mmol/L(120mg/dL)],但在安全的情况下糖化血红蛋白≤42mmol/mol(6.0%)。几乎所有患有1型糖尿病的女性都需要基础胰岛素注射方案,以达到严格的血糖控制,每天至少进行4次血糖自我监测(NICE建议每天进行7次检测)。胰岛素的选择是有争议的。目前还没有确定新的长效类似物的安全性的前瞻性试验,但也没有很多关于老式胰岛素的试验。目前的指导建议,长效类似物不应该在妊娠期间开始使用,但在与孕产妇讨论后可以继续使用。如果要求更换或开始使用新的长效制剂,则应使用中效胰岛素(NPH)。短效胰岛素类似物和赖脯胰岛素继续使用是安全的。最新的NICE指南指出,连续皮下胰岛素输注(CSII——胰岛素泵疗法)现在可以作为一种替代选择,适用于那些难以通过多次注射达到良好控制且没有不可接受的低血糖症的患者,但Meta分析显示,在妊娠结果方面,多次注射疗法没有优势。需要进行有适当动力的前瞻性试验,以确定妊娠期血糖的最佳管理。

有几项关于在妊娠期间使用连续血糖监测(CGM)的研究,在整体糖尿病控制方面有一些小的好处,与每天多次注射相比,对妊娠结果有积极的影响。

框29.3 妊娠前护理。改编自NICE指导意见NG3

在以下方面提供建议和信息:

- 妊娠糖尿病的风险及如何通过良好的血糖控制来减少这些风险。
- 结构化的糖尿病教育方案,如DAFNE。
- 达到目标糖化血红蛋白≤48mmol/mol(6.5%),且无明显的低血糖。
- 如果糖化血红蛋白≥86mmol/mol(10.0%),应避免妊娠。
- 保持避孕,直到血糖控制达到最佳状态。
- 饮食、体重和运动,包括体重指数超过27kg/m²的女性患者需要减肥,要戒烟和避免饮酒。
- 低血糖和低血糖不知情及避免。
- 妊娠相关的恶心、呕吐和保持良好的血糖控制策略。
- 视网膜和肾脏评估。
- 从受孕前到妊娠12周服用叶酸补充剂(5mg/d)。
- 对药物治疗(停止他汀类药物和任何妊娠期禁忌的抗高血压药物)、血糖目标和自我监测程序的审查和可能的改变。
- 使用血液酮体监测来检测DKA。
- 预约的频率和当地支持,包括紧急电话号码。

其中规模最大的 CONCEPTT 在 2017 年报告，显示对胎儿有明显的好处，即减少巨大儿，减少新生儿低血糖症，缩短住院时间 1 天。最新的 NICE 指南指出，应向所有患有 1 型糖尿病的孕产妇，以及任何伴有严重低血糖症和（或）有不稳定的血糖水平导致需要使用胰岛素的 2 型糖尿病孕产妇提供持续的葡萄糖监测。

筛查并发症是必要的，因为妊娠会使已患肾病的女性的肾功能恶化[定义为血清肌酐>124μmol/L 或估计肾小球滤过率，<45mL/(min·1.73m²)]。因此，应谨慎控制血压（如使用拉贝洛尔、甲基多巴或硝苯地平），ADA 建议治疗应保持血压<135/85，但>120/80mmHg。蛋白尿和高血压的增加在肾病恶化时很常见，但在妊娠后期可能很难与先兆子痫区分开来（见下文）。肾小球滤过率方程在妊娠期间没有得到验证，所以有时需要定时的肌酐清除来监测肾功能的下降。在糖尿病妊娠期间，视网膜病变也可能迅速恶化，特别是当血糖控制突然改善时。在妊娠前保健和妊娠早期，应考虑对高危患者增加监测频率和早期光凝治疗。

产科评估包括定期超声扫描，以估计胎龄、检测主要的畸形、监测胎儿的生长、评估羊水的体积。糖尿病妊娠的母体并发症包括先兆子痫（高血压、蛋白尿、水肿和胎儿受损）、多胎妊娠、尿路感染、阴道念珠菌病、腕管综合征、反流性食管炎和早产。仔细监测血压也是必要的，因为 HbA1c 水平每增加 11mmol/mol（1%），先兆子痫的比率为 1.65:1，而且在妊娠前就有白蛋白尿的人更容易发生。

胰岛素的需求量通常在妊娠中期逐渐增加，与胰岛素抵抗和食物摄入量的增加相吻合，并可能继续增加到妊娠 34~36 周。由于红细胞存活率的改变，可能与妊娠有关的铁缺乏，以及循环血量的增加导致血红蛋白浓度的稀释性下降，因此糖化血红蛋白作为对妊娠后期血糖控制的估计不太精确。由糖化血红蛋白得出的估计平均血糖为 7.4~7.7mmol/L，在妊娠期间糖化血红蛋白为 64mmol/mol（8.0%），比非妊娠人群低约 2.6mmol/L。

在英国，NICE 建议患有糖尿病的女性在 37~38+6 周之间分娩，因为有可能出现晚期死胎的风险。2018 年，45%的 1 型和 25%的 2 型糖尿病孕产妇在 37 周前分娩。NDIP 审计还发现，在 2017 年，只有 12.6%的 1 型糖尿病孕产妇和 13.8%的 2 型糖尿病孕产妇进入自然分娩状态，1 型糖尿病女性患者的剖宫产率超过

60%，2 型糖尿病女性患者的剖宫产率为 54%。急诊剖宫产率在 2013 年为 30.0%，而 10 年前 CEMACH 的紧急剖宫产率为 37.6%，这些数据在 2018 年的 NPID 报告中没有提供。

如果预计早产，则通常给予大剂量的产前皮质激素，以促进胎儿肺部成熟。这将不可避免地引起高血糖，甚至可能引起糖尿病酮症酸中毒。由于这些原因，需要仔细监测，最好是在医院，并将胰岛素剂量增加 50%或更多，持续 48 小时，以防止代谢失调。一些指南建议在使用类固醇期间进行葡萄糖和胰岛素静脉输注以维持血糖控制。

在分娩过程中，应通过持续静脉注射胰岛素（一般为 2~4IU/h）和葡萄糖来控制糖尿病。目标血糖为 4~7mmol/L。持续皮下胰岛素输注的女性患者通常可以通过调整输液速度来控制，而不需要静脉注射葡萄糖。分娩后，胰岛素需求量应快速恢复到妊娠前的值或更少，应减少剂量以避免低血糖症。如果预计阴道分娩会出现机械性问题（如胎位不正或比例失调）或胎儿受损和严重的先兆子痫，则应选择剖宫产。母乳喂养需要进一步减少 10%~20%的胰岛素剂量，但应鼓励母乳喂养，因为它有助于防止新生儿低血糖，并促进产妇在分娩后体重下降。

新生儿在分娩后有可能需要入住特殊护理婴儿病房，尽管这没有必要成为常规。然而，他们更容易发生低血糖，特别是当母亲正在接受胰岛素治疗时，但他们只有在有症状时（通常在毛细血管血糖≤2mmol/L 时）才需要住院。婴儿也更容易出现高胆红素血症、多血症和低钙血症，特别是当他们是巨大儿的时候，而且巨大儿更容易受到出生时的创伤。

患有 2 型糖尿病的孕产妇人数正在增加，特别是在这种类型的糖尿病占主导地位的发展中国家，但 2018 年的 NDIP 报告中，在患有妊娠糖尿病的女性中，2 型糖尿病也占了 51.4%。作为一个群体，这些英国女性患者年龄较大，与那些 1 型糖尿病患者相比，她们更有可能具有非洲裔、亚裔或其他少数民族背景，并且多有社会经济贫困背景。患有 2 型糖尿病的女性往往在妊娠后期才出现，并有其他不良后果的风险因素，如肥胖、高血压高龄和胎位不正。然而，在并发症方面的结果似乎与 1 型妊娠糖尿病的女性患者没有什么不同。

2 型糖尿病的妊娠管理与 1 型糖尿病相同。一般来

说，女性应在妊娠前或妊娠头 3 个月的早期改用胰岛素。口服降糖药可能无法达到足够好的血糖控制；此外，有些降糖药会穿过胎盘，可能会加重胎儿的高胰岛素血症，并有潜在的致畸作用（尽管证据是矛盾的）。二甲双胍可以穿过胎盘，虽然它没有被许可用于妊娠，但它的使用经验越来越多（特别是在妊娠糖尿病中），因此，它目前得到了 NICE（但不是 ADA）的支持。到目前为止，除了在一些研究中与儿童体重增加有关外，还没有关于安全问题的报告，尽管这一发现有许多其他混淆因素。格列本脲在 NICE 指南中不再推荐使用。

妊娠糖尿病

妊娠糖尿病（GDM）是在妊娠期间首次被确认的葡萄糖不耐受。因此，包括糖耐量减低的女性患者、那些以前未被识别的 2 型糖尿病患者，以及那些在妊娠时发生 1 型糖尿病的女性。妊娠期间越早被诊断出来，就越有可能是 1 型或 2 型糖尿病。其病理生理学是妊娠引起的胰岛素抵抗和胰岛素分泌能力减弱的结合。一些研究表明，发生妊娠糖尿病的女性在妊娠前就有明显的 β 细胞功能缺陷。高血糖症与不良妊娠反应研究（HAPO）显示，高血糖症与不良妊娠反应之间存在线性关系，空腹和葡萄糖负荷后血浆葡萄糖与出生体重（出生体重>90 分位数，空腹血浆葡萄糖每增加 0.4mmol/L，比值比为 1.32，75g 口服葡萄糖负荷后 2 小时每增加 1.3mmol/L，比值比为 1.38）之间有线性关系。不存在截止点。一个专家小组对数据进行了审查，并根据研究结果的发展概率增加 75%，对妊娠糖尿病的诊断性血浆葡萄糖水平达成了国际共识（表 29.1）。这些新标准意味着，多达 18% 的孕产妇现在符合妊娠糖尿病的诊断标准。世界卫生组织已经在 2013 年采用了这些标准，但承认它们必须随着更多数据的出现而进行审查。由于在诊断标准上缺乏共识，NICE 利用澳大利亚孕产妇碳水化合物不耐受研究（ACHOIS）和

其他干预试验的结果数据，对妊娠糖尿病进行了成本和临床有效性分析。他们的结论是，空腹血糖≥5.6 和 75g 口服葡萄糖负荷后 2 小时的血糖≥7.8mmol/L 符合当前 NICE 的成本效益阈值。其他国家机构（包括 SIGN）已经采用了世界卫生组织 2013 年的标准，而其他专业团体（如美国妇产科学院 ACOG）则没有。ADA 既支持 2013 年的 WHO，也支持 ACOG 推荐的 Carpenter–Coustan 两步诊断程序（50g 口服葡萄糖挑战，然后是 100g 3 小时糖耐量试验）。加拿大、澳大利亚和新西兰及印度使用不同的诊断标准。值得指出的是，并非所有的胎儿畸形都是由母体血糖决定的，有相当一部分是与母体肥胖有关的，一些作者主张在试图预防巨大儿时不要仅以血糖为中心。

由于缺乏一致的诊断标准，真正的发病率很难确定，但世卫组织估计，全世界有 10%~25% 的妊娠因糖尿病而复杂化。在英国和爱尔兰，据报道，妊娠糖尿病的发病率为 4%~16%，取决于筛查测试和背景人群的糖尿病风险。ACHOIS 的发表首次表明，强化血糖控制的干预可以减少母婴的并发症，这一发现被 Landon 等报告的试验所证实。因此，现在对筛查的好处、筛查的时机、诊断标准和治疗都有激烈的争论。WHO 和 ADA 建议普遍筛查，但并不是所有人都同意，NICE 认为这不符合成本效益，所以他们（和 SIGN）继续建议采取有针对性的方法（框 29.4）。抽样策略或筛查测试都没有共识。这个领域迫切需要进一步的研究，一些大型研

框 29.4　妊娠糖尿病发病的母体风险因素，来自 NICE 指南 NG3

BMI≥30kg/m²。

有过大体型婴儿（出生体重≥4.5kg）。

妊娠糖尿病史。

一级亲属有糖尿病的家族史。

糖尿病高发病率的少数民族家庭出身。

表 29.1　妊娠糖尿病的诊断值是根据 NICE 和 WHO/IADPSG 的 75g 口服葡萄糖耐量试验确定的。明显的糖尿病是指空腹血浆葡萄糖≥7.0mmol/L（≥126mg/dL）±HbA1c≥48mmol/mol（≥6.5%）

	NICE	NICE	WHO/IADPSG	WHO/IADPSG
空腹	5.6mmol/L	100mg/dL	5.1mmol/L	92mg/dL
75g 糖耐量试验 1 小时后			10.0mmol/L	180mg/dL
75g 糖耐量试验 2 小时后	7.8mmol/L	140mg/dL	8.5mmol/L	153mg/dL

究正在进行或计划进行。

治疗方法是有争议的,但血糖目标与已患糖尿病的目标相似(表 29.2)。许多患有妊娠糖尿病的女性将通过改变饮食和生活方式达到这些目标。肥胖女性在妊娠期间可以安全地限制热量的摄入,但这应该在营养师的指导下进行。没有确凿的证据支持任何特定的饮食策略来治疗妊娠糖尿病。应给予增加运动方面的其他生活方式建议,并建议在家庭血糖监测下进行为期 2 周的试验。如果没有达到血糖目标,则应考虑使用二甲双胍治疗(最高 1500mg/d,从 500mg/d 开始)。如果仍未达到目标,则应开始使用胰岛素。时机很重要,NICE 指南建议,如果口服葡萄糖耐量试验期间孕产妇的空腹血糖>7mmol/L,则应更早地使用胰岛素。

目前还没有关于首选分娩方式的循证指南,但由于许多婴儿体型较大,存在分娩创伤的风险,剖宫产率不可避免地很高。新生儿有同样的医疗风险,患有妊娠糖尿病的母亲的后代也会出现同样的问题。此外,巨婴有两倍的儿童肥胖风险,成年后患糖尿病和心血管疾病的概率增加。目前还不知道预防巨婴症是否会减少这些风险;要解决这个问题,需要进行前瞻性的长期研究。ACHOIS 和 Landon 的后续研究没有证明强化治疗组与常规治疗组的后代在血糖和肥胖率方面的差异。

妊娠糖尿病通常会在分娩后消失(新诊断的 1 型或 2 型糖尿病患者除外),所以应该停止所有的降糖治疗。建议在产后 24~48 小时内继续进行毛细血管血糖监测,以确认是否恢复到正常的葡萄糖耐受性。NICE 指南建议在产后 6~13 周进行空腹血糖检查,或在产后 13 周以上进行糖化血红蛋白检查,以排除持续的葡萄糖不耐受。ADA 建议产后进行 75g 葡萄糖耐量检测,并每 3 年对母亲进行一次糖尿病复查。妊娠糖尿病在以后的妊娠中很可能会复发,因此建议所有计划再生育的女性患者进行妊娠前评估。

妊娠糖尿病女性患者在随后的 10 年中患 2 型糖尿病的风险是线性的,为 35%~60%,取决于人群的背景风险,这使得妊娠糖尿病成为未来发展为糖尿病的最强预测性风险因素之一。因此,患有妊娠糖尿病的女性需要接受健康教育,以减轻体重、增加运动和改善心血管风险状况。NICE 建议每年对被诊断为妊娠糖尿病的女性进行糖尿病筛查。

表 29.2　妊娠前和妊娠糖尿病的推荐血糖目标。建议女性每天至少检测 4 次,并在饭后 1 小时或 2 小时进行检测

	妊娠前血糖 [mmol/L(mg/dL)]	妊娠前 HbA1c [mmol/mol(%)]	妊娠期血糖 [mmol/L(mg/dL)]	妊娠期 HbA1c [mmol/mol(%)]
NICE				
醒后	5~7.0(90~126)	≤ 48(6.5)		
餐前	4~7.0(72~126)		4~5.3(72~96)如果使用胰岛素 ≤5.3(96)如果正在节食或服用 二甲双胍	
餐后 1 小时	5~9.0(90~160) [最多 90 分钟]		≤ 7.8(≤ 140)	
餐后 2 小时			≤ 6.4(≤ 115)	
SIGN				
餐前	4~6.0(72~110)	≤ 53(≤ 7.0)	4~6.0(72~110)	
餐后 1 小时	≤ 8.0(≤ 144)		≤ 8.0(≤ 144)	
餐后 2 小时	≤ 7.0(≤ 126)		≤ 7.0(≤ 126)	
睡前	≥ 6.0(≥ 108)		≥ 6.0(≥ 108)	
ADA				
空腹		42~48(6~6.5)	≤ 5.3(≤ 96)	≤ 42(≤ 6.0)如果没有低血糖, 在妊娠 3 个月内最佳
餐后 1 小时			≤ 7.8(≤ 140)	
餐后 2 小时			≤ 6.7(≤ 120)	≤ 53(≤ 7.0)如果出现低血糖症

NICE,英国国家卫生与临床优化研究所。SIGN,苏格兰校际指南网。ADA,美国糖尿病协会。

避孕

没有强有力的数据支持任何糖尿病女性患者避孕的特殊方法，当前的 NICE 指南参考了英国避孕药具使用医疗资格标准(UKMEC)。

病例记录

一例 28 岁女性患者，患有 1 型糖尿病 20 年，总体控制不佳，在计划妊娠前开始接受持续皮下胰岛素输注。她的糖化血红蛋白在 6 个月内逐渐改善，从 84mmol/mol 降至 54mmol（从 9.8% 降至 7.1%）。在此期间，她进行了仔细的视网膜监测，她的轻度视网膜病变的病情没有变化。她的尿液尿白蛋白肌酐比值正常，<2mg/mmol，血压正常（血压 118/78mmHg）。此后不久，她怀上了单胎，她的控制水平进一步提高，糖化血红蛋白值为 48mmol/mol（6.5%）。但她的妊娠过程并不顺利，直到第 32 周，她的蛋白尿增加，>2g/d。她的血压上升到 138/96mmHg，并自述视力模糊。胎儿的生长情况令人满意。眼科检查发现有缺血性改变，有多个棉絮状的斑，但没有新的血管。她的椎间盘看起来很正常。在接下来的一周，她出现了头痛和不适，并伴有畏光和视力模糊的恶化。磁共振扫描正常。腰部穿刺显示压力正常，脑脊液(CCSF)正常。在接下来的一周，血压进一步上升到 144/102mmHg，蛋白尿增加到>4g/d，并且出现了明显的周边水肿。她开始服用甲基多巴和拉贝洛尔。下一次胎儿扫描显示生长速度减慢，她被送入医院接受产前皮质类固醇治疗。在这之后。她的血压稳定了，但她的蛋白尿继续恶化，肌酐清除率下降，她的视觉症状恶化。因此，她在妊娠 35 周多一点儿的时候生下了一个女婴，在新生儿科住了 3 周。但后来女婴表现非常好，没有出现不良后遗症。她的视觉症状和头痛迅速得到了缓解。她的缺血性视网膜病变得到改善，不需要进行光凝治疗。然而，她仍然有明显的白蛋白尿。由于她在妊娠前肾功能完全正常，6 个月后接受肾脏活检，显示弥漫性糖尿病肾小球硬化症的典型特征。她现在使用血管紧张素受体阻断剂管理（使用赖诺普利后出现咳嗽），仍有微量白蛋白尿（尿白蛋白肌酐比值为 8mg/mmol）。血压为 130/78mmHg。

点评：这个病例有几个学习点。首先，尽管妊娠可以恶化已经存在的肾病，但产前出现肾病的情况并不多见。其次，她患上了先兆子痫，这可能是造成视网膜变化（继发于血管收缩和高血压）和肾病发展的原因。有趣的是，眼睛的变化在分娩后几乎立即得到解决，但她仍然有白蛋白尿。糖尿病孕妇有短暂的视网膜缺血的描述，但这是不正常的；在这种情况下强烈建议及早分娩。子痫前期在妊娠糖尿病中更为常见，特别是在有肾病的女性患者中。当子痫前期与肾病叠加时，监测肾功能是很困难的，需要反复、定时收集尿液来估计肌酐清除率。最后，使用类固醇后血压的暂时改善是公认的先兆子痫的特征，应该是考虑诊断的一个提示。

关键性研究

Crowther CA, Hiller JE, Moss JR, et al, for the ACHOIS Trial Group. Effect of treatment of gestational diabetes mellitus on pregnancy outcomes. N Engl J Med 2005; 352: 2477–2486.

ACHOIS 试验彻底改变了我们对妊娠糖尿病的想法和处理方法。在该试验发表之前，没有任何数据表明妊娠糖尿病具有任何临床意义，因为没有适当的干预研究来显示管理对结果的影响。600 例女性患者被随机分配到常规护理或饮食建议、血糖监测和胰岛素治疗的强化方案中，以保持餐前和餐后血糖水平分别<5.5 和<7.0mmol/L。妊娠 35 周后，餐后目标放宽到<8.0mmol/L。接受强化治疗的女性患者发生严重围生期并发症（死亡、肩周炎、骨折或神经麻痹）的相对风险为 0.33(95% CI，0.14~0.75)。然而，引产率也有所增加，更多的婴儿需要进入新生儿科。各组之间的剖宫产率相同，但强化组的产后情绪和生活质量都更佳。

人们对这些研究结果进行了广泛的批评，常规护理女性患者的并发症发生率似乎高于许多已发表的系列。对于肩难产的定义也有一些担忧。随后 Landon 等的研究也显示了强化管理妊娠糖尿病的好处,争论也转移到了其定义和诊断上。

随着 HAPO 的发表和 ACHOIS 的证据表明血糖干预是有益的, 妊娠糖尿病的管理将会变得不一样。

关键网站

- NICE 2015 年妊娠糖尿病:从妊娠前期到产后阶段的管理:www.nice.org.uk/guidance/ng3
- SIGN 指南:www.sign.ac.uk/assets/sign116.pdf
- 医疗质量改善合作伙伴关系(HQIP)英国国家糖尿病审计:digital.nhs.uk/data-and-information/publications/statistical/nationl-pregnancy-in-diabetes-audit/national-diabetes-in-pregnancy-audit-annualreport-2018(NDIP 审计报告)

拓展阅读

American Diabetes Association. Standards of medical care in diabetes – 2020. Diabetes Care 2020; 43: Suppl 1: S183–S192.

Bell R, Glinianaia SV, Tennant PWG et al Peri-conception hyperglycaemia and nephropathy are associated with risk of congenital anomaly in women with pre-existing diabetes: a population-based cohort study. Diabetologia 2012; 55: 936–47doi: 10.1007/s00125-012-2455-y

Bellamy L, Casas J-P, Hingorani AD, Williams D. Type 2 diabetes after gestational diabetes: a systematic review and meta-analysis. Lancet 2009; 373: 1771–1779.

Chu SY, Callaghan WM, Kim SY, et al. Maternal obesity and risk of gestational diabetes mellitus. Diabetes Care 2007; 30(8): 2070–2076.

Coton SJ, Nazareth I, Petersen I. A cohort study of trends in the prevalence of pre gestational diabetes in pregnancy recorded in UK general practice between 1995 and 2012. BMJ Open 2016; 6: e009494 doi: 10.1136/bmjopen-2015-009494

Cundy T, Holt RIG. Gestational diabetes: paradigm lost? Diabetic Med 2017; 34 : 8–13 doi: 10.1111/dme.13200

Crowther CA, Hiller JE, Moss JR, et al, for the ACHOIS Trial Group. Effect of treatment of gestational diabetes mellitus on pregnancy outcomes. N Engl J Med 2005; 352: 2477–2486.

Evers I, de Valk H, Visser G. Risk of complications of pregnancy in women with type 1 diabetes: nationwide prospective study in the Netherlands. BMJ 2004; 328: 915–918.

Farrar D et al Continuous subcutaneous insulin infusion versus multiple daily injections of insulin for pregnant women with diabetes. Cochrane Database System Rev 2016 CD 005542 doi: 10.1002/14651858.CD005542.pub3

Farrar D et al Different strategies for diagnosing gestational diabetes to improve maternal and infant health. Cochrane Database System Rev 2017 CD007122 doi: 10.1002/14651858.CD007122.pub4

Feig DS, Donovan LE, Corcoy R et al Continuous glucose monitoring in women with type 1 diabetes (CONCEPTT): a multi-centre international randomised controlled trial. Lancet 2017; http://dx.doi.org/10.1016/S0140-6736(17)32400-5

Glinianaia SV, Tennant PWG, Bilous RW et al HbA1c and birthweight in women with pre-conception type 1 and type 2 diabetes: a population-based cohort study. Diabetologia 2012; 55: 3193–3203 doi: 10.1007/s00125-012-2721-z

HAPO Study Cooperative Research Group. Hyperglycaemia and adverse pregnancy outcomes. N Engl J Med 2008; 358: 1991–2002.

International Association of Diabetes and Pregnancy Study Groups Consensus Panel. Recommendations on the diagnosis and classification of hyperglycaemia in pregnancy. Diabetes Care 2010; 33: 676–682.

Joint British Diabetes Societies for Inpatient Care JBDS 12 2017. Management of glycemic control in women with diabetes on obstetric wards and delivery units www.diabetologists-abcd.org.uk/JBDS/JBDS.htm

Tennant PWG, Glinianaia SV, Bilous RW et al Pre-existing diabetes, maternal glycated haemoglobin and the risks of fetal and infant death: a population-based cohort study. Diabetologia 2014; 57: 285–94 doi: 10.1007/s00125-013-3108-5

(杨金狄 译　周瑾 审校)

第 30 章
儿童和青少年糖尿病

绝大多数儿童糖尿病病例是 1 型糖尿病(T1DM),由胰岛 β 细胞的自身免疫性破坏引起。T1DM 的两个发病高峰在儿童和青少年时期——一个是 5~7 岁,另一个是在青春期或接近青春期时发生。虽然潜在的病因仍不清楚,但遗传和环境因素被认为与 T1DM 有关。据报道,全世界 1 型糖尿病的发病率在稳步上升(平均每年增加 2.5%~3%,地域差异很大)。T1DM 的发病率在各国之间有很大的差异,在报告国之间的发病率有 350 多倍的差异。例如,发病率最低的是中国、印度和委内瑞拉,每年的发病率仅为 10 万分之 0.1%。相比之下,集合分析显示,欧洲 1 型糖尿病的发病率每年增加约 3.4%,在波兰的一个中心,每年的最高增长率为 6.6%。高发国家的几个中心,包括芬兰和挪威,以及英国的两个中心,显示最近几年的增长率在下降。耐人寻味的是,除了一些例外,T1DM 的发病率与赤道以北的距离呈正相关(即所谓的南北梯度)。因此,估计所有儿童中 24% 的 1 型糖尿病患者生活在欧洲地区,其次是东南亚(23%),北美洲和加勒比海地区占 19%。

造成欧洲范围内 T1DM 发病率的巨大的地理差异,以及诊断时年龄越来越小的原因尚不清楚,但母婴环境及饮食因素可能是重要的。母乳喂养方面的数据并不一致,牛奶和谷物的引入也是如此。一个新出现的饮食风险因素可能是在 3~4 个月过早食用根茎类蔬菜(马铃薯、胡萝卜等)。有趣的是,在不同国家,马铃薯的人均消费量与 1 型糖尿病的发病率相关。早期 1 型糖尿病的其他可能诱因包括肠道病毒的胎盘传播、食物毒素和谷物,这可能是在妊娠期间激活自身免疫的途径。这些证据支持在生命早期运作的环境因素的变化是一个潜在的原因(图 30.1 和图 30.2)。

在诊断儿童或青少年糖尿病时,临床医生应假设为 T1DM。然而,还有一些比较罕见的儿童糖尿病的原因需要考虑,如囊性纤维化(通常需要使用胰岛素),单基因如新生儿糖尿病或早发性青少年糖尿病(MODY,见第 8 章)和其他各种遗传综合征,如唐氏综合征、Wolfram 或 DIDMOAD 综合征(尿崩症、糖尿病、视神经萎缩和耳聋)、脂肪性糖尿病和线粒体糖尿病(见第 8 章)。在儿童时期出现的 2 型糖尿病的发病率也在上升(框 30.1)。

儿童糖尿病通常表现为急性多尿(包括夜尿和尿失禁)、口渴和多尿;约 40% 的病例有糖尿病酮症酸中毒(DKA)。其他症状是体重减轻、疲劳和腹痛。大约 20% 的病例同时有发热性疾病,特别是在幼童中。其他可能的表现特征包括肌肉痉挛、感染(如疖子、尿路感染)、行为障碍和学习成绩差(表 30.1)。

糖尿病酮症酸中毒(DKA)是一种医疗紧急情况,需要紧急入院、静脉补液和输注胰岛素。虽然 DKA 通常与血浆葡萄糖水平超过 11mmol/L 有关,但使用胰岛素治疗糖尿病的儿童和青少年可能在血糖水平正常的情况下发生 DKA。严重的 DKA(pH 值<7.1)会威胁到生命(框 30.2 和框 30.3;图 30.3)。

导致脑干疝气、小脑扁桃体延伸到枕大孔,以及呼吸停止,是导致儿童 DKA 期间死亡的最常见原因。发生脑水肿的危险因素包括动脉 PCO_2 过低、尿素氮升高,以及使用碳酸氢盐治疗。过快地输送液体和胰岛素也可能与此有关。如果患有 DKA 的儿童和青少年出现头痛、烦躁或易怒、心率意外下降或血压升高,临床医生应立即评估他们是否有疑似脑水肿。如果怀疑患有 DKA 的儿童或青少年出现脑水肿,或出现意识水平恶化、呼吸模式异常、眼球运动麻痹或瞳孔不平等或扩张,应立即使用甘露醇(20%,0.5~1kg,10~15分钟)或高渗氯化钠(2.7% 或 3%,2.5~5mL/kg,10~15分钟)治疗。此后,就进一步处理寻求专家建议,包括

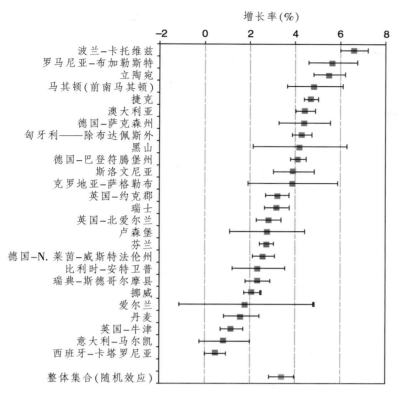

图 30.1　1989—2013 年 25 年间，欧洲 26 个中心的儿童 1 型糖尿病发病率的趋势和周期性变化：多中心前瞻性登记研究。Patterson. *Diabetologia* 2019;62(3):408–417.

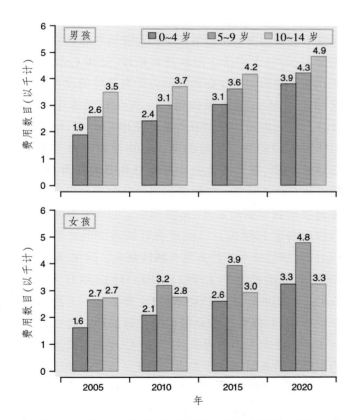

图 30.2　欧洲 3 个年龄段的男孩和女孩新诊断的 1 型糖尿病病例的预测数。0~4 岁、5~9 岁和 10~14 岁。Adapted from Patterson et al. *Lancet* 2009;373:2027–2033.

框 30.1　如果儿童和青少年有以下特征,应考虑 2 型糖尿病

- 有强烈的 2 型糖尿病家族史。
- 明确是肥胖。
- 是黑人或亚裔家庭出身。
- 无胰岛素需求[或部分缓解期后胰岛素需求量为部分缓解期后<0.5IU/(kg·d)]。
- 如果他们显示出胰岛素抵抗的证据(如黑棘皮病)。

Adapted from NICE guideline 2015 https://www.nice.org.uk/guidance/ng18?unlid=4816099252016917124749

表 30.1　1260 例 1 型糖尿病患儿诊断前的症状

	注意到的症状 n(%)	家人注意到的第一个症状 n(%)
多尿症	1159(96%)	854(71%)
减肥	731(61%)	104(9%)
劳累	630(52%)	82(7%)
腹痛	277(23%)	31(3%)
性格的变化	137(11%)	22(2%)
其他	238(19%)	36(3%)
无症状/未指明的	16(1%)	78(6%)

框 30.2

即使已知患有 T1DM 的儿童或青少年的血糖正常，并有以下情况，也要怀疑 DKA：

- 恶心和呕吐。
- 腹痛。
- 通气过度。
- 脱水。
- 意识水平下降。

Adapted from NICE guideline 2015 https://www.nice.org.uk/guidance/ng18?unlid=4816099252016917124749

框 30.3

儿童和青少年 DKA 的诊断依据如下：

- 酸中毒（血液 pH 值低于 7.3 或血浆碳酸氢盐低于 18mmol/L。

以及

- 存在酮血症（以血液中 β–羟丁酸盐超过 3mmol/L 为标志）或酮尿症（在标准条状标记的++及以上）。
- 诊断血液 pH 值低于 7.1 的儿童和青少年 DKA 患者的严重 DKA。

Adapted from NICE guideline 2015 https://www.nice.org.uk/guidance/ng18?unlid=4816099252016917124749

决定最合适的护理环境。1 型糖尿病有两个亚型：1A 型包括常见的、免疫介导的疾病形式，1B 型包括非免疫形式。常见的 1A 型糖尿病可能是由遗传和环境因素的多种作用和相互作用引起的。遗传联系研究显示，6p21 号染色体上的 HLA 区域与 1A 型糖尿病之间有显著的联系。此外，编码 HLA–DR 和 HLA–DQ 的 II 类基因，以及其他一些 HLA 病灶，似乎占了 1A 型糖尿病的大部分遗传风险。因此，携带两种最高风险 HLA 单倍型（DR3–DQ2 和 DR4–DQ8）的儿童到 15 岁时患 1 型糖尿病的风险约为 1/20。目前预测 1 型糖尿病的方法依赖于主要的遗传风险因素、HLA–DR 和 HLA–DQ 位点的基因分型，以及针对胰岛细胞抗原的自身抗体筛查（图 30.4）。

胰岛素治疗方案应根据个人和家庭情况或偏好为每例患者量身定做。所有患有 T1DM 的儿童和青少年，从诊断开始就应给予每日多次的基础量胰岛素方案。如果这种方案不合适，可以考虑持续皮下注射胰岛素。另外，最不可取的方案就是选择每天注射 1 次、2 次或 3 次预混胰岛素。无论采用哪种胰岛素方案，都应鼓励和支持患者及其护理人员根据膳食、血糖监测和活动水平调整胰岛素的剂量。还应向患者和照护者解释，他们可能会经历一个部分缓解期（"蜜月期"），可能持续几个月到两年，在此期间，低剂量的胰岛素 [0.5IU/(kg·d)] 可能足以维持最佳的 Hba1c 水平。这是由于残余 β 细胞功能的暂时性改善。在蜜月期通常要维持小剂量的胰岛素治疗。儿童和青少年 1 型糖尿病患者应定期进行并发症筛查。

低血糖症在糖尿病儿童中很常见，尤其是年龄较小的儿童，他们不能沟通，低血糖症的迹象（脸色苍白、嗜睡、昏昏欲睡）往往被父母发现。此外，幼儿有可能因严重的、反复发生的低血糖症而在日后出现神经心理学损害。据推测，这与低血糖症对大脑发育的影响有关。甚至年龄较大的儿童也比成年人更难发现低血糖症。低血糖症的行为表现包括攻击性、易怒、悲伤、疲劳和调皮（表 30.2）。

连续皮下胰岛素输注的使用（CSII）在儿科患者中的应用正在增加。然而，欧洲和世界上许多国家在这一技术的使用方面都落后于美国。随机对照研究的证据显示，与每天多次注射胰岛素相比，使用 CSII 的患者在 5 年的时间里在血糖控制方面有持续的改善。系统综述和 Meta 分析报告指出，在儿科患者中使用 CSII 与更好的血糖控制有关。在使用 CSII 时，由多学科团队提供的适合年龄的结构化持续教育对整个家庭非常重要，重点是社会心理支持和营养教育，包括碳水化合物的计算。使用带有自动胰岛素暂停功能的传感器增强型胰岛素泵，在预先设定的低血糖浓度下暂停胰岛素的输送，已被证明可以减少低血糖的时间、低血糖的频率和严重低血糖的频率。同样，越来越多地使用连续血糖监测（CGM）传感器技术，如 Freestyle Libre@ 或 DEXCOM@，改善了这一人群的高血糖管理，并降低了低血糖风险。目前还在进行大量的工作来开发人工胰腺系统，其中 CSII 和速效胰岛素类似物被纳入闭环胰岛素输送系统。这类系统成功的初步数据已经被报道（图 30.5 和图 30.6；框 30.4）。

在过去的 30 年里，早发的 2 型糖尿病的发病率显著增加。受影响的人可能是肥胖的，有多代的 T2DM 家族史，有久坐的生活习惯，是黑人或少数民族（BME）出身，并倾向于来自社会贫困的群体。他们在

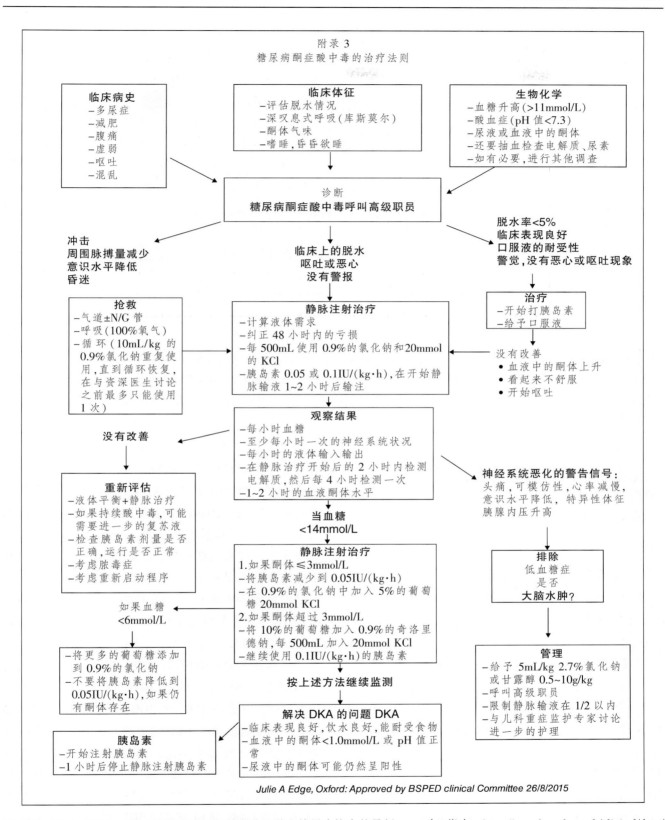

图 30.3 DKA 的治疗法则。改编自英国儿科内分泌学和糖尿病协会的最新（2015 年）指南。http://www.bsped.org.uk/clinical/docs/DKAguideline.pdf

工作期间除了会患有心理疾病外，过早出现微血管和大血管并发症的风险也更高。早期发病的 T2DM 的病

理生理学是复杂的，胰岛素敏感性和胰岛素分泌之间的平衡改变是该疾病发展最重要的决定因素。然而，

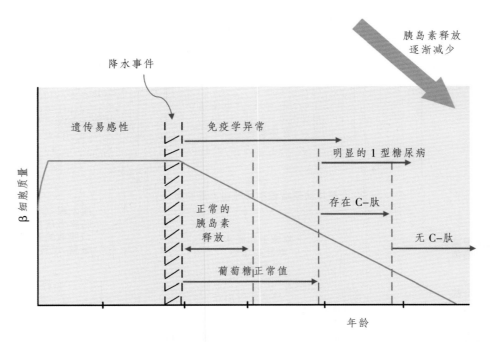

图 30.4 1 型糖尿病有一个持续时间不等的临床前阶段,此时 β 细胞的自身免疫性破坏使胰岛中的 β 细胞数量减少。这可能是在一个诱发事件之后。渐渐地,β 细胞的数量减少到一定程度时,葡萄糖水平就不能再维持在正常范围内。这个示意图说明了 1A 型糖尿病的发展阶段。它也说明了在临床前阶段进行治疗干预的潜在窗口,以防止明显的糖尿病的发生。对高危人群的免疫抑制疗法的试验正在进行。

表 30.2 儿童低血糖症的临床特征

神经性贫血和自主神经	行为学
儿童报告的弱点	
颤抖	头疼
眩晕	争论性
注意力不集中	咄咄逼人
饥饿	脾气暴躁
出汗	顽皮
混乱	
视力模糊	恶心
言语含糊不清	噩梦
复视	
父母观察到的情况同上,另外:	
脸色苍白	
困倦	
抽搐	

From Mortensen et al. Diabetes Care 1997;20;714–720.

与胰岛素敏感性降低相比,患有血糖失调的青少年可能有更多的胰岛素分泌障碍(图 30.7)。在高血糖的治疗方面,目前,二甲双胍和胰岛素是唯一被批准用于儿童 2 型糖尿病患者的药物。然而,TODAY 试验是在大型 2 型糖尿病青少年队列中进行的最大的治疗性试验。在这项为期 4 年的随访随机对照试验中,那些最近被诊断为 T2DM 的患者被随机分配到单独使用二甲双胍、二甲双胍和生活方式干预,或二甲双胍加罗格列酮。该研究观察到,二甲双胍治疗的失败率高于老年 2 型糖尿病患者,表明青少年 T2DM 患者在病程早期可能需要更积极的多药治疗。这项试验还表明,生活方式干预对青少年 T2DM 患者的益处可能是有限的(图 30.8)。

目前有大量的降糖疗法被批准用于成年人,包括格列汀类、SGLT-2 抑制剂和胰高血糖素样肽-1(GLP-1)类似物。从理论上讲,这些药物将有利于那些早发的 2 型糖尿病患者。然而,这方面的证据仍然很少,需要进一步的研究来证实这些常用药物对儿童和青少年 2 型糖尿病患者的疗效。在一项针对 2 型糖尿病儿童和青少年的研究中,利拉鲁肽,以每天 1.8mg 的剂量(加入二甲双胍,使用或不使用基础胰岛素),被证明在 52 周内对改善血糖控制是有效的。然而,这种疗效是以增加胃肠道不良事件的频率为代价的,这可能是儿童无法忍受的。

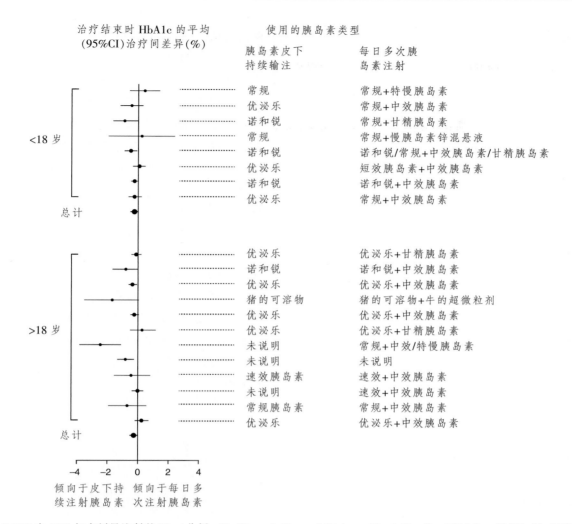

治疗结束时 HbA1c 的平均 (95%CI)治疗间差异(%)	使用的胰岛素类型	
	胰岛素皮下 持续输注	每日多次胰 岛素注射
<18 岁	常规	常规+特慢胰岛素
	优泌乐	常规+中效胰岛素
	诺和锐	常规+甘精胰岛素
	常规	常规+慢胰岛素锌混悬液
	诺和锐	诺和锐/常规+中效胰岛素/甘精胰岛素
	优泌乐	短效胰岛素+中效胰岛素
	诺和锐	诺和锐+中效胰岛素
	优泌乐	常规+中效胰岛素
总计		
>18 岁	优泌乐	优泌乐+甘精胰岛素
	诺和锐	诺和锐+中效胰岛素
	优泌乐	优泌乐+中效胰岛素
	猪的可溶物	猪的可溶物+牛的超微粒剂
	优泌乐	优泌乐+中效胰岛素
	优泌乐	优泌乐+甘精胰岛素
	未说明	常规+中效/特慢胰岛素
	未说明	未说明
	速效胰岛素	速效+中效胰岛素
	未说明	速效+中效胰岛素
	常规胰岛素	常规+中效胰岛素
	优泌乐	优泌乐+中效胰岛素
总计		

-4　-2　0　2　4

倾向于皮下持　倾向于每日多
续注射胰岛素　次注射胰岛素

图 30.5　T1DM 中 CSII 与多剂量注射的 Meta 分析。Pozilli et al. Figure 2 Diabetes Metab Res Rev.2016 Jan；32(1)：21–39.Published online 2015 Jun 22. doi: 10.1002/dmrr.2653.

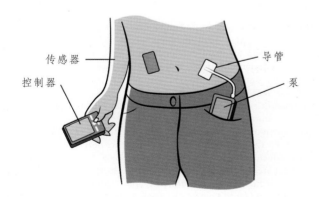

传感器

控制器

导管

泵

图 30.6　闭环胰岛素输送系统的组成部分。由传感器测量的间质葡萄糖水平被传送到控制器，其中包含一个控制算法。这可以实时调节泵的胰岛素输注速度。所有的通信都是无线的。Pozilli et al. Figure 4 Diabetes Metab Res Rev. 2016 Jan；32(1)：21–39. Published online 2015 Jun 22. doi: 10.1002/dmrr.2653.

框 30.4　根据 NICE 指南，患有 1 型糖尿病的儿童和青少年应接受以下筛查

- 乳糜泻——在诊断时和此后每 3 年 1 次。
- 甲状腺疾病——在诊断时和此后每年 1 次。
- 视网膜病变——从 12 岁开始每年 1 次。
- 微量白蛋白尿——从 12 岁开始每年 1 次。
- 血压——从 12 岁开始每年 1 次。

临床医生还应该注意到更罕见的并发症：少年白内障和艾迪生病。

可调整的

- 肥胖。
- 体育活动少。
- 经常久坐不动行为。
- 社会经济地位。

不可调整

- 族裔(皮马印第安人、西班牙人、亚洲人和非洲裔加勒比人)。
- 有 2 型糖尿病家族史。
- 青春期。
- 低出生体重。
- 母亲患有妊娠糖尿病。
- 女性性别。
- 既往妊娠糖尿病。

图 30.7 青少年 2 型糖尿病的风险因素——adapted from Wilmott et al. Early onset type 2 diabetes:risk factors,clinical impact and management. Ther. Adv. Chronic Disease 2014;5:234–44.

干预措施	失败率
单独使用二甲双胍	51.7%
二甲双胍+生活方式	46.6%
二甲双胍+罗格列酮	38.6%
成对测试	P 值
二甲双胍+生活方式与二甲双胍对比	0.015
二甲双胍与二甲双胍+罗格列酮	0.006
二甲双胍与二甲双胍+生活方式的比较	0.17

该研究比较了 3 种治疗方案(单独使用二甲双胍 1000mg,每天 2 次;二甲双胍+生活方式干预方案,侧重于通过饮食和活动行为减轻体重;二甲双胍+罗格列酮 4mg,每天 2 次)对早发的 2 型糖尿病儿童和青少年实现持久血糖控制的效果。主要结果是失去血糖控制,定义为糖化血红蛋白水平至少为 8%,持续 6 个月或需要胰岛素的持续代谢失调。结果见文中描述。

图 30.8 TODAY 试验的结果。

病例记录

一例 13 岁的男孩有 7 年 1 型糖尿病史,接受基础胰岛素治疗。在过去的 12 个月中,他经常发生低血糖事件,并有两次因糖尿病酮症酸中毒而入院治疗。这些并发症在他的青春期变得更加常见。他的血糖控制并不理想 (HbA1c 在 8.6%~10.1%)。此外,还经常发生严重的低血糖,需要第三方援助。这些情况在青春期更加频繁。在他的最后一次视网膜筛查中,他的两只眼睛都有背景视网膜病变的迹象。他因患有糖尿病而变得愤怒,错过了很多课外的学校活动,最近还错过了胰岛素注射和(或)吃饭。

点评:这个病例说明了医护人员、家长和照顾者在管理患有 T1DM 的青少年时可能面临的多因素挑战。一项大规模的随机对照试验有明确的证据表明,早期严格的血糖控制在减少并发症方面有长期的好处,但要平衡胰岛素治疗和青少年的生活方式,并激励他们自我管理他们的疾病是非常困难的。评估这个人的情绪和心理健康是至关重要的。为患者及其家庭提供有组织的教育很重要,以确保患者在自我管理这种 T1DM 方面保持良好的状态。如果合适的话,应该讨论 CSII 疗法,以减少致残性低血糖的频率,实现最佳的葡萄糖控制。

关键性研究

Lind M et al. Glycemic control and excess mortality in type 1 diabetes. N Engl J Med. 2014 Nov 20; 371(21): 1972–82.

Writing Group for the DCCT/EDIC Research Group, Orchard TJ et al. Association between 7 years of intensive treatment of type 1 diabetes and long-term mortality. JAMA. 2015 Jan 6; 313(1): 45–53. doi: 10.1001/jama.2014.16107.

Patterson CC, et al. Incidence trends for childhood type 1 diabetes in Europe during 1989–2003 and predicted new cases 2005–20: a multicentre prospective registration study. Lancet 2009; 373: 2027–2033.

Harjutsalo V, et al. Time trends in the incidence of type 1 diabetes in Finnish children: a cohort study. Lancet 2008; 371: 1777–1782.

SEARCH Study Group SEARCH for Diabetes in Youth: a multicenter study of the prevalence, incidence and classification of diabetes mellitus in youth. Control Clin Trials 2004; 25: 458–471

关键网站

- https：//www.nice.org.uk/guidance/ng18?unlid=
  4816099252016917124749
- http：//www.ndei.org/ADA－diabetes－management－
  guidelines －children －adolescents －type －1 －dia-
  betes－type－2-diabetes.aspx.html

拓展阅读

Moltchanova EV, et al. Seasonal variation of diagnosis of type 1 diabe-
tes mellitus in children worldwide. Diabet. Med. 2009; 26: 673–678.

Neu A, et al. Ketoacidosis at diabetes onset is still frequent in chil-
dren and adolescents: a multicentre analysis of 14,664 patients from
106 institutions. Diabetes Care 2009, 32: 1647–1648

Bolinder J et al. Novel glucose-sensing technology and hypoglycaemia
in type 1 diabetes: a multicentre, non-masked, randomised con-
trolled trial Lancet 2016, 388; 10057: 2254–2263

Pozilli et al. Continuous subcutaneous insulin infusion in diabe-
tes: patient populations, safety, efficacy, and pharmacoeconomics
Diabetes Metab Res Rev. 2016; 32(1): 21–39.

TODAY Study Group, Zeitler, P. et al. A clinical trial to maintain glyce-
mic control in youth with type 2 diabetes. N Engl J Med 2012; 366:

Rewers et al. Environmental risk factors for type 1 diabetes. Lancet.
2016; 387(10035): 2340–8. Review.

Pociot F et al. Genetic risk factors for type 1 diabetes. Lancet. 2016 Jun 4;
387(10035): 2331–9. doi: 10.1016/S0140–6736(16)30582–7. Review

Tamborlane WV et al. Liraglutide in children and adolescents with
type 2 diabetes. NEJM 2019; 381: 637–646

Breton MD et al. A randomized trial of closed-loop control in children
with type 1 diabetes. NEJM 2020; 383: 836–845

（杨金狄 译　周瑾 审校）

第 **31** 章
老年糖尿病

35%的糖尿病患者为 65 岁以上的老年人。因此，人口老龄化也成为全球糖尿病患者人数上升的最主要因素之一。在今后的 10 年里，75 岁及以上的糖尿病患者人数将会大幅增加。尽管目前的调查研究已经评估出糖尿病在老年人群体中的盛行，但其相关数据却取决于所使用的诊断标准。餐后血糖升高也是老年 2 型糖尿病患者的显著特征，不仅如此，依据诊断标准而得出的患病率也因其而有着明显的差异性。与使用糖耐量试验（GTT）相比，使用糖化血红蛋白或空腹血糖（FPG）作为诊断标准，1/3 的老年糖尿病患者未被检测出已患病。

老年糖尿病患者有着更高的死亡率、功能状态降低及住院风险增加。在任何年龄组中，老年糖尿病患者的下肢截肢、心肌梗死、视力损害和终末期肾病的发病率最高。由于其临床状态的异质性及管理老年糖尿病患者的有限循证证据，该群体的管理对于医疗专业人员来说是一个挑战（图 31.1 和图 31.2）。

老年糖尿病患者经常没有任何症状，所以诊断往往会被延迟。其症状非常模糊且没有任何特征，如疲劳、尿失禁或精神状态的改变（如抑郁、意识混乱和冷漠）。许多病例是通过在调查共病过程中偶然发现高血糖，如特定疾病的延迟恢复、反复感染或心血管疾

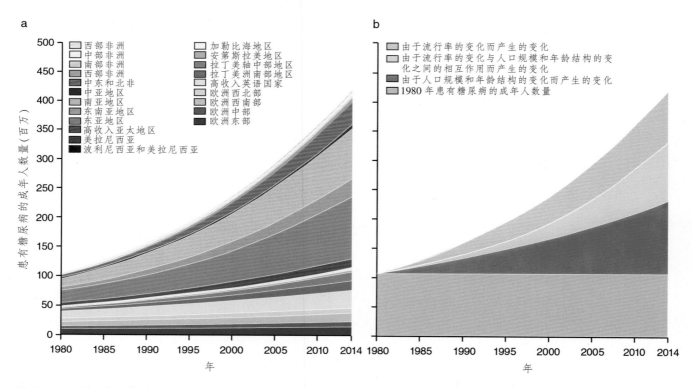

图 31.1　各地区成年糖尿病患者人数的趋势（A），并分解为人口增长和老龄化、患病率上升及两者之间的相互作用（B）。Zhou et al. *The Lancet* 2016；387：1513-1530. DOI：（10.1016/S01406736（16）00618-8）.

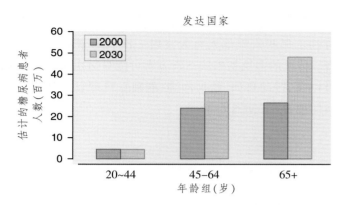

图 31.2　与 2000 年相比，2030 年发达国家各年龄段成年糖尿病患者的估计人数。Adapted from Wild et al. *Diabetes Care* 2004；27：1047-1053.

- 合并症和老年病综合征
- 认知功能紊乱
- 功能状况
- 跌倒和骨折
- 多药联用
- 抑郁症
- 视力和听力障碍
- 常见的医疗状况
- 营养状况
- 体育活动、肌肉疏松症和健身
- 易患低血糖症
- 高血糖症治疗不足的风险
- 预期寿命

图 31.4　老年糖尿病：个体化治疗方法时需要考虑的关键点。Adapted from *Diabetes in older Adults*. Kirkman MS et al. Diabetes Care 2012；35：2650.

病；后者可能表现为不典型特征，如无痛性心肌梗死，表现为呼吸困难、倦怠或跌倒。急性代谢紊乱是一种更罕见的表现：约 25% 的高渗非酮症高血糖昏迷病例发生在并未确诊的 2 型糖尿病患者中。老年人的高渗倾向可能更严重，他们可能察觉不到口渴，甚至饮用更多的水来应对糖尿病的渗透性利尿，并且经常服用利尿剂（图 31.3）。

　　最近，美国糖尿病协会（ADA）、欧洲糖尿病协会研究（EASD）和英国国家临床优化研究所（NICE）的指南强调了个体化糖化血红蛋白靶点的重要性。虽然在老年患者中追求低糖化血红蛋白目标可能并不合适，但不能解决高血糖可能会明显增加急性代谢事件的风险，以及潜在的发病率和死亡率。因此，在确定老年糖尿病患者的治疗方案和目标时，需要考虑各种因素（图 31.4）。

老年患者抗高血糖药物治疗

　　身体健康、认知完好、生命力强的老年人应该按照针对年轻人所制定的目标接受糖尿病治疗。然而，

- 非特异性症状（倦怠、困惑、失禁、跌倒等）。
- 有合并症的表现（巧合的高血糖症）。
  - 心血管疾病（注意：老年人的心肌梗死可能是无声的）。
  - 病后恢复迟缓（如脑卒中）。
  - 重复感染。
- 非典型的渗透性症状。
- 急性代谢紊乱（主要是 HONK，很少是 DKA）。

图 31.3　老年糖尿病的各种表现形式。

对于许多老年糖尿病患者来说，治疗主要是为了减轻症状，降低高血糖的风险，预防和血管类疾病及其他并发症，并尽可能达到正常的预期寿命。严格的血糖控制不一定合适。二甲双胍通常被认为是 2 型糖尿病的一线治疗方法。其对血糖的低风险会对老年人有益，但药物所导致的胃肠道不耐受及体重减轻可能对虚弱的患者有害。此外，它更容易引起乳酸酸中毒伴随肝肾损伤或心力衰竭，因此也限制其在老年患者中的使用。磺酰脲类药物常在老年患者中常用，但患者用该种药物时会面临低血糖的风险。长效磺酰脲类药物，如格列本脲，具有高风险，所以不建议使用。因此，格列齐特等短效磺酰脲类药物是首选，因为在老年人中可能出现肾功能受损、营养不良、反调节反应和认知能力受损，以及其他会增加低血糖风险的因素。

　　二肽基肽酶（DPP）-4 抑制剂是治疗餐后高血糖的有效方法，导致低血糖的风险较低，且耐受性良好，因此在老年人中可以发挥作用。然而，胰高血糖素样肽（GLP）-1 类似物虽然也能有效降低餐后血糖水平，但会有恶心或呕吐的风险，因此不适用于虚弱的老年患者。钠-葡萄糖转运蛋白（SGLT）-2 抑制剂是治疗糖尿病的最新一类药物。然而，由于其在老年患者中的作用有限，不仅容易诱发利尿，导致脱水，而且对肾小球滤过率降低的患者疗效有限。

　　对于老年糖尿病患者来说，有时可能需要进行胰岛素治疗。简单的胰岛素治疗方案通常是最适合老年糖尿病患者的。1 型糖尿病患者最好每天注射 2 次预

混胰岛素,2型糖尿病患者最好使用中效胰岛素。然而,在一些患者中,实际的管理困难会限制它们的使用,而每日一次的胰岛素虽然不可能产生良好的控制效果,但可能更适合于非常年近和虚弱的人。使用每天一次或两次长效胰岛素类似物——甘精胰岛素或地特胰岛素,可能是有利的和可实现的。最近,超长效胰岛素如德谷胰岛素或甘精胰岛素已经上市,这可能有利于那些依赖他人每天注射一次胰岛素的老年患者。传统的多次基础胰岛素方案可能只适用于少数积极性高、行动自如、精神饱满、能独立自理且无其他疾病的患者(图31.5)。

考虑老年糖尿病患者的血糖、血压和血脂异常的治疗目标的框架

患者特征/健康状况	理论依据	合理的AIC目标 (在没有反复或严重低血糖或不适当的治疗负担的情况下可以为个人设定较低的目标)	空腹或餐前血糖 (mg/dL)	睡前血糖 (mg/dL)	基础血压 (mmHg)	脂类
健康 (几乎没有并存的慢性疾病,认知和功能状态完好)	更长的剩余预期寿命	75%	90~130	90~150	<140/80	他汀类药物,除非有禁忌证或不能耐受
复杂/中度 (多种慢性疾病并存*或2种以上工具性ADL障碍或轻至中度认知障碍)	剩余寿命中等,治疗负担重,易患低血糖症,有跌倒的风险	<8.0%	90~150	100~180	<140/80	他汀类药物,除非有禁忌证或不能耐受
非常复杂/健康状况不佳 (长期护理或晚期慢性疾病**或中至重度认知障碍或2个以上ADL依赖)	有限的剩余预期寿命使得收益不确定	<8.5%†	100~180	110~200	<150/90	考虑使用他汀类药物获益的可能性(二级预防比一级预防更重要)

这代表了考虑老年糖尿病患者的血糖、血压和血脂异常的治疗目标的共识框架。患者特征类别是一般概念。并非每例患者都能明确归入特定的类别。考虑患者或照顾者的喜好是治疗个体化的一个重要方面。此外,患者的健康状况和偏好可能会随着时间的推移而改变。ADL,日常生活活动。*并存的慢性病是指严重到需要药物或生活方式管理的疾病,可能包括关节炎、癌症、充血性心力衰竭、抑郁症、肺气肿、跌倒、高血压、尿失禁、Ⅲ期或更严重的慢性肾脏病、MI和脑卒中。我们所说的多种是指至少3种,但许多患者可能有5种或更多(132)。**单一终末期慢性疾病的存在,如Ⅲ~Ⅳ期充血性心力衰竭或氧依赖性肺病、需要透析的慢性肾脏病,或未受控制的转移性癌症,可能导致重大症状或功能状态的损害,大大减少预期寿命。†AIC为8.5%,相当于估计平均血糖为200mg/dL。比这更宽松的血糖目标可能使患者面临糖尿症、脱水、高血糖高渗综合征和伤口愈合不良等急性风险。

图31.5 在考虑老年糖尿病患者的血糖、血压和血脂异常的治疗目标时的建议框架。

病例记录

一位家庭医生被要求诊查一例住在养老院的86岁的女性患者。她神志不清、发热,而且小便失禁。通常情况下,她用架子移动,并有短期记忆困难,但几天来她一直不舒服,更加混乱,而且不听话。全科医生指出,她一个月前曾患过左腿蜂窝织炎,用抗生素治疗。经检查,她肥胖、发热、意识模糊,而且临床上有脱水现象。全科医生怀疑是尿路感染。无法对她的尿液进行浸渍,于是送去验血。这些检查证实白细胞计数升高(中性粒细胞增多),肾功能受损,随机血清葡萄糖升高(23mmol/L)。HbA1c 9.1%。

点评:感染、脱水和尿失禁往往可以反映出老年人未被诊断的糖尿病。反过来,这些代谢紊乱可以影响认知功能,重点应该放在症状控制上。这位女性患者需要补水,并进行治疗。在肾功能受损的情况下,可能首选格列酮或DPP-4抑制剂,或者由于实际原因,开始每天一次的基础胰岛素治疗而不是口服药物可能更容易,特别是如果她的摄入量有限的话。

关键网站

- http://www.diabetes.co.uk/diabetes-and-the-elderly.html
- http://www.diabetes-healthnet.ac.uk/HandBook/DiabetesSpecialCircu mstancesElderly.aspx

拓展阅读

Kirkman SM, Briscoe VJ, Clark N, Florez H, Hass, LB, Halter JB et al. Diabetes in Older Adults. Diabetes Care 2012; 35(12): 2650-2664

Sinclair A, Morley JE. How to manage diabetes mellitus in older persons in the 21st century: applying these principles to long term diabetes care. J Am Med Dir Assoc. 2013; 14(11): 777-780.

Feldman SM, et al. Status of diabetes management in the nursing home setting in 2008: a retrospective chart review and epidemiology study of diabetic nursing home residents and nursing home initiatives in diabetes management. J. Am. Med. Dir. Assoc. 2009; 10: 354-360.

Miller ME et al. Effect of randomization to intensive glucose control on adverse events, cardiovascular disease, and mortality in older versus younger adults in the ACCORD trial Diabetes Care 2014; 37: 634-643 | DOI: 10.2337/dc13-1545

Kim TN, Park MS, Yang SJ, et al. Prevalence and determinant factors of sarcopenia in patients with type 2 diabetes: the Korean Sarcopenic Obesity Study (KSOS). Diabetes Care 2010; 33: 1497-1499

LeRoith D et al. Treatment of diabetes in older adults: An Endocrine Society Clinical Practice Guideline. J Clin Endocrinol Metab. 2019; 104: 1520-1574

(杨金狄 译 周瑾 审校)

关键性研究

Wild S, et al. Global prevalence of diabetes. Diabetes Care 2004; 27: 1047-1053.

Mozaffarian D, et al. Lifestyle risk factors and new-onset diabetes mellitus in older adults. Arch. Intern. Med. 2009; 169: 798-807.

Whitmer RA, et al. Hypoglycaemic episodes and risk of dementia in older patients with type 2 diabetes mellitus. JAMA 2009; 301: 1565-1572.

Biessels GJ, et al. Risk of dementia in diabetes mellitus: a systematic review. Lancet Neurol. 2006; 5: 64-74.

Cukierman T, et al. Cognitive decline and dementia in diabetes – systematic overview of prospective observational studies. Diabetologia 2005; 48: 2460-2469.

第 **32** 章
糖尿病与生活方式

要点

• 吸烟是糖尿病进展及其并发症的风险因素。

• 接受胰岛素治疗的人群中,饮酒与低血糖具有相关性。

• 酒精和药物滥用可增加糖尿病患者的死亡率和发病率。

• 大多数欧洲国家为糖尿病患者发布驾驶指南,特别是针对正在使用胰岛素或其他具有低血糖风险的患者。

• 指南内容大致相似,但需要在每个国家进行审核通过。

• 不再全面禁止使用胰岛素人群驾驶汽车。

• 对残疾歧视的立法规定,针对糖尿病患者施加限制是非法的,但也有一些例外情况,各个国家不尽相同。

• 糖尿病并不是长途旅行的障碍,但需事先制订计划,个人信息必不可少,尤其在携带胰岛素、注射器、胰岛素笔和针头及葡萄糖监测器和胰岛素泵等设备时。

引言

第 28 章中介绍了运动,饮食问题和肥胖症也在有关 1 型和 2 型糖尿病的章节中进行了介绍。本章重点介绍吸烟、酗酒、吸毒、就业、驾驶和旅行与糖尿病的关系。

吸烟

吸烟人群患 2 型糖尿病的可能性风险增加 30%~40%。戒烟至少 5 年后,风险仍然存在,这可能与戒烟后的体重增加相关。吸烟可增加胰岛素抵抗,减少胰腺胰岛素的释放。尼古丁本身会增加体内血糖浓度。

吸烟的糖尿病患者血管和微血管并发症的发病率增加,与不吸烟的糖尿病患者相比,吸烟的糖尿病患者全因死亡率和心血管死亡率的相对风险增加约 50%(图 32.1)。吸烟还会增加患糖尿病肾病和视网膜病变的风险,增加肾病的进展速度,尤其是对于 1 型

糖尿病患者。

在一项前瞻性研究中,戒烟的糖尿病患者的全因死亡率降低了 30%,戒烟 10 年后心血管疾病发病率

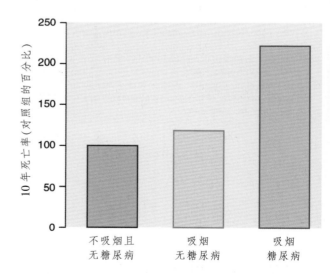

图 32.1 吸烟和疾病对 10 年死亡率的有害影响。死亡率表示为年龄和性别匹配的非吸烟人群中无糖尿病的百分比。From Suarez & Barrett - Connor. Am J Epidemiol 1984;120:670‑675.

下降。然而,尽管数据质量不高,但戒烟对肾病或视网膜病变的进展似乎没有显著影响。

目前还没有对糖尿病患者进行戒烟干预的研究,但有证据表明,成功率与普通人群相似。尼古丁替代疗法、安非他酮和伐仑克林似乎都具有良好的耐受性,对血糖没有负面影响。患者特别关注的是停药后体重增加的可能性,这需要前期通过合理饮食加以解决。

尽管吸烟对糖尿病患者有危害,但患病率与正常人群的患病率一致。部分原因可能在于缺乏具有建设性的建议,因为英国糖尿病协会最近的一项调查显示,64%的糖尿病患者在就诊期间从未收到过戒烟建议。

酒精

2017 年,糖尿病(死亡率 10.7%)和酒精(死亡率 2.2%女性,6.8%男性)对全球全因死亡率均有显著影响。饮酒人群中 2 型糖尿病的发病率呈明显的 U 型曲线,最低点为每天 5~20g。然而,在这种关联中存在着许多复杂因素,任何假定的酒精对糖尿病预防的保护作用都存在着激烈的争论。

1 型糖尿病患者的饮酒率与正常对照人群似乎没有什么不同,而 2 型糖尿病患者的饮酒量可能较少。然而,酗酒的患病率似乎高于正常对照人群,尤其是那些接受过减肥手术的人群(可调束带除外)。原因尚不清楚,但可能与术后酒精代谢改变有关。2 型糖尿病患者在接受成瘾治疗的美国人群中比例过高。

大量饮酒与全因死亡率增加(OR,1.35)相关,这似乎与 1 型患者的低血糖和糖尿病酮症酸中毒(DKA),以及 2 型糖尿病患者的心血管、脑卒中、肾脏和神经病变相关原因有关。芬兰 1 型糖尿病患者酒精相关死亡的标准化死亡率为 1.5(95% CI,1.1~1.9),在 15~29 岁年龄段确诊的糖尿病患者中,发病后 20 年内 39%的死亡与酒精或药物相关。同样在芬兰,与无糖尿病的对照组相比,2 型糖尿病患者酒精相关死亡的死亡率男性为 1.71%,女性为 2.10%,使用胰岛素的患者的死亡率分别为 6.92%和 10.60%。死亡率的增加大部分与肝硬化有关。

在 1 型糖尿病患者低血糖的临床特征中,至少有 17%的患者可检测到酒精。酒精本身不会降低血糖(患者常见的误解),但其通过乙醛到醋酸盐的代谢导致

NADH 增加和 NAD+减少,从而减少糖异生。再加上胰岛素相对过量和碳水化合物摄入减少,往往会在饮酒后 6~8 小时导致迟发性低血糖。在 2 型糖尿病患者中,酒精摄入与并发症之间存在另一种 U 型关系。适量饮用白葡萄酒可使空腹血糖降低约 1mmol/L,而红酒可使高密度脂蛋白胆固醇升高 0.05mmol/L。这些益处存在争论,因此并没有被认可为推荐常规饮酒的理论依据。与无糖尿病患者相比,酗酒和 2 型糖尿病患者的心血管疾病、神经病变和心肌梗死的 OR 分别为 1.35、1.27 和 1.62。酗酒与微血管并发症之间可能并无联系。

糖尿病患者和普通人群对酗酒的管理是相同的,并且具有同等的效果。建议在年度糖尿病检查期间对酒精购买数量和醉酒事件进行常规调查。简短的咨询干预(<15 分钟)已被证实对酗酒患者有效。酗酒可能是糖尿病痛苦和(或)抑郁的表现(第 27 章)。1 型糖尿病患者反复出现低血糖和(或)DKA 时,应探讨酗酒和药物滥用。风险教育很重要。遗憾的是,尽管调查显示,年轻糖尿病患者对饮酒的风险有认知,但在最近的一项研究中,只有 62%的人群表示他们在饮酒时有足够碳水化合物的摄入。除了专业机构的一致建议,即建议将碳水化合物与酒精一起服用外,关于如何预防重度低血糖的研究很少。CGM 或快速血糖监测等技术在预防酒精相关低血糖方面的作用尚未验证。

药物和药物滥用

没有确凿的证据表明大麻和药物滥用会增加患 2 型糖尿病的风险,尽管有实验数据显示苯丙胺等兴奋剂会导致高血糖,大麻会增加食欲。药物使用混乱常见在美国 2 型糖尿病青少年患者中,药物滥用可能经常继发使用阿片类药物来治疗神经病变。

与酒精相似,药物滥用与 1 型糖尿病(低血糖和 DKA 为主)和 2 型糖尿病患者的死亡率增加有关。在美国,可卡因、阿片类和大麻滥用相关的全因死亡率分别为 1.61、1.35、1.49。就发病率而言,与可卡因和大麻的使用与 DKA 患者的增加有关,但尚不清楚原因是药物的代谢作用,还是继发于治疗忽视和胰岛素遗漏。脑卒中和心肌梗死在滥用阿片类药物的 2 型糖尿病患者中更为常见,这些药物通常会导致性腺功能减退,从而加剧糖尿病相关的勃起功能障碍。在使用可卡因的 2 型糖尿病患者中,急性脑卒中和心肌梗死的

OR 分别为 2.67 和 2.68，这些并发症通常发生在没有心血管疾病常规危险因素的年轻患者中。阿片类药物和兴奋剂对血糖控制的影响不一致，发病率和死亡率的增加似乎与代谢控制无关。

目前还没有专门针对糖尿病患者的药物滥用障碍管理的研究。美沙酮替代可能会恶化血糖，丁丙诺啡在阿片类戒断策略方面具有一定的理论优势。

驾驶

驾驶具有复杂的代谢需求，会增加大脑的葡萄糖消耗。因此，低血糖的风险增加，15%~66%的糖尿病患者在驾驶时出现低血糖。在低血糖期间，注意力、反应时间和手、眼协调都会受损，视觉感知也会受到影响，并且在弱光下尤为明显。即使是 3~4mmol/L 的中度低血糖也会具有损害反应。使用驾驶模拟器时出现低血糖的受试者表现出不适当的超速和制动，忽视道路标志和交通信号，车道规范性差。令人担忧的是，人们对这些潜在危险行为的认识也受到了影响。尽管如此，关于 1 型糖尿病与道路交通事故风险之间关系的数据是相互矛盾的，并且受其他因素影响。与未发生交通事故的人相比，发生道路交通事故的 1 型糖尿病患者在过去两年中发生重度低血糖发作的可能性要高出 4 倍，这也是现行许可政策的指导原则。没有关于高血糖对驾驶能力影响的数据。遗憾的是，尽管存在理论风险和现行法规，40%~60%的英国驾驶员在开车前从未检测过血糖，77%的人在长途旅行中从未检测过血糖。

在许多国家，法律要求患有糖尿病的驾驶员向国家驾照颁发机构和车辆保险公司申报诊断结果。在英国和欧盟，最近情况发生了变化（见下文和框 32.1）。除低血糖外，糖尿病患者可能存在的影响驾驶的其他问题包括白内障或视网膜病变导致的视力障碍，以及严重神经病变、周围血管疾病或截肢导致的残疾；尽管这些障碍可以通过调整车辆或使用自动变速器来克服。这些问题同样适用于那些没有糖尿病的人，详情如下：http://www.assets.publishing.service.gov.uk/government/uploads/system/uploads/attachment_data/file/866655/assessing-fitness-to-drive-a-guide-for-medical-professionals.pdf.

不同的国家对正在接受胰岛素治疗的糖尿病患

框 32.1 关于糖尿病患者通知 DVLA(或北爱尔兰 DVA)要求的英国法规

汽车(<9 座)和摩托车(第 1 类驾照)：
1.胰岛素持续治疗>3 个月的患者。
2.婴儿出生后 3 个月仍需要胰岛素治疗的妊娠糖尿病患者。
3.失能性低血糖发作和(或)糖尿病护理医生告知存在风险者。
4.使用口服药或非胰岛素注射治疗的患者。

存在危险或出现致残性低血糖的患者巴士、旅游巴士及商用车辆(第 2 类牌照)
1.必须告知详细的常规治疗药物。

单独饮食治疗者，或妊娠糖尿病胰岛素治疗<3 个月的女性，无须通知 DVLA/DVA。

者驾驶的车辆类型有不同的限制。在英国和大部分欧盟国家，车辆分为第 1 类（载客量不超过 9 人的汽车和车辆，以及摩托车）和第 2 类（载客量超过 9 人的公共汽车和客车，以及货车）。然而，根据驾驶考试通过的时间不同，相关规定也有所不同。在英国本土和北爱尔兰之间存在差异。对于不同的道路交通车辆有一个令人困惑的分类，现在英国驾照的背面印有驾驶这些车辆的个人资格。详情请参阅：www.gov.uk/old-driving-licence-categories.

虽然类别命名法很复杂，但有关糖尿病患者驾驶资格的规定很简单。英格兰、威尔士和苏格兰的个人发生以下情况必须通知北爱尔兰当局（DVLA）或驾驶和车辆管理局 （DVA），包括使用胰岛素超过 3 个月者；妊娠糖尿病，并且在分娩后必须持续胰岛素治疗 3 个月以上者；经历过（或者糖尿病医生告知处于更高的风险）致残（严重）低血糖者。持有 1 类许可证的 2 型糖尿病患者仅需通知是否使用磺酰脲类药物或格列奈类药物，或任何其他可能导致或已经导致重度低血糖的治疗。对于第 2 类许可证，DVLA 和 DVA 需要了解糖尿病的详细治疗方法，但饮食疗法除外（框 32.1）。

必须通知糖尿病患者的第 1 类驾照有效期为 1 年、2 年或 3 年，在英国，续期需要医疗报告。清醒时发生一次重度低血糖 （定义为需要另一个人的帮助，睡眠期间发生的事件不被视为相关，除非与低血糖意识受损相关）会立即撤销许可证，但该个人可以在 3 个月后重新申请许可，并获得其护理医生的医疗支持。DVLA 关于健康驾驶的规定将低血糖意识定义为"驾照持有人或申请人是否能够将其车辆安全停下来",意识受损定义为"由于完全缺乏警告症状而无法检测低血糖的发生"。应在驾驶后 2 小时内（最好<1 小时）检查血糖水平，在长途旅行中至少每 2 小时检查一次。人们不应该在血糖 ≤ 5mmol/L 时开车，流行语是"5 to Drive"，建议在出发前进食一些速效碳水化合物，使血糖水平高于此值。最近，CGM 和快速监视器读数已被批准用于驾驶前和驾驶过程中的监测，但完全依赖 CGM 声音报警尚未得到批准。读数≤4mmol/L 和（或）无论 CGM 读数如何，驾驶员有无低血糖症状，都必须通过毛细血管学试验进行检查。司机若未遵守这些规则将被起诉，如果不遵守这些规则，可能导致保险公司在发生事故时不对其进行赔偿。在英国，没有既往索赔史的糖尿病患者的汽车保险费通常更高。

第 2 类驾照必须每 5 年或在 45 岁时重新申请审核一次。此外，持证人每年必须参加一次独立的体检，以证明他们每天至少进行两次血糖测试（即使不开车）。他们还必须证明他们在开车前和至少每 2 小时进行一次测试，并且他们必须显示 3 个月不间断的血糖仪监测数值，这些读数可以下载。在撰写本文时，不接受 CGM 和快速监控。

商用小巴司机应联系 DVLA，以了解他们所需要的驾照类型。英国的出租车司机必须得到当地政府的授权，没有国家法规，但大多数政府采取与第 2 组驾照持有人类似的限制。

在欧盟，欧洲议会关于驾驶执照的第三条指令（2006 年修订，2016 年修订）的规定与英国的规定非常相似，但低血糖意识不足的定义留给个别成员国。在丹麦，报告严重低血糖发作的患者人数在该指令出台后的几年内下降了 55%，这大概是为了避免出现失去驾驶执照的风险。

加拿大的法规与欧洲类似；美国的情况更为复杂。州际商用车牌照持有者有联邦法规，但对于汽车驾驶员，各州有自己的规定。ADA 在其网站上提供信息。澳大利亚和新西兰有自己的法规，这些法规与欧洲的法规具有相同的内容。

对于糖尿病驾驶人，有一般建议，如果驾驶人在驾驶时出现低血糖，则建议采取行动（表 32.1）。重要的是要意识到，驾驶员在法律上被视为车辆的负责人，因此，在纠正低血糖的同时，关闭发动机并坐到乘客位上是很重要的。

表 32.1　使用胰岛素或其他有低血糖风险的药物的糖尿病患者的安全驾驶建议

- 随身携带血糖仪和血糖试纸。
- 在行程开始前 1 小时内检查血糖，并且在驾驶中每两小时检查一次血糖。
- 如果驾驶多次短途行程，则无须在每次额外行程前进行测试，只要在驾驶中每 2 小时测试一次即可。在低血糖风险较高的情况下，如在体力活动或改变饮食习惯后，可能需要更频繁的检测。
- 尽量确保驾驶时血糖保持在 5.0mmol/L（90mg/dL）以上。如果你的血糖为 5.0mmol/L 或更低，吃点儿零食。如果血糖低于 4.0mmol/L（72mg/dL）或感觉低血糖，请勿驾驶。
- 如果在驾驶过程中出现低血糖，尽快将车辆停在安全位置。
- 始终在车内容易够到的地方紧急供应快速作用的碳水化合物，如葡萄糖片或糖果。
- 血糖恢复正常 45 分钟后才开始驾驶（通过测量血糖确认）。大脑从低血糖状态完全恢复需要时间。
- 携带个人身份证明，以表明在受伤时患有糖尿病。
- 在改变胰岛素方案、改变生活方式、运动后、旅行期间和妊娠期间应特别小心。
- 定期进餐，在长途旅行中吃零食和休息。开车前或开车时不要喝酒。

Reproduced from Graveling and Frier; Clin Diabetes & Endocrinol; 2015 DOI 10.1166/s40642-015-0007-3.

就业

糖尿病患者可以而且应该被鼓励从事各种工作。在英国，糖尿病患者受《残疾歧视法》（1995）和《平等法》（2010）的保护，这意味着患者现在几乎可以在任何领域工作（武装部队除外）。人权委员会向雇主提供指导，说明他们需要对工作场所进行"合理调整"，以使雇员能够管理自己的健康状况。这可能包括血糖测试的休息时间，或提供私密区域进行胰岛素注射等。糖尿病患者应该有时间参加体检。糖尿病患者不需要向雇主申报病情，英国糖尿病协会普遍认为这样做是明智的。尽管在血糖监测方面可能有具体要求，以前的其他职业，如紧急服务、商业飞行和空中交通管制员，现在都对糖尿病患者开放。

旅游和休闲活动

糖尿病并不是旅行的障碍，但在途中和抵达后，需要计划额外的用品、保险、医疗鉴定、膳食变化、液体摄入、体力活动和糖尿病治疗。在炎热的国家，不必将胰岛素储存在冰箱中，只要保证其阴凉放置即可（框 32.2）。确保疫苗接种是最新的，并检查疟疾预防的必要性。

在长途飞行期间，应经常监测血糖（每 2~3 小时一次），并且可能需要放宽血糖控制以避免低血糖：几小时中度血糖升高是可以接受的，比如 10~13mmol/L（180~234mg/dL）。两个时区的时间变化均少于 4 小时，通常无须对胰岛素使用计划进行重大调整——只需在目的地的时区，在正常的时钟时间注射下一次胰岛素即可。向西飞行可延长一天的时间，如果延迟时间较长（>6 小时），则可能需要额外的胰岛素，例如，每小时 3~4 次注射小剂量的速效胰岛素。向东飞行长效胰岛素剂量会缩短一天，如果一天缩短 6 小时以上，则可能需要减少胰岛素剂量（图 32.2）。

胰岛素泵和 CGM 等医疗设备可能会导致机场安全问题。有医疗设备认知卡（见以下网站），建议在旅行前向航空公司查询相关规定。

现在，使用胰岛素的糖尿病患者可以乘坐飞机和潜水，尽管各个国家有具体规定。潜水教练专业协会（PADI）建议不要在血糖低于 8.3mmol/L 的情况下潜水，并在其网站上提供有用的指导：www.pros–blog.padi.com/2019/10/02/diving–and–diabetes.

框 32.2　糖尿病患者出国旅游建议

文件

1. 健康护理专业人员确认的糖尿病和药物清单的信函（复印几份）。
2. 个人身份证明，如糖尿病身份证或警示手环。
3. 旅行保险证明和联系方式。
4. 欧洲健康保险卡（EHIC）NB 确保其仍然有效。
5. 民航局（CAA）为胰岛素泵和 CGM 用户提供的医疗器械认知卡。

药物和设备

1. 胰岛素，药物和测试设备的充足供应（额外服用）。
2. 随身携带足够的物品，以防任何存放的行李丢失。
3. 如果使用胰岛素泵，在设备故障的情况下使用一些长效和短效胰岛素。
4. 在紧急情况下，检查目的地当地胰岛素和药物的可用性。
5. 设备的备用电池。
6. 装胰岛素的小瓶或冰袋。

安全

1. 健康护理专业人员确认糖尿病和药物清单的信函。
2. 如果使用胰岛素泵或 CGM，请不要通过 X 线扫描仪。
3. 最大容量为 100mL，携带速效碳水化合物片剂或凝胶。

预防

1. 确保最新的疫苗接种。
2. 检查疟疾预防。
3. 使用防晒霜和驱虫剂。
4. 吃可以去皮或煮熟的食物。
5. 避免脱水。
6. 避免赤足走路。

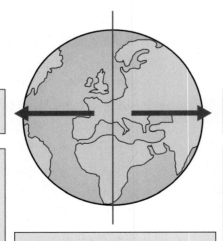

向西飞行：
相当于时间延长

- 飞行前：
  给予正常剂量
- 飞行中：
  如果>延长 8 小时，可能需要额外的胰岛素
- 飞行后：
  在正常时钟时间（新时区）给予下一剂量

向东飞行：
相当于时间缩短

- 飞行前：
  如果白天将减少剂量，则缩短>8 小时
- 飞行中：
  监测葡萄糖
- 飞行后：
  在正常时钟时间（新时区）给予下一剂量

始终：

- 每 2~3 小时监测血糖
- 放松血糖控制（8~13mmol/L）
- 使用小剂量的可溶性胰岛素或快速胰岛素类似物治疗高血糖
- 及时治疗低血糖症

图 32.2　在跨时区的飞行期间调整胰岛素剂量的方案。

病例记录

　　一例有 10 年 1 型糖尿病病史的 19 岁学生在英国一所大学的第一个学期经历了严重的低血糖发作。他住在合租的公寓里，一天晚上和室友们社交后很晚才回家。他和室友一起喝了至少 8 品脱（1 品脱=568.26L）啤酒，还参加了迪斯科。回家的路上他出现了呕吐症状。他的朋友们不知道他有糖尿病，直到第二天晚些时候才再次找他。被发现时他已出现深度昏迷，并有癫痫发作的迹象（尿失禁和咬伤舌头）。他被紧急送往急诊室，血糖为 2.9mmol/L。不幸的是，由于他遭受了严重的低血糖，造成了脑损伤，留下了严重的认知障碍。

　　这个悲惨的病例说明了几个要点。对于 1 型糖尿病患者来说，如果在增加低血糖风险的情况下社交，通知同事和朋友是很重要的，他们需要知道该怎么做。剧烈运动（跳舞）和大量饮酒相结合会大大增加延迟性低血糖的发生风险，室友们需要意识到这种可能性。应该避免酗酒，因为它们会增加重度酒精中毒和呕吐的可能性，在这种情况下，他摄入的任何碳水化合物几乎都没有被吸收。急诊室血糖浓度适度降低可能代表了一种负反馈，可以肯定，他在夜间和早晨的血糖水平要比监测时低得多。

关键网站

- 每个国家都有自己的驾驶法规（这些法规在整个欧盟都相当标准），大多数国家都有自己的网站。
- 第 1 类和第 2 类驾照信息：www.gov.uk/old-driving-license-categories
- 完全适合推动医疗机构专业人员的法规：https://assets.publishing.service.gov.uk/government/uploads/system/uploads/attachment_data/file/866655/assessing-fitness-to-drive-a-guide-for-medical-professionals.pdf
- 英国糖尿病协会的卫生医疗机构专业人员指南：https://www.diabetes.org.uk/driving-and-diabetes--what-healthcare-professionalsshould-know
- 英国糖尿病协会的糖尿病患者指南：https://www.diabetes.org.uk/guide-to-diabetes/life-with-diabetes/driving
- 美国糖尿病协会：https://www.diabetes.org/resources/know-your-rights/discrimination/drivers-licenses/commercialdrivers-license
- 英国糖尿病患者的旅行建议：www.diabetes.org.uk/guide-to-diabetes/life-with-diabetes/travel
- 潜水建议：www.pros-blog.padi.com/2019/02/diving-and-diabetes
- 潜水建议：DAN.org/Health
- 科克伦的戒烟系统回顾图书馆：www.cochranelibrary.com
- 医疗器械意识卡：www.caa.co.uk/uploadedFiles/CAA/Content/Standard_Content/Passengers/Before_you_fly/Health/CAA_AOA_MedicalDeviceAwarenessCard.pdf
- 英国政府对健康保险卡的建议：www.gov.uk/european-health-insurance-card

拓展阅读

Campagna D, Alamo A, Di Pino a et al. Smoking and diabetes: dangerous liaisons and confusing relationships. Diabetes Metab Syndr 2019; 11: 85–97

Graveling AJ, Frier BM. Driving and diabetes: problems, licensing restrictions, and recommendations for safe driving. Clinical Diabetes and Endocrinology 2015 doi:10.1186/s40842-015-0007-03

Pastor A, Conn J, MacIsaac RJ et al. Alcohol and illicit drug use in people with diabetes. Lancet Diabetes Endocrinol 2020; 8: 239–48

Tetzschner R, Norgaard K, Ranjan A. Effects of alcohol on plasma glucose and prevention of alcohol-induced hypoglycaemia in type 1 diabetes. Diabetes Metabolism Research and Reviews 2017; 34: e2965 doi.org/10.1002/dmrr.2965

（孟玉静 译　周瑾 审校）

第 **33** 章

糖尿病护理组织:整合糖尿病服务

高质量糖尿病护理需要一个协调的、多专业的专家团队,且需要患者对疾病有充足的认知和经济实力(图33.1)。以患者为中心的护理是所有医疗系统的优先事项,但不应低估组织协调和后勤保障方面的问题。与许多其他疾病不同,糖尿病患者的管理不仅应包括在适当情况下提供药物治疗以治疗代谢和心血管风险因素,还应协调筛查策略以预防和检测糖尿病的早期并发症,制订患者和护理人员的系统性教育计划,以保障管理注射给药,评估健康护理专业人员(如营养师、足病学家、心理学家、糖尿病护理专家和专科临床医生)的专业技术,以及获取新疗法和技术,以更好地管理糖尿病患者。虽然许多糖尿病患者的护理模式在管理糖尿病的急性并发症或问题方面相当有效,但在患者教育时,对这种疾病的认识缺乏足够的关注和灵活性,疾病控制解决方案应以患者为中心,提供服务和支付都应以患者为重,并建设个人和家庭有效管理疾病的能力。

传统的护理模式涉及初级、二级和三级护理之间的金字塔系统。患者可在初级医疗机构就诊,并根据临床需要转诊至二级或三级医疗机构。随着患者从一个医疗机构转移到另一个医疗机构,并在不同的医疗结构层次上应为独立的、彼此之间没有联合的患者,每次转诊都会伴随着治疗费用和正式的转诊流程。然而,如果以分散的方式提供疾病护理,就会导致重复、低效率,并且健康情况会更差。例如,在英国,尽管2001年引入了国家糖尿病服务框架(NSF),其中规定了2013年前在英国提供糖尿病服务的愿景,但这一愿景远未实现。虽然自2003年开始实施交付计划以来,服务有了一些明显的改善,在英国一些地区采取了一些良好做法和有效的干预措施。然而,服务在地理位置上差异很大,仍然有相当数量的糖尿病患者无

法达到规定的基本护理标准。因此,整合糖尿病服务注重:

(1)改善患者体验。

(2)确保参与提供糖尿病护理的所有医疗机构通过合作伙伴关系明确承担向当地人群提供优质护理的责任。

(3)为每名医疗专业人员或提供者提供明确的责任和义务条款。

(4)减少时间、检查和重复提供信息(表33.1)。

什么是糖尿病综合护理?

综合糖尿病护理既是医疗机构的整合,也是和围绕患者服务的协调。

"一种旨在通过确保围绕患者、服务使用者和护理者的需求进行良好协调,从而提高患者、服务使用者和护理者护理质量的方法。"

——国王基金会和纳菲尔德信托基金,2011年。

从本质上讲,糖尿病整合是整个医疗系统的合作,以确保本地区糖尿病患者的健康状态。

因此,建议所有地方专职人员充分、适当地探讨联合委托和合并预算,建立医疗机构和社会医疗机构,对需要进行综合管理的患者会有潜在的好处。当地健康和福利委员会是实施这一办法的核心部门。

综合糖尿病服务的基本组成部分是什么?

随着综合护理模式的发展,衡量护理过程和临床

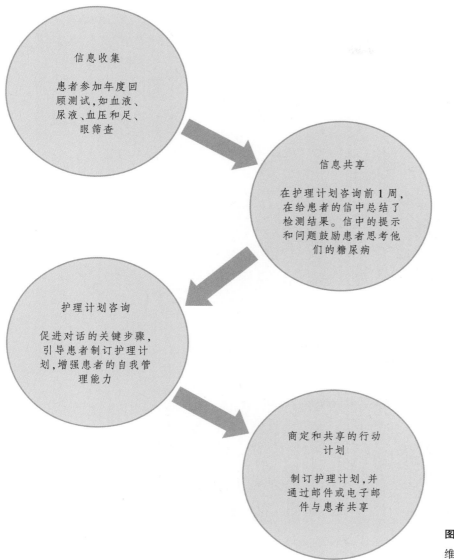

信息收集

患者参加年度回顾测试,如血液、尿液、血压和足、眼筛查

信息共享

在护理计划咨询前 1 周,在给患者的信中总结了检测结果。信中的提示和问题鼓励患者思考他们的糖尿病

护理计划咨询

促进对话的关键步骤,引导患者制订护理计划,增强患者的自我管理能力

商定和共享的行动计划

制订护理计划,并通过邮件或电子邮件与患者共享

图 33.1 有效的糖尿病服务有许多不同的维度。

表 33.1 成年人糖尿病英国国家卫生与临床优化研究所(NICE)

- 预防成年人(18 岁及以上)2 型糖尿病。
- 针对成年糖尿病患者的系统化教育计划。
- 成年糖尿病患者的护理和治疗。
- 预防和处理成年糖尿病患者的足部问题。

结果非常重要。以确定专职人员和相关机构,确保所有人都致力于综合服务(图 33.2 和表 33.2)。在英国,针对糖尿病的拟议结果测量包括(表 33.3):

- 患者的护理体验,包括在医疗社区的转诊。
- 1 型和 2 型糖尿病的 9 个关键护理流程。
- 遵守 NICE 成年人糖尿病质量标准。
- 主要标准为糖尿病患者的住院服务情况。

- 糖尿病并发症。
- 与儿科最佳实践相关的依从性和结果。

综合糖尿病服务的理念有助于长期患者更多地参与规划自己的护理和选择如何管理自己的病情。这与强调"护理规划"和服务协调相一致,以使患者更加了解情况并参与治疗(图 33.3)。

英国已经制订了"护理年"方法,以便将糖尿病患者置于决策中心,并支持他们进行自我管理。它代表了行动中的护理计划。原因包括,每个人都有不同的优先事项和目标,有更多的机会从一系列服务中选择最能支持和授权他们做出决策,并实现预期结果的服务。挑战在于将每个人的需求和目标、选择和服务使用与在人群水平上进行的协调决策联系起来。在护理年计划评估中,人们报告了护理经验的改善和自我护

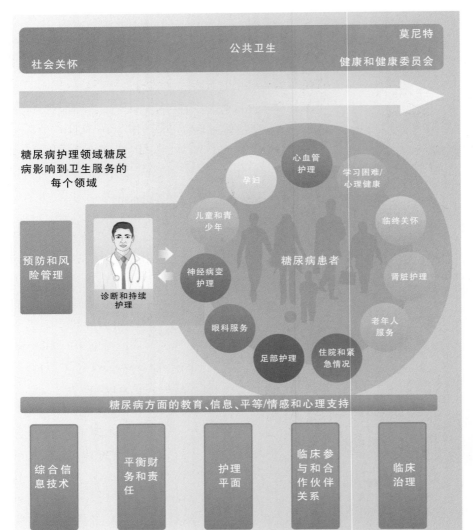

图 33.2   该图总结了集成的关键组件。它特别强调需要有 5 个基本的整合支柱，以促进提供不同的糖尿病护理要素。

表 33.2   一体化的支柱

1.综合信息技术系统。
2.协调财务和责任。
3.护理计划。
4.临床参与和伙伴关系。
5.强大的共享临床治理。

表 33.3   Key Care 流程。每例糖尿病患者都应该每年接受国家推荐的检查计划。这应该是个性化护理计划的一部分，使他们和他们的医疗保健专业人员能够共同商定管理糖尿病的行动，并满足他们的个人需求。源自 NSF 和 NICE 关于糖尿病的指南

1.血糖水平测量。
2.血压测量。
3.胆固醇水平测量。
4.视网膜筛查。
5.足部和腿部检查。
6.肾功能测试(尿液)。
7.肾功能测试(血液)。
8.体重检查。
9.吸烟状况检查。

理行为的实际变化;专业人士报告说,他们的知识和技能有所提高,工作满意度也有所提高,而实践表明,他们的组织和团队合作更加出色(图 33.4)。

对糖尿病患者的年度回顾有时只不过是一种勾选框练习。这可能越来越多地被护理计划咨询所取代,在该咨询中,患者的优先事项、目标、需求和期望有助于形成行动计划的对话。真正的伙伴关系是努力

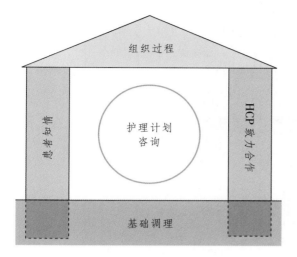

图 33.3 护理规划住宅模型。开发这个模型是为了说明更大的图景:一个参与、知情的患者和致力于合作工作的医疗保健专业人员,如果他们聚集在一个适当的环境中,以促进他们的有效互动,就可以取得最好的结果。因此,强大的调试支持了护理计划的"房子"。

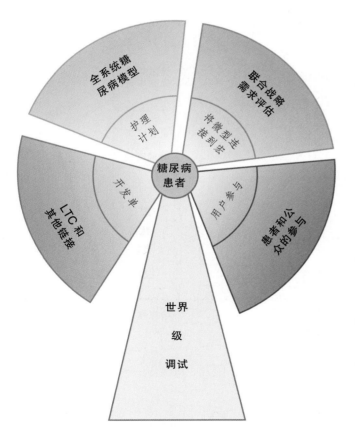

图 33.4 "协调风车"。该模型说明了服务组织的关键要素,以支持护理计划和"护理年"方法。

制定一套目标和行动点,让患者感到有责任感。健康专业人员不强加管理决策和期望,而是寻求促进患者在制定自己的目标和指标时拥有更大的所有权和参与度。未来一年的护理计划将越来越多地取代目前的年度审查模式。除此之外,随着连续血糖监测系统的出现,通过患者登录系统远程监测患者血糖水平变得越来越可行,糖尿病专家可以通过电话或视频链接提供建议。尽管如此,须注意,只有当患者的主要问题与血糖有关, 并且需要积极评估糖尿病的血管并发症时,这种策略才可能有效(图 33.5)。

为了使个人能够有效地自我管理糖尿病并充分参与决策,他们需要充分了解自己的病情,并了解如何获取信息(图 33.6)。因此,系统化教育课程已成为糖尿病服务的关键组成部分。积极参与、知晓病情的患者是成功自我管理的关键,但这需要健康专业团队采取个性化的疗法。作为国家科学基金会的一部分,英国的许多中心针对 1 型糖尿病患者(>100)开设了 DAFNE(正常饮食剂量调整)课程,同样也为 2 型糖尿病患者建立了 DESMOND 课程。

需要制订创新战略,以确保对糖尿病患者(包括无法参加常规面对面预约的患者)进行持续有效的管理和监测。这需要仔细的组织、规划和 IT 支持,进行替代远程咨询, 以促进从面对面咨询到虚拟咨询的转变。方式可能包括电话咨询、视频咨询、电子邮件咨询。各种视频平台也成为咨询的有效平台。

因此,未来糖尿病服务的协调应包括促进初级和专家团队之间有效协作护理的策略,而无须为持续护理提供耗时且不必要的转诊、分诊和标准门诊咨询模式。这需要强大的 IT 技术,能够完全访问实时患者记录,以便在初级和专家团队之间无缝地访问和共享患者信息。此外,需要新的血糖监测技术,以及基于云存储的血糖和胰岛素数据访问, 以支持有效的虚拟咨询。它还允许服务部门识别风险最高的人群,提供有针对性的护理,并提高互动质量。

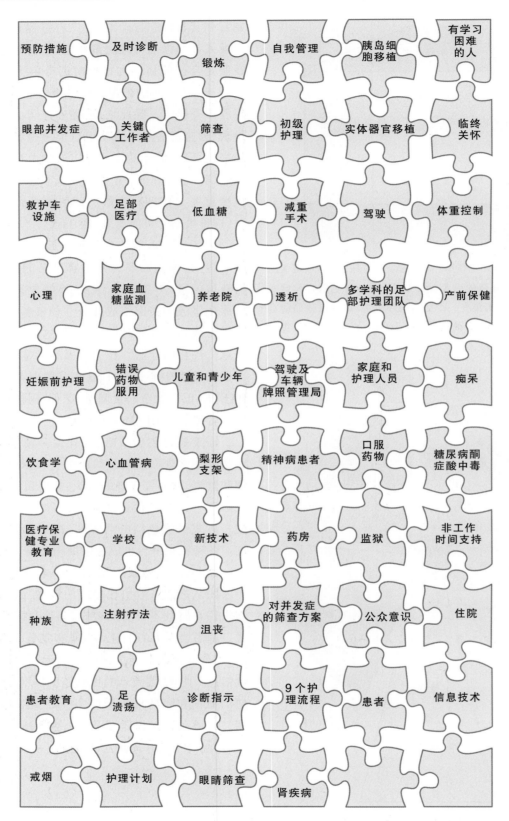

图 33.5　需要协调的内容。

收集和分享信息

- 患者与医疗专业人员之间的对话,建立真正的伙伴关系。
- 分享观点和生物医学成果。
- 回顾关键领域,如临床、社会、行为和心理学。

探索和讨论信息

- 伙伴关系方法的核心。
- 探索优先事项、愿望、信念、目标和期望。

设定目标

- 早期沟通会形成明确的、单独设定的目标。
- 患者设定和拥有的目标更有可能产生有效的自我管理。

规划行动

- 商定行动方案。
- 商定负责人员时间计划。
- 规定与自我护理有关的行动。
- 对于健康专业人员,行动可能包括转诊、调查等。

图 33.6　提高自我管理有效性的框架。

病例记录

糖尿病护理小组对一例患有 2 型糖尿病、血糖控制不佳、足部溃疡、冠心病和虚弱的 74 岁男性进行了回顾性研究。实施综合糖尿病护理和护理规划方法, 由只关注患者护理的一个方面的个人医疗专业人员取代传统的"年度审查"。相反,一场关于他的优先事项、恐惧、愿望和目标的对话开始了。采用多学科方法针对他的多种共病,包括参与专业足部护理服务以防止其糖尿病足部溃疡的进展,由糖尿病专家、营养师和糖尿病专科护士进行评估以解决其血糖控制和冠心病问题。这些讨论和随后的专家干预是在患者居住的社区附近进行的, 而不是在医院。通过与他的家庭医生的讨论,很明显他不想服用超过 5 种药物,他担心低血糖,并且症状控制更为重要。他还认为让他的妻子(因为妻子要做饭)去看营养师会更有帮助。如果过多的药片数量会产生更多副作用的风险,他并不想追求过度达标的 HbA1c 或 BP 目标。这些讨论在通用(ICT)计算机系统中共享,因此,参与该患者管理的所有临床医生将朝着相同的简单目标、行动点和目标努力。

关键性研究

Wilson A et al. on behalf of the ICCD trial Group. Evaluation of the Clinical and Cost Effectiveness of Intermediate Care Clinics for Diabetes (ICCD): A Multicentre Cluster Randomised Controlled Trial. PLoS One. 2014; 9(4): e93964

Renders CM eta I. Interventions to improve the management of diabetes mellitus in primary care, outpatient and community settings (Review). The Cochrane library 2000. Issue 4.

Davies MJ, et al. Effectiveness of the diabetes education and self management for ongoing and newly diagnosed (DESMOND) programme for people with newly diagnosed type 2 diabetes: cluster randomised controlled trial. Br. Med. J. 2008; 336: 491-495.

Beaglehole R, et al. Improving the prevention and management of chronic disease in low-income and middle-income countries: a priority for primary health care. Lancet 2008; 372: 940-949.

Gaziano TA, et al. Scaling up interventions for chronic disease prevention: the evidence. Lancet 2007; 370: 1939-1946.

Hex N et al. Estimating the current and future costs of Type 1 and Type 2 diabetes in the United Kingdom, including direct health costs and indirect societal and productivity costs. Diabetic Medicine, 2012; 29:855-62

关键网站

- http：//www.diabetes.org.uk/Professionals/Publications–reports–and–resources/Reports–statistics–and–case–studies/Reports/Diabetes–in–the–UK–2011
- http：//www.diabetes.nhs.uk/work–areas/year–of–care
- https：//www.diabetes.org.uk/Documents/Position%20statements/best–practice–commissioning–diabetes–ser vices–integrated–framework–0313.pdf
- http：//www.dh.gov.uk/en/Publicationsandstatistics/Publications/PublicationsPolicyAndGuidance/DH_4140284

拓展阅读

Skills for Health / Skills for Care, Common Core Principles to Support Self Care: A Guide to support implementation (http://www.dh.gov.uk/en/publicationsandstatistics/publications/publicationspolicyandguidance/DH_084505)

Department of Health, Raising the Profile of Long Term Conditions Care: A compendium of information (http://www.dh.gov.uk/en/publicationsand statistics/publications/publicationspolicyandguidance/DH_082069)

Department of Health, Care Planning in Diabetes (http://www.dh.gov.uk/en/publicationsandstatistics/publications/publicationspolicyandguidance/DH_063081)

Department of Health, Supporting People with Long Term Conditions to Self Care: A guide to developing local strategies and good practice (www.dh.gov.uk/en/publicationsandstatistics/publications/publicationspolicyandguidance/DH_4130725)

National Diabetes Support Team, Partners in Care: A guide to implementing a care planning approach to diabetes care (www.diabetes.nhs.uk/news-1/partners%20in%20care.pdf)

Best practice for commissioning diabetes services: An integrated care framework

The management of adult diabetes services in the NHS – A progressive review. https://publications.parliament.uk/pa/cm201516/cmselect/cmpubacc/563/563.pdf

Improving integration of services – The Health and Social Care Act 2012

Integrated Care in the Reforming NHS Joint Position Statement - Diabetes UK, 2007

Integrated care for patients and populations: Improving outcomes by working together - A report to the Department of Health and the NHS Future Forum – The King's Fund, 5 January 2012

Improving the delivery of adult diabetes care through integration, Diabetes UK. https://www.diabetes.org.uk/resources-s3/2017-11/integrated%20diabetes%20care%20%28pdf%2C%20648kb%29.pdf

The NHS Atlas of Variation in Healthcare for People with Diabetes – May 2012

NHS Outcomes Framework 2012-13, Department of Health, 2011

Diabetes UK; State of the nation 2016 https://www.diabetes.org.uk/professionals/position-statements-reports/statistics/state-of-the-nation-2016-time-to-take-control-of-diabetes

（孟玉静 译　周瑾 审校）

第 **34** 章
移植与干细胞治疗

要点

- 全器官胰腺移植仍然是 1 型糖尿病患者实现长期正常血糖的唯一方法。

- 使用埃德蒙顿方案进行胰岛细胞移植最初非常积极的临床结果尚未在多中心试验中重现,1 年时只有 50% 的胰岛素非依赖性,5 年时<30%。然而,大多数患者报告严重低血糖发生率降低。

- 胰岛素产生细胞来源于多种组织中的干细胞,并在动物中发挥作用,但在人类中的初步结果

不一致且相对较短。

- 对人类糖尿病患者的非分化干细胞的研究结果喜忧参半,并且由于免疫抑制的副作用而变得复杂。

- 利用基因治疗和异种移植对细胞进行重编程以产生胰岛素,尚未在人类糖尿病中进行试验,并造成严重的科学和伦理问题。

胰腺移植

近年来,胰岛细胞移植技术的发展,全胰腺或节段胰腺移植是唯一能够恢复内源性胰岛素分泌的 1 型糖尿病治疗方法。目前,全世界每年约有 1400 例全胰腺移植 (图 34.1), 从 2016 年到 2019 年, 英国平均每年有 180 例全胰腺移植。在 2006—2017 年, 美国由每年 1400 例左右的峰值下降到 1000 例以下,这可能是因为胰岛细胞移植供体器官的使用增加(见下文)。同时,胰肾联合移植术(SPK)的移植物功能存活率通常比单独移植胰腺好,这可能是因为使用血清肌酐监测肾功能更容易发现早期排斥反应。2016—2017 年,美国约 80% 的胰腺移植为 SPK,但胰腺移植登记处的最新报告并未提供移植物存活率。2009—2019 年,英国共登记了 1938 例胰腺移植,SPK 的 5 年移植存活率为 81%,但单独胰腺移植术(PTA)的 5 年存活率仅为 49%。

全器官移植的一个问题是如何处理外分泌。已经开发了许多不同的技术,包括通过移植物-十二指肠空肠吻合术进行肠外分泌引流或引流至膀胱 (图

34.2)。肠内引流是目前首选的技术。经髂内静脉或经原发性门静脉将内分泌分泌物静脉引流至外周循环是其他选择。尽管其中一些创新提供了理论上的优势,但很少有生存数据表明任何特定程序都能产生更好的长期结果。新的免疫抑制方案有助于提高移植物存活率。如果移植后有足够的正常血糖期,则胰腺移植可以阻止甚至逆转糖尿病并发症的进展,尽管肾小球病理学需要长达 10 年的观察。

尚未进行全器官胰腺移植的对照试验。存活益处尚未得到确凿的证明,但与单独接受肾移植(KTA)的患者相比, 接受 SPK 的患者的移植肾 10 年存活率似乎更好(66% 对 47%),尽管这些数据受到患者选择偏差的影响。接受 SPK 治疗的患者可能会有更多的住院、更多的感染,甚至可能还有更多的血液恶性肿瘤。没有对成本效益进行前瞻性评估,一项回顾性分析表明,SPK 在 5 年内比 KTA 或血液透析更具成本效益。目前迫切需要按照正在进行的胰岛细胞移植的路线,对全器官胰腺移植进行适当的前瞻性临床试验。目前,NICE 建议考虑对血糖控制不理想的肾移植患者进行胰腺移植。

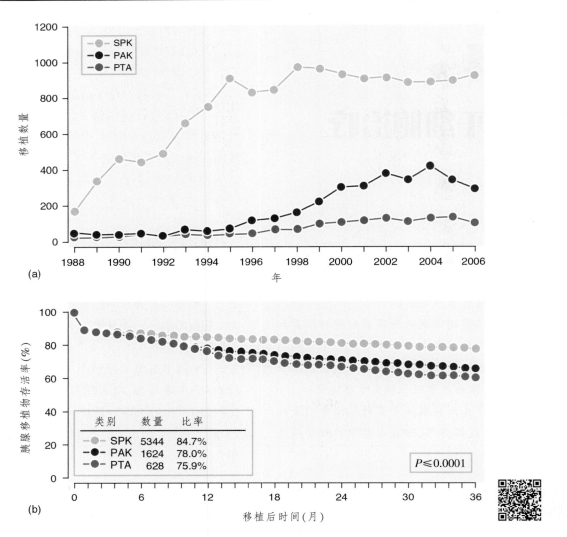

图34.1 (a)1988—2006年全世界胰肾联合移植术(SPK)、肾移植后胰腺移植(PAK)和单独胰腺移植(PTA)的数量。(b)SPK、PAK和PTA的移植物存活率超过36个月。From White et al. Lancet 2009;373:1808−1801.

胰岛细胞移植

胰岛细胞移植的临床结果从2000年开始转变,引入了《埃德蒙顿议定书》(命名为埃德蒙顿加拿大大学的小组)。该方案的基础是移植足够数量的新鲜分离胰岛细胞,提供有效、无类固醇且不致糖尿病的免疫抑制方案,并仔细选择无肾损害的患者。免疫抑制包括移植前和移植后达利珠单抗(抗白细胞介素2受体单克隆抗体)、维持性西罗莫司和低剂量他克莫司。不幸的是,这种组合具有潜在的肾毒性,只有肾功能保存良好的患者才能耐受。为了解决这个问题,有研究将胰岛包裹在既能抵抗排斥反应,又能抵抗自身免疫攻击的材料中。利用猪胰岛进行异种移植是解决人

类组织短缺的一种潜在方法,但由于供体动物病毒病原体的无意转移,仍然存在潜在的问题。胰岛分离的过程是劳动密集型的,涉及胰腺的酶裂解半自动分离室。胰岛通过经皮门静脉途径注射或输注,并栓塞至肝脏。另一种方法是在小型剖腹手术或腹腔镜手术中直接注入肠系膜静脉。在大多数情况下,使用两个连续供体——每个受体大约850 000个胰岛当量。在埃德蒙顿治疗的32例连续1型糖尿病患者的初始报告中,有85%的患者持续胰岛素独立,1年后恢复正常血糖。

协同胰岛移植注册中心(CITR)的最新报告记录了2015年1086例受试者的数据,这些受试者需要2619例捐赠者的2150次胰岛输注。209例受试者也进行了肾移植,80%的受试者在移植前患有严重低血

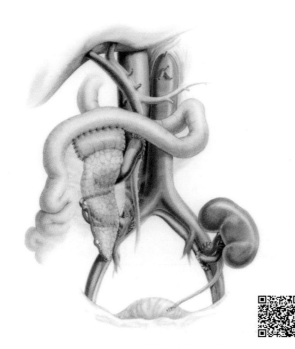

图 34.2　同时进行肾脏和全器官胰腺移植，显示通过十二指肠空肠吻合术进行外分泌引流和通过门静脉进行静脉引流。
Courtesy of Dr S Bartlett, University of Maryland, MD, USA.

糖，且无意识。98%以上为白种人，60%左右为女性，平均糖尿病持续时间为 29 年，平均基线 HbA1c 为 63mmol/mol（7.9%）。胰岛素完全独立性在 1 年时达到 50%，但在 5 年时<30%。然而，同样在 5 年后，超过 90% 的患者没有进一步记录到重度低血糖发作，超过 70% 的患者空腹血糖<8mmol/L，约 50%的患者 HbA1c 达到< 48mmol/mol（6.5%）或低于基线水平>22mmol/mol（> 2%）。

与全器官移植的情况形成直接对比的是，已有 30 多项临床试验被记录在案。2016 年报告了其中一家公司的两年期政府数据。在基线检查时患有严重低血糖的 48 例受试者中，临床特征与 CITR 报告的几乎相同，52.1%在 1 年时为胰岛素非依赖性，42%在 2 年时为非胰岛素依赖性。糖化血红蛋白<53 mol/mol（< 7.0%）的主要终点在一年和两年内分别达到 87.5%和 71%。21 例受试者在第一年中记录了 22 例程序特异性严重不良事件，包括 5 例需要输血的门静脉出血，2 例因出现供体特异性抗体，导致可能会妨碍未来的移植。此外，两年内测得的肾小球滤过率下降了约 20mL/（min·1.73m²）。对欧洲 50 例严重低血糖患者进行了胰岛移植与胰岛素泵强化治疗的随机试验。6 个月时，移植组的血糖控制明显改善，严重低血糖发作次数减

少。出血并发症发生率为 7%，一年后 GFR 显著降低 20mL/（min·1.73m²），尽管在基线时进行功能性肾移植的患者较少。

NICE 最初批准胰岛移植治疗严重低血糖症的适应证，但该方案已被撤销。最新的 1 型指南建议将对其他方法无反应的低血糖无意识患者转诊到可提供胰岛细胞或全器官胰腺移植的中心。对于重度低血糖无意识的患者，应进一步比较移植和新技术，如闭环输液装置，其中一些目前正在进行中。

异种器官移植

由于缺乏用于移植的人类胰岛，利用其他动物的组织正在积极进行研究。猪胰岛素几乎与人类同源，而且动物的易获取性也引发了人们对非人灵长类受体移植的研究，据报道，长期成功长达 804 天。然而，这项研究仍然存在着巨大的障碍，特别是最佳的免疫抑制方案和防止病毒从供体动物传播到受体。目前正在尝试几种方法来克服这些问题，包括胰岛封装方法和使用基因工程猪品种以降低免疫原性，但仍然有相当多的伦理和监管问题需要解决。

干细胞疗法

糖尿病干细胞研究的目的是为治疗提供与胰腺 β 细胞几乎相同的细胞来源通过移植治疗 1 型糖尿病。干细胞是能够产生大量分化后代的自我更新细胞，有几种潜在来源（表 34.1 和图 34.3）。胚胎干细胞来源于哺乳动物胚囊内部的细胞团；它们可以在体外培养；当允许它们聚集（作为"胚状体"）时，它们可以分化成胚胎的所有组织，包括 β 细胞。大量的生长和转录因子引导胚胎干细胞转化为内胚层和 β 细胞正在被发现。其中一个关键信号是胰腺和十二指肠同源盒因子1（PDX-1，也称为 IPF-1），其在人类中的缺乏会导致胰腺发育不全和糖尿病。

不幸的是，从干细胞到功能性 β 细胞的分化过程并没有完整的路线图，这导致了培养细胞系中显著的生化和生物学差异，使得功能的再现性非常困难。尽管存在这些缺点，工程细胞系已获准用于 1 型糖尿病患者的实验，目前正在进行 1 期和 2 期试验。

有许多报道称，在 1 型和 2 型糖尿病患者中使用未分化干细胞疗法。2016 年发表的一项 Meta 分析报

表 34.1　干细胞的类型及其作为潜在 β 细胞替代物的相对优势和劣势

类别	优点	缺点
胚胎干细胞(ESC)	多能分化 无限增殖	伦理约束 畸胎瘤风险
诱导多能干细胞	易于获取 无伦理限制	自身免疫反应 肿瘤风险
核转移 ESC	多能分化 无伦理限制	实操性差
女性胚胎干细胞样细胞	无伦理限制	关于分化为功能性 β 细胞的多能性的 数据有限
人类睾丸来源于胚胎样细胞	多能分化 无伦理限制	仅用于伴侣
间充质干细胞	免疫调节改善细胞功能,低自身免疫,低肿瘤风险	需要重复治疗的临时疗效

Adapted from Lilly et al. *Am J Stem Cells* 2016; 5: 87–98.

告了 22 项研究的数据,涉及 524 例患者(300 例 1 型糖尿病患者和 224 例 2 型糖尿病患者),结果各不相同。最有希望使用的 CD34+造血干细胞在粒细胞集落刺激因子治疗和白细胞增多症后,平均 16 个月的胰岛素独立性报告率为 58.9%。2 型糖尿病患者的结果不那么清晰。然而,这一方法仍然存在重大的未决问题。大多数数据来自非受控病例系列,而非随机对照试验。目前尚不清楚干细胞的最终去向,在动物体内,

大部分外周输注的细胞似乎都存在于肺循环和肝循环中。直接胰腺动脉灌注在男性患者中效果最好,但这显然是有创的,不适用于更广泛的应用。最后,患者需要使用免疫抑制剂,超过 20%的患者报告有严重的副作用,包括严重感染,尽管在 22 项研究中没有死亡报告。干细胞疗法通常直接面向患者销售,并且经常在不受监管的设施中进行。这仍然是一种高度实验性的方法,应相应地告知患者。

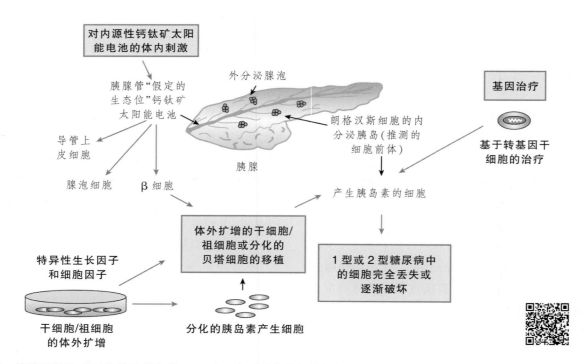

图 34.3　胰腺示意图,显示胰腺干/祖细胞(PSC)和 β 细胞前体的解剖定位,以及潜在的基于干细胞的糖尿病治疗。胰腺干/祖细胞存在于导管结构和外分泌腺泡内;假定的 β 细胞前体存在于胰岛附近或胰岛内。From Mimeault & Batra. Gut 2008; 57: 1456‑1468.

基因治疗

糖尿病的基因治疗仍处于动物实验阶段,但目的是将 DNA 转移到体细胞,以治疗或预防糖尿病及其并发症。设想了几种策略,包括通过操纵 β 细胞产生生存因子(如白细胞介素-1 受体阻滞剂或抗凋亡因子),通过自身免疫攻击预防 β 细胞破坏。这需要一种载体来转化新诊断的 1 型糖尿病患者体内剩余的 β 细胞。对高危人群进行 DNA 疫苗接种以实现免疫调节,例如,用谷氨酸脱羧酶(GAD)DNA 进行疫苗接种,以诱导对这一关键自身抗原的耐受性。对 70 例 1 型青少年患者进行的第一次随机对照试验发现,接受治疗的受试者的 C-肽浓度略有增加,有统计学意义上显著增加,但对胰岛素需求没有影响。刺激 β 细胞分化和再生可能涉及使用控制发育的转录因子(如 PDX-1)进行基因治疗。其他方法使用的是插入了表达蛋白质(如 IL-10)的基因的胰岛,这些蛋白质在移植时有助于抵抗免疫攻击,避免免疫抑制。已经实现了几种替代细胞异位产生胰岛素,包括成纤维细胞、肝细胞、肠 K 细胞和垂体细胞。肝细胞具有易于获得和表达 GLUT 2 转运蛋白和葡萄糖激酶的优点,这两种转运蛋白和葡萄糖激酶都是葡萄糖反应系统的重要组成部分。然而,它们不能以调节的方式储存或分泌胰岛素。为了克服这一点,已经采用了葡萄糖反应基因转录控制,如葡萄糖-6-磷酸和碳水化合物反应元件结合蛋白。转基因的传递及其可持续性仍然存在问题。病毒载体有可能克服可持续性问题,但具有免疫原性,并具有潜在的长期安全问题。其他方法已经使用 GLP-1 和成纤维细胞生长因子 21 基因,成功纠正啮齿动物模型中的高血糖和肥胖。迄今为止最有希望的研究表明,通过将胰岛素和葡萄糖激酶基因插入骨骼肌细胞,在 4 年内纠正了糖尿病狗的高血糖症。其他(主要是单基因)疾病的基因治疗试验平均出现了严重的并发症,在确保对糖尿病患者可行性和安全性之前,仍然有一些令人生畏的问题需要解决。目前在临床试验官网中没有注册试验。

病例记录

一例 48 岁男性患者,长期患有 1 型糖尿病,病程 35 年,在发生重度蛋白尿 15 年后逐渐发展为终末期肾衰竭。他患有难以控制的直立性低血压和味觉出汗等棘手的自主神经病变。2015 年,他接受了全器官胰腺和肾脏联合移植。5 年后,他的 HbA1c 正常为 40mmol/mol(5.8%),肾功能良好[eGFR 48mL/(min·1.73m²)]。他的自主神经症状有所改善,不再出现味觉出汗或症状性低血压。

在美国的早期研究中,自主神经症状被证明可以改善胰腺移植后的情况。这可能反映了功能的改善,而不是神经结构的改变,这需要更长的正常血糖期。

关键性研究

Shapiro AMJ, Lakey JRT, Ryan EA et al. Islet transplantation in seven patients with type 1 diabetes mellitus using a glucocorticoid-free immunosuppressive regimen. N Engl J Med 2000; 343: 230–38

经过多年胰岛移植的失败尝试后,埃德蒙顿研究组通过使用免疫抑制方案(避免使用类固醇)在少数 1 型糖尿病患者中显示了输注到门静脉的胰岛存活时间延长。结果在美国糖尿病协会上公布时,得到了肯定。这项研究为胰岛移植成为治疗致残性低血糖患者的可行选择铺平了道路。它促成了该领域的国际合作和协同胰岛移植注册中心。

关键网站

- NICE(2015 年更新,2016 年)。成年人 1 型糖尿病:诊断和管理:www.nice.org.uk/guidance/ng17
- 协同胰岛移植注册中心:第 10 届年度报告。通过访问:www.CITRegistry.org
- NHS 血液和移植:https://www.odt.nhs.uk/statistics-and-reports/organ-specific-reports/

拓展阅读

Alam T, Wai P, Held D, Vakili STT, Forsberg E, Sollinger H. Correction of diabetic hyperglycaemia and amelioration of metabolic anomalies by mini circle DNA mediated glucose-dependent hepatic insulin production. PLoS ONE 2013; 8(6): e67515 doi: 10.1371/journal.pone.0067515

Cheng SK, Park EY, Pehar A, Rooney AC, Gallicano GI. Current progress of human trials using stem cell therapy as a treatment for diabetes mellitus. Am J Stem Cells 2016; 5: 74–86

El-Badawy A & El-Badri N. Clinical efficacy of stem cell therapy for diabetes mellitus: a meta-analysis. PLos ONE 2016; 11(4): e0151938 doi 10.1371/journal.pone.0151938

Harlan DM. Gene-altered islets for transplant: giant leap or small step? Endocrinology 2004; 145: 463–466.

Hayek K & King CC. Brief review: cell replacement therapies to treat type 1 diabetes mellitus. Clinical Diabetes Endocrinol 2016; 2: 4 doi 10.1186/s40842-016-0023-y

Hering BE, Cozzi E, Spizzo T, Cowan PJ, Rayat GR, Cooper DKC, Denner J. First update of the International Xenotransplantation Association consensus statement on conditions for undertaking clinical trials of porcine islet products in type 1 diabetes – executive summary. Xenotransplantation 2016; 23: 3–13 doi 10.1111/xen.12231

Hering BJ, Clarke WR, Bridges ND et al Phase 3 trial of transplantation of human islets in type 1 diabetes complicated with severe hypoglycaemia. Diabetes Care 2016; 39: 1230–40

Jacobsen EF & Tzanakakis ES. Human pluripotent stem cell differentiation to functional pancreatic cells for diabetes therapies: innovations, challenges and future directions. J Biol Engineering 2017; 11: 21 doi 10.1186/s13036-017-0066-3

Johnson JD. The quest to make fully functional human pancreatic beta cells from embryonic stem cells: climbing a mountain in the clouds. Diabetologia 2016; 59: 2047–57 doi 10.1007/s00125-016-4059-4

Kandaswamy R, Stock PG, Gustafson SK et al. OPTN/SRTR 2017 Annual data report: pancreas. Am J Transplant 2019; 19: Suppl 2: 124–83. doi: 10.1111/ajt.15275

Lablanche S, Vantyghem MC, Kessler L et al. Islet transplantation versus insulin therapy in patients with type 1 diabetes with severe hypoglycaemia or poorly controlled glycaemia after kidney transplantation (TRIMECO): a multi-centre, randomised controlled trial. Lancet Diabetes Endocrinol 2018; 6: 527–37

Lilly MA, Davis MF, Fabie JE, Terhune EB, Gallicano GI. Current stem-cell-based therapies in diabetes. Am J Stem Cells 2016; 5: 87–98

Park C-G, Bottino R, Hawthorne WJ. Current status of islet xenotransplantation. Int J Surgery 2015; 23: 261–66. http://dx.doi.org/10.1016/j.ijsu.2015.07.703

Prud'homme GJ, Draghia-Akli R, Wang Q. Plasmid-based gene therapy of diabetes mellitus. Gene Ther 2008; 14: 553–564.

White SA, Shaw JA, Sutherlend DER. Pancreas transplantation. Lancet 2009; 373: 1808–1817.

Vantyghem M-C, de Koning EJP, Pattou F, Mickels MR. Advances in B-cell replacement therapy for the treatment of type 1 diabetes. Lancet 2019; doi.org/10.1016/S0140-6736(19)31334-0

（孟玉静 译　周瑾 审校）

索 引

共同交流探讨
提升专业能力

▪▪▪ 智能阅读向导为您严选以下专属服务 ▪▪▪

阅读【高清大图】　查看配套高清图集，提升您的阅读效率。

加入【读者社群】　与书友分享阅读心得，交流探讨专业知识与诊治经验。

领取【推荐书单】　推荐医学专业好书，助您精进专业知识。

操作步骤指南

微信扫码直接使用资源，无须额外下载任何软件。如需重复使用可再次扫码。或将需要多次使用的资源、工具、服务等添加到微信"收藏"功能。

扫码添加
智能阅读向导